Wie ich beim MedAT Platz 1 erreicht habe

Teil 2
Gedächtnis und Merkfähigkeit

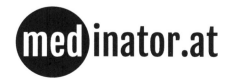

Impressum

Wie ich beim MedAT Platz 1 erreicht habe. Teil 2: Gedächtnis und Merkfähigkeit
1. Auflage 2018
ISBN: 9781731192790

Offenlegung gem. § 24 Abs. 1 MedG Österreich:
   Verleger: Moritz Smolka
   Verlagsort: Wien
   Hersteller und Herstellungsort: *Siehe letzte Seite.*

Text, Abbildungen und Umschlaggestaltung: Moritz Smolka
Kontakt: medinator.at@gmail.com

Hinweis: Dieses Werk ist urheberrechtlich geschützt.
Haftungsausschluss: Die Inhalte dieses Buchs basieren auf den persönlichen Erfahrungen des Autors. Autor und Verleger übernehmen keinerlei Gewähr für die Richtigkeit oder Anwendbarkeit der in diesem Buch präsentierten Informationen. Autor und Verleger übernehmen keine Haftung für möglicherweise aus der Benutzung der Inhalte dieses Buchs entstandene Schäden.

Inhalt

1	**Über dieses Buch**	4
2	**Einleitung**	5
	2.1 Wie man dieses Buch effektiv benutzt	5
	2.2 Wichtiges zum Testteil	5
	2.3 Einführung in meine Strategie	6
3	**Technik I: Routen**	7
	3.1 Das Prinzip der Routenmethode	7
	3.2 Wie Technik II und III die Routenmethode unterstützen	9
	3.3 Das Schema zum Speichern eines Allergieausweises in einer Route	9
	3.4 Die 6 Qualitätsmerkmale einer guten Route	10
	3.5 Checkliste zu Technik I	13
4	**Technik II: Transformation**	14
	4.1 Blutgruppe und Medikamenteneinnahme: Fixe Zuordnung	15
	4.2 Name, Allergien und Ausstellungsland: Wort-Klang-Transformation	16
	4.3 Geburtstag und Ausweisnummer: Major-Methode	17
	4.4 Checkliste zu Technik II	20
5	**Technik III: Imagination**	21
	5.1 Starke und Schwache Vorstellungen	21
	5.2 Name, Ausweisbild und Medikamenteneinnahme gemeinsam speichern	22
	5.3 Checkliste zu Technik III	23
6	**Im Überblick: Die Anwendung der Techniken**	24
7	**Der Vorbereitungsplan**	25
8	**Richtlinien für eine realistische Testsimulation**	27
9	**Testsimulationen**	29
	Testsimulationen 1 - 10	30
	Testsimulationen 11 - 20	70
	Testsimulationen 21 - 30	110
	Testsimulationen 31 - 40	150
	Testsimulationen 41 - 50	190
	Testsimulationen 51 - 60	230
10	**Lösungen**	271
	Lösungen für Testsimulationen 1 - 10	272
	Lösungen für Testsimulationen 11 - 20	273
	Lösungen für Testsimulationen 21 - 30	274
	Lösungen für Testsimulationen 31 - 40	275
	Lösungen für Testsimulationen 41 - 50	276
	Lösungen für Testsimulationen 51 - 60	277

1 Über dieses Buch

Beim MedAT ist „Gedächtnis und Merkfähigkeit" ein gleich dreifach außergewöhnlicher Testteil. Er kann euch außergewöhnlich viele Punkte einbringen, ist außergewöhnlich herausfordernd – und: Man kann sich auf ihn außergewöhnlich gut vorbereiten! So gut, dass ich mit Hilfe der in diesem Buch vorgestellten Techniken und Testsimulationen letztendlich sogar alle 25 von 25 Punkten erreichen konnte.

Aber gleich vorweg: Die Techniken, die mir zu diesem Ergebnis verholfen haben, sind im Grunde kein Geheimnis. Genauer gesagt, sind Teile davon sogar schon seit der Antike bekannt! Dieses Wissen alleine reicht aber leider noch nicht für eine erfolgreiche Anwendung beim MedAT aus. Deshalb habe ich für meine eigene Vorbereitung über mehrere Monate hinweg alte wie neue Informationen zu den einzelnen Aspekten gesammelt, kombiniert und immer wieder anhand von Simulationen getestet. Das Ergebnis dieser Arbeit möchte ich mit diesem Buch jetzt weitergeben.

Meine Vorbereitung auf Gedächtnis und Merkfähigkeit besteht aus zwei Teilen: Erstens, drei ideal aufeinander abgestimmte Merktechniken, die ihr hier detailliert beschrieben vorfindet. Zweitens, die regelmäßige Übung der Techniken anhand von vollständigen und realitätsnahen Testsimulationen. 60 solcher Simulationen zu Gedächtnis und Merkfähigkeit, die mit einem eigens für diesen Zweck entwickelten Computeralgorithmus erstellt und getestet wurden, findet ihr auf über 200 Seiten in diesem Buch.

Ich hoffe, für euch bestätigt sich: Die Vorbereitung auf Gedächtnis und Merkfähigkeit bringt nicht nur handfeste Ergebnisse, sondern kann auch viel Spaß machen. Ich wünsche euch deshalb nicht nur viel Erfolg, sondern auch eine gute Zeit beim Lesen, Üben und Anwenden der Techniken aus diesem Buch. Ich hoffe dabei, dass euch meine Strategie auch zu einem sehr guten Ergebnis verhelfen und so ihren Beitrag zur Erfüllung eures Wunschs zum Medizinstudium leisten kann!

Moritz Smolka

2 Einleitung

2.1 Wie man dieses Buch effektiv benutzt

Falls ihr noch keine Erfahrung mit Gedächtnis und Merkfähigkeit habt, macht euch am besten zuerst mit dem Testteil vertraut. Ich empfehle, dazu so bald wie möglich schon einmal eine erste Testsimulation zu bearbeiten. Die Strategie, die ich für diesen Testteil benutzt habe, verlangt einiges an Einsatz und auch genügend Zeit zur Vorbereitung, um ihr volles Potential entfalten zu können. Um euch das Durchstarten mit der Strategie zu erleichtern, findet ihr im Buch noch einige zusätzliche Hilfsmittel:

- Einen Vorbereitungsplan zur Orientierung
- Zu jeder Technik eine Checkliste mit den wichtigsten Vorbereitungszielen
- Eine Überblickstabelle, welche die Inhalte der drei Techniken zusammenfasst und zeigt, wie sie in der Praxis zusammen zum Merken eines einzelnen Allergieausweises angewendet werden

Ich empfehle, den Strategie-Teil dieses Buchs zu Beginn erst einmal zu überfliegen, um dabei einen ersten Überblick zu erhalten. Danach empfiehlt sich ein Blick in den Vorbereitungsplan, wo ihr einige Anhaltspunkte zum weiteren Vorgehen vorfindet.

2.2 Wichtiges zum Testteil

Der Testteil Gedächtnis und Merkfähigkeit wird in zwei Phasen geprüft, zwischen denen eine Pause liegt. Hier ein Überblick über die einzelnen Phasen:

Phase	Dauer	Inhalte
Merkphase	8 Minuten	8 Allergieausweise einprägen
Pause	25 Minuten	Andere Testteile: Zahlenfolgen, Implikationen erkennen
Abrufphase	15 Minuten	25 Fragen zu den Ausweisen beantworten

In der Pause müssen dabei zwei andere Testteile bearbeitet werden. Das erhöht die Schwierigkeit und sorgt mit dafür, dass Testteilnehmer ohne geeignete Strategie die meisten Informationen aus den Ausweisen schon vor Beginn der Abrufphase wieder vergessen haben.

Die Merkphase. Ausschlaggebend für den Erfolg bei Gedächtnis und Merkfähigkeit ist vor allem, wie effektiv man die Merkphase nutzt. Hier ein erstes Beispiel für einen Allergieausweis, wie er in der Merkphase beim MedAT vorkommen könnte:

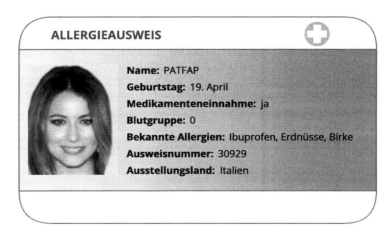

Beim MedAT müsst ihr euch in der Merkphase alle Informationen aus gleich 8 solcher Allergieausweise einprägen. Die Ausweise sind dabei immer gleich aufgebaut. Die einzelnen Informationen zu jeder Person waren bisher rein zufällig gewählt und hängen nicht miteinander zusammen.

Für die Informationen in den Ausweisen galt außerdem bisher:

- Beim Namen der Person handelt es sich um sechs zufällig gewählte Buchstaben
- Medikamenteneinnahme kann nur „ja" oder „nein" als Wert annehmen
- Mögliche Blutgruppen sind A, AB, B und 0
- Die Anzahl an Allergien liegt meistens zwischen 1 und 3. Als Allergien können auch wenig bekannte oder exotische Substanzen oder spezielle Medikamente vorkommen
- Die Ausweisnummer besteht aus 5 Ziffern
- Die Bilder der Personen sind meistens unauffällig, untereinander eher ähnlich, und bieten meistens keine speziellen Anhaltspunkte (wie zum Beispiel Schmuck oder Kopfbedeckungen)

Die Abrufphase. In der Abrufphase müssen Fragen zu allen Informationen aus den Ausweisen beantwortet werden. Bei jeder Frage stehen dabei 5 Antwortmöglichkeiten (A, B, C, D oder E) zur Auswahl, von denen immer genau eine richtig ist. Die Fragen selbst sollen überprüfen, wie viel der Informationen aus den Ausweisen ihr euch merken konntet. Für die Abrufphase braucht ihr keine besondere Strategie. Es reicht, dabei auf drei wichtige Dinge zu achten, die nicht nur auf diesen Testteil, sondern den gesamten MedAT zutreffen:

- Jede richtige Antwort bringt genau einen Punkt
- Es gibt keine Punkteabzüge für falsche Antworten
  Ihr solltet also bei jeder Frage jedenfalls genau eine Antwort angekreuzt haben, auch wenn ihr dabei nur ratet.
- Verbringt nicht zu viel Zeit auf einmal mit einer Frage
  Wenn ihr euch beim Beantworten einer Frage nicht sicher seid, kreuzt die bestmögliche Antwort an, markiert die Frage als unklar und geht sofort zur nächsten Frage weiter. Lieber eine falsche Antwort, als 10 fehlende Antworten wegen abgelaufener Zeit. Bleibt euch nach Beantworten aller Fragen noch genügend Zeit, seht euch die Fragen, bei denen ihr euch unsicher wart, nochmals an.

Wichtig: Die hier angegebenen Informationen basieren auf vergangenen MedAT-Terminen. Überprüft auf jeden Fall auch die offiziellen Quellen auf Änderungen, die euren Testtermin betreffen könnten.

2.3 Einführung in meine Strategie

Die Strategie, die ich am Testtag bei Gedächtnis und Merkfähigkeit angewendet habe, besteht aus drei Techniken, die in den nächsten Kapiteln einzeln vorgestellt werden:

- **Technik I (Routen):** Ermöglicht es euch, eure Erinnerungen zu organisieren und vor dem Vergessen zu bewahren
- **Technik II (Transformation):** Verwandelt schwierige Informationen in solche, die ihr euch leicht merken könnt
- **Technik III (Imagination):** Zeigt, wie ihr Erinnerungen für euer Gehirn als wichtig markieren könnt

Jede der Techniken hat dabei erst einmal ein ganz eigenes Ziel, der Schlüssel zum Erfolg liegt letztendlich aber in ihrer gemeinsamen Anwendung! Deshalb ist es besonders wichtig, schon früh damit zu beginnen, nicht nur die einzelnen Techniken, sondern vor allem ihre gemeinsame, praktische Anwendung in der Merk- und Abrufphase zu üben. Das geht natürlich erst, sobald ihr die Grundidee und die Ziele jeder Technik verstanden habt.

3 Technik I: Routen

> *„Eine Route funktioniert wie ein mentaler Lagerraum, mit dem Informationen geordnet gespeichert und später wieder gezielt abgerufen werden können."*

Eine für den MedAT angepasste Form dieser vor mehr als 2000 Jahren erstmals beschriebenen Methode ist die Basis meiner Strategie für Gedächtnis und Merkfähigkeit. Ihr habt, falls ihr euch schon vor dem Lesen dieses Buchs ein wenig mit dem Testteil befasst habt, vielleicht auch schon von der einen oder anderen Abwandlung der Routenmethode gehört. So viel vorweg: Sie wird heute unter anderem von professionellen Gedächtnissportlern dazu benutzt, um bei Wettbewerben durch Einprägen ganzer Spielkarten-Decks innerhalb von Sekunden zu beeindrucken. Und in einer bekannten Fernsehserie über Sherlock Holmes benutzt der Protagonist eine ähnliche Methode, um sich alle Informationen über seine ungelösten Fälle bis ins allerletzte Detail zu merken. Allgemein hat diese Methode schon länger an öffentlichem Interesse verloren, nicht zuletzt auch weil sich Computer und Smartphones in allen Teilen der Gesellschaft durchgesetzt haben und solche Merktechniken im Alltag überflüssig machen. Die Situation beim MedAT ist dabei aber eine Ausnahme. Denn weil dort keine Hilfsmittel außer eurem Kopf erlaubt sind, ist diese uralte Methode plötzlich wieder zeitgemäß und funktioniert dabei auch beeindruckend gut. Für mich hat sich gezeigt: Mit den acht Allergieausweisen beim MedAT wird diese Technik, sofern sie für den MedAT optimiert und richtig angewendet wird, leicht fertig. Wie genau das funktioniert und was ihr dafür tun müsst, wird in diesem Kapitel erklärt.

3.1 Das Prinzip der Routenmethode

Das Prinzip der Routenmethode ist einfach:

1. **Merkphase:** In der Merkphase geht man vor dem geistigen Auge Stationen entlang einer gut vertrauten Route ab. An jeder besuchten Station wird dabei ein zu merkendes Objekt abgelegt. Das Ablegen geschieht durch gezielte Vorstellung des Objekts an/in/auf der jeweiligen Station.

2. **Abrufphase:** In der Abrufphase geht man im Kopf erneut die einzelnen Stationen ab. Dank der assoziativen Arbeitsweise unseres Gedächtnisses fällt uns dabei zusammen mit der bekannten Station auch wieder das dort abgelegte Objekt ein.

Bevor wir im Detail auf die einzelnen Begriffe eingehen, wird das Prinzip im Folgenden anhand von zwei praktischen Beispielen verdeutlicht:

> **Beispiel:** Eine Route erstellen.
>
> Lange bevor die Zeit kommt, wo ich mir schnell etwas merken muss, erstelle ich in Ruhe eine Route. Ich wähle einen mir gut vertrauten Ort – zum Beispiel mein Wohnzimmer. Dann wähle ich eine intuitive Bewegung durch diesen Ort, die ich mir leicht merken kann. Bevor ich ins Wohnzimmer gehe, muss ich zuerst durch die Wohnzimmertür. Das wird gleich meine erste Station. Einmal im Wohnzimmer, sehe ich gleich links das Bücherregal. Gehe ich weiter nach links, richtet sich mein Blick automatisch auf den Fernseher. Ich mache für diese Route einen kreisförmigen Rundgang durch das Zimmer, und wähle als nächste Station immer einfach die, die mir als nächstes ins Auge springt.
>
> **Route „Wohnzimmer"**
> Tür → Bücherregal → Fernseher → Pflanze → Couch → Tisch → Fensterbrett → Lampe
>
> Für euch hat diese Route natürlich keine besondere Bedeutung – ihr kennt ja mein Wohnzimmer nicht. Genauso wenig könnte ich etwas mit einer Route anfangen, die ihr für euch selbst erstellt habt. Routen sind etwas rein Persönliches, und ihre Effektivität leitet sich einzig und allein aus eurer eigenen Vertrautheit mit ihnen ab.

> **Beispiel:** Eine Einkaufsliste in der Route speichern.
>
> Nun möchte ich mir etwas merken, zum Beispiel eine Einkaufsliste für 8 Objekte: Milch, Haselnüsse, Bananen, Klebeband, Katzenstreu, Cornflakes, Joghurt und Müllsäcke. Um diese Objekte zu speichern, gehe ich im Kopf die zuvor erstellte Route ab – und lege dabei an der ersten Station das erste zu merkende Objekt ab, an der zweiten Station das zweite Objekt, und so weiter.
>
> **Abspeichern der Einkaufsliste in der Route „Wohnzimmer"**
> Tür – Milch → Bücherregal – Haselnüsse → Fernseher – Bananen → Pflanze – Klebeband → Couch – Katzenstreu → Tisch – Cornflakes → Fensterbrett – Joghurt → Lampe – Müllsack
>
> Um ein Objekt an einer Station erfolgreich abzulegen, müsst ihr euch ein klares und einprägsames Bild vorstellen, in dem dieses Objekt mit der Station interagiert. Im Fall dieser Einkaufsliste zum Beispiel: „Milch tropft von der Tür, jemand hat sie wohl verschüttet." „Die Pflanze ist mit Klebeband umwickelt." „Katzenstreu liegt überall auf der Couch verstreut, das ist beim Hinsetzen unangenehm." „Über die Lampe ist ein Müllsack gestülpt." Und so weiter. 30 Minuten später, im Supermarkt, denke ich dann einfach an eine der Stationen der Route, und das dort abgelegte Objekt fällt mir problemlos wieder ein. Ich erledige meinen Einkauf, vergesse dabei nichts und habe dazu nicht einmal eine Liste schreiben müssen!

Die Verwendung von Routen wie in dem Beispiel bringt uns beim MedAT gleich zwei entscheidende Vorteile. Erstens, die Nutzung eures Ortsgedächtnisses, um Informationen verlässlich vor dem Vergessen zu bewahren. Jede Station einer Route ist ein gut bekannter Anhaltspunkt, an dem eine neue Information angeheftet werden kann. Unser Gedächtnis funktioniert assoziativ – das heißt: Denkt man auch nur an einen Teil einer Erinnerung, fällt einem meistens auch der Rest der Erinnerung wieder ein. Durch Verknüpfen zu speichernder Objekte mit bereits bekannten Orten (also den Stationen) verschmelzen wir diese in der Merkphase durch gezielte Vorstellung zu einer einzigen, gemeinsamen Erinnerung. Diese neue Erinnerung hat den großen Vorteil, dass wir auf ihre eine Hälfte, also die Station, in der Abrufphase ganz sicher wieder zugreifen können und somit auch auf die andere – das gespeicherte Objekt!

Zweitens, die getrennte Organisation der Informationen für jeden Ausweis. Jeder der 8 Ausweise wird in einer eigenen Route gespeichert und somit von den anderen vollständig isoliert. Das verhindert beim Abrufen jede Verwirrung darüber, zu welchem Ausweis eine bestimmte Information gehört. Routen speichern ja außerdem nicht nur die Informationen selbst, sondern auch die jeweilige Abfolge, in der wir sie abgelegt haben. Diesen natürlichen Vorteil nutzen wir, indem wir die verschiedenen Informationen der einzelnen Ausweise immer in einer ganz bestimmten Reihenfolge abspeichern. Das macht ein gezieltes Abrufen von Informationen zum Beantworten der Fragen erst möglich. Dazu später noch mehr.

> **Tipp:** Routen können und sollen wiederverwendet werden.
>
> Müsst ihr euch nun etwa für jeden Allergieausweis immer wieder eine neue Route ausdenken? Natürlich nicht! Das wäre aus vielen verschiedenen Gründen kontraproduktiv. Für eure gesamte Vorbereitung und den MedAT selbst braucht ihr insgesamt nur 8 Routen, die ihr immer wieder verwenden könnt und sollt. Die zuvor gespeicherten Informationen werden dabei beim Ablegen von neuen Informationen überschrieben, in einer Route kann zeitgleich also immer nur ein einziger Allergieausweis gespeichert werden.

3 Technik I: Routen

> **Tipp:** Routen brauchen ein paar Tage, bis sie wieder verwendet werden können.
>
> Dass die Routenmethode so gut funktioniert, ist beim Training manchmal sogar ein Nachteil. Versucht man nämlich in einer erst kurz zuvor belegten Route einen neuen Ausweis zu speichern, kommt es oft zu Verwirrungen von alter und neuer Information. Deshalb hat sich ein Abstand von 2-3 Tagen zwischen dem Benutzen derselben Route für mich als optimal ergeben. Achtet unbedingt darauf, eure Routen in den Tagen vor dem eigentlichen Testtermin frei zu halten. Es ist aber auch nicht von Vorteil, wenn ihr vor dem Testtermin zu lange Pause mit dem Training macht, da ihr sonst aus der Übung kommen könntet. Ich empfehle daher, 3-5 Tage vor dem MedAT eure letzte Testsimulation zu Gedächtnis und Merkfähigkeit mit euren üblichen Routen zu machen.

3.2 Wie Technik II und III die Routenmethode unterstützen

Nachdem die Routenmethode vorgestellt wurde, möchte ich jetzt schon einmal auf die Rollen der beiden anderen Techniken eingehen, die später noch genau behandelt werden. Wozu brauchen wir diese überhaupt? Wenn man in einer Route problemlos Einkaufslisten speichern kann, warum dann nicht auch Allergieausweise?

Wie Technik II (Transformation) der Routenmethode hilft: Die Routenmethode kann nur gut vorstellbare Objekte, also meistens Dinge, denen wir auch in der Realität begegnen könnten, speichern. Objekte haben typischerweise eine bestimmte Form, Farbe, vielleicht auch Gerüche oder Gefühle, die wir mit ihnen assoziieren. Eine Einkaufsliste wie die im Beispiel besteht typischerweise nur aus solchen Objekten und lässt sich deshalb direkt in einer Route speichern. Auf den Allergieausweisen beim MedAT finden sich aber leider kaum solche Objekte, sondern hauptsächlich abstrakte Informationen, wie zum Beispiel Ausweisnummern oder Blutgruppen. Eine Orange haben wir alle sicher schon einmal in der Hand gehalten, aber wer kann schon behaupten, zu wissen wie sich die Ausweisnummer 92643 anfühlt? Solche Informationen können mit der Routenmethode alleine noch nicht bewältigt werden! Technik II löst dieses Problem. Die Idee dabei ist, für jede abstrakte Information zuerst ein passendes Objekt zu finden, welches dann anstelle der Information gespeichert werden kann. Die abstrakte Information wird also in ein gut vorstellbares Objekt transformiert (verwandelt). Technik II hilft dabei, für jede Allergieausweis-Information schnell und verlässlich so ein passendes Objekt zu finden.

Wie Technik III (Imagination) der Routenmethode hilft: Um ein Objekt zu speichern, stellt ihr es euch bildlich an einer Station vor. Ist dabei das Bild für euch verschwommen, emotionslos, langweilig oder abstrakt, so wird es euch in der Abrufphase aber wahrscheinlich nicht mehr einfallen! Das liegt fast immer einfach daran, dass euer Gehirn das Bild nicht als bedeutsam empfunden und daher nicht fest genug mit der Station verbunden hat. Mit dem genauen „Warum" und „Wie" von solchen gezielten Vorstellungen beschäftigt sich Technik III.

3.3 Das Schema zum Speichern eines Allergieausweises in einer Route

Wie Routen uns dabei helfen, neue Informationen vor dem Vergessen zu bewahren, wurde bereits erklärt. Doch sie haben noch einen weiteren, entscheidenden Vorteil: Sie bewahren die Informationen automatisch in einer bestimmten Reihenfolge auf. Diesen Vorteil sollte man auf jeden Fall nutzen, denn erst so wird das Merken und Abrufen der Allergieausweise effektiv.

Ich habe diese Eigenschaft der Routenmethode genutzt, indem ich jede Art von Information in den Ausweisen immer an einer ganz bestimmten Position der Routen gespeichert habe. Zum Beispiel: An der vierten Station jeder Route habe ich immer die Blutgruppe des jeweiligen Ausweises platziert, an der 8. Station immer das Ausstellungsland. Und so weiter. Dieses Schema muss nur zu Beginn der Vorbereitung einmal gelernt werden und wird anschließend nicht mehr verändert.

Für mich hat sich folgendes Schema zum Speichern von 1 Ausweis in 1 Route bewährt:

Station der Route	Ausweis-Information
1. Station	Name + Bild + Medikamenteneinnahme
2. Station	Geburtstag (Tag)
3. Station	Geburtstag (Monat)
4. Station	Blutgruppe
5. Station	Allergien (alle)
6. Station	Ausweisnummer (erste zwei Ziffern)
7. Station	Ausweisnummer (letzte zwei Ziffern)
8. Station	Ausstellungsland

Wie man sehen kann, werden bei diesem Schema einerseits gleich mehrere, einfache Informationen an der gleichen Station gespeichert (siehe 1. Station). Andererseits werden schwer merkbare Informationen, wie zum Beispiel Datumsangaben oder Zahlen, gespalten und auf mehrere Stationen aufgeteilt (z.B. 6. und 7. Station). So wird die Kapazität jeder einzelnen Station optimal ausgenutzt. Die Auftrennung von Zahlen auf mehrere Stationen hat noch einen weiteren praktischen Grund, der in Technik II ersichtlich wird. Die Wahl der Anzahl der Stationen ist aber immer ein Kompromiss zwischen Zeitaufwand beim Abgehen der Route und der Sicherheit der abgespeicherten Informationen.

Für den MedAT habe ich jeden der 8 Allergieausweise in einer eigenen Route, immer nach dem gerade vorgestellten Schema gespeichert. Der entscheidende Vorteil liegt in der Abrufphase: Zum Beantworten vieler Fragen zu den Ausweisen, die beim MedAT auftauchen können – zum Beispiel: „Welche Personen haben die Blutgruppe 0?" – muss man eine bestimmte Eigenschaft aus jedem einzelnen Ausweis abrufen. Hat man alle Ausweise schon nach diesem Schema gespeichert, kann man die benötigte Information schnell und verlässlich erreichen, in dem man bei jeder der 8 Routen einfach direkt an die 4. Station (die Blutgruppe) denkt. Mit ein wenig Übung kann man dabei sehr effektiv werden. Außerdem ist so ein Schema auch für die Merkphase essentiell, denn nur wenn man die Ausweise immer wieder mit demselben Schema speichert, wird man dabei routiniert genug um mit dem Merken vor Ablaufen der Zeit fertig zu werden und dabei nicht versehentlich Informationen einzelner Ausweise zu überspringen.

3.4 Die 6 Qualitätsmerkmale einer guten Route

Für die Erstellung von Routen gibt es erst einmal keine besonderen Regeln - Hauptsache, sie funktionieren für euch gut! Für mich haben sich dabei einige Merkmale ergeben, die eine für den MedAT geeignete Route auszeichnen:

- **Hat genau 8 Stationen.** Prinzipiell ist es auch möglich, Allergieausweise in Routen mit mehr oder weniger als 8 Stationen unterzubringen. Was aber auf jeden Fall keinen Sinn hat, ist wenn deine einzelnen Routen unterschiedliche Anzahlen von Stationen haben. Wenn alle deine Routen genau 8 Stationen haben, kannst du zusätzlich mein bewährtes Schema zur Aufteilung von Ausweis-Informationen auf die Stationen direkt übernehmen.

- **Stationen ändern ihren Ort nicht.** Die Gegenstände oder Orte, die du für deine 8 Stationen verwendest, sollten ihre Position in der Realität nicht ändern.

    Beispiel (positiv): Diese eine Couch, die schon seit 15 Jahren an der gleichen Stelle steht.

    Beispiel (negativ): Der Wäscheständer, der jeden Tag entweder in der Ecke oder aufgeklappt in der Raummitte steht. Oder die Hauskatze, die sowieso immer dort liegt, wo es ihr gerade passt.

3 Technik I: Routen

- ☐ **Intuitive Abfolge der Stationen.** Die Abfolge der Stationen sollte für dich intuitiv sein. Am allerbesten: Die Abfolge der Stationen entspricht einfach der, wie du sie bei einem typischen und häufigen, realen Spaziergang durch den Ort siehst. Eine gute Route vermeidet größere Sprünge oder Änderungen des Blickwinkels. Optimal sind Routen, die einer einfachen geraden oder kreisförmigen Bewegung durch den Ort folgen.

    Beispiel: Ich betrete meine Küche praktisch jeden Tag durch die Tür (fixer Eintrittspunkt). Ich gehe einmal durch den Raum und blicke dabei immer nach links. Dabei sind die wichtigsten Objekte, in der Reihenfolge, in der ich an ihnen vorbeigehe: Kühlschrank, Herd, Arbeitsplatte, und so weiter.

- ☐ **Basiert auf einem gut vertrauten, realen Ort:** Du solltest mit dem realen Ort, auf dem deine Route basiert, gut vertraut sein: Ein Hauptzweck der Routen ist ihr Nutzen als Ankerpunkt - und das funktioniert nur, wenn euch die Route so gut vertraut ist, dass ihr sie selbst im Schlaf abgehen könntet.

    Für den MedAT habe ich aus jedem Zimmer meiner Wohnung eine eigene Route gemacht. Da man die eigenen Zimmer praktisch jeden Tag sieht und viele Details kennt, fällt es hier meistens leicht, jeweils 8 Stationen zu finden. Bei Orten, mit denen ich weniger gut vertraut war als mit meiner eigenen Wohnung, beispielsweise bei der Wohnung von Freunden, bin ich etwas anders vorgegangen. Hier habe ich jeweils eine ganze Wohnung für eine einzige Route hergenommen, und dabei die einzelnen Zimmer als Stationen verwendet.

    Beispiele für Orte, die sich meiner Meinung nach gut zur Erstellung von Routen eignen:

    - Dein Zimmer
    - Deine Küche
    - Die Wohnung eines guten Freundes
    - Deine liebsten Geschäfte entlang einer Einkaufsstraße, die du oft besuchst

    Beispiele für Orte, die sich meiner Meinung nach *nicht* zur Erstellung von Routen eignen:

    - Strecke durch einen Wald: Zu wenig eindeutig unterscheidbare Objekte, zu wenig Ordnung
    - Gegenstände auf einem Tisch: Ändern vielleicht ihre Position, schwirig eine intuitive Abfolge von Stationen zu finden
    - Abfolge der U-Bahn Stationen auf dem Weg zur Arbeit: Die einzelnen U-Bahn Stationen unterscheiden sich untereinander typischerweise nicht genug
    - Abfolge von Ländern in Europa von Norden nach Süden: Länder sind „zu groß", nicht intuitiv klar, wo jeweilige Information abgelegt werden soll

- ☐ **Keine ähnlichen Stationen hintereinander.** Die einzelnen Stationen einer Route sollten untereinander nicht ähnlich sein, das heißt, weder ähnlich aussehen noch einen ähnlichen Nutzen haben. Das führt sonst häufig dazu, dass man die Informationen der ähnlichen Stationen untereinander vermischt. Das Problem ist erfahrungsgemäß weniger ausgeprägt, wenn sich in der Route zwischen den zwei ähnlichen Stationen noch andere Stationen befinden.

    Beispiel: Bei meiner Vorbereitung hatte ich einmal eine Route, in der zwei Schränke direkt aufeinander folgten (sie standen auch in der Realität nebeneinander). Das hat immer wieder zu Verwechslungen geführt, bis ich die Route letztendlich änderte – und dabei einfach den zweiten Schrank ganz aus der Route entfernte.

- ☐ **Stationen laden zum Ablegen von Objekten ein.** Auch was die Wahl der einzelnen Stationen angeht, hat sich für mich gezeigt, dass sich manche dazu besser eignen als andere. Die Stationen sollten jedenfalls nicht zu groß und nicht zu klein sein und einen intuitiven Platz bieten, an dem Objekte abgelegt werden können. Das lässt sich am besten anhand von zwei Beispielen verdeutlichen.

Beispiel (positiv): Ein Herd hat typischerweise ein Backrohr, das einen klar definierten Ort zum Ablegen von Objekten bietet. Man könnte sich dazu auch beispielsweise vorstellen, wie das Backrohr eingeschaltet wird und die Hitze auf das abgelegte Objekt wirkt – das gibt der Erinnerung noch eine weitere Dimension, und macht sie so noch stärker.

Beispiel (negativ): Ich hatte, weil mir sonst nichts mehr einfiel, einmal den Fußboden meines Zimmers als Station in einer Route. Das Problem: Der Fußboden geht durch den ganzen Raum, und in der Merkphase habe ich dann wohl an einen anderen Teil des Fußbodens gedacht, als in der Abrufphase. Das Resultat: Ich habe das abgelegte Objekt in der Vorstellung meines Fußbodens nicht mehr gefunden. Man kann also auch vorgestellte Objekte verlegen - Lektion gelernt.

3 Technik I: Routen

3.5 Checkliste zu Technik I

☐ **Vor Abschluss dieses Kapitels:** Erstelle für den Anfang 2-4 Routen mit je 8 Stationen. Es ist dabei kein Problem, wenn die Routen anfangs noch nicht perfekt sind. Es geht nur darum, mit der Methode vertraut zu werden. Mache dann ein paar erste Versuche mit dem Speichern und Abrufen von Informationen in zumindest einer deiner neu erstellten Routen mit den unten aufgelisteten Übungssets. Mache dabei zwischen Speichern und Abrufen mindestens 10 Minuten Pause, natürlich ohne dabei in dieser Zeit auf die Angaben zu schauen.

- **Übungsset 1:** Hund – Apfel – Pistole – Salami – Boot – Fliege – Roboter – Suppe
- **Übungsset 2:** Mauer – Ball – Wunde - Baum – Richter – Sonne – U-Bahn - Orangensaft
- **Übungsset 3:** WAKPUI - MOOMXF - 925301 - SXLWID - 524793 - CUIZVY - SZKNKT – 062744

Hast du es geschafft, dir Übungsset 1 und 2 einigermaßen zu merken, aber mit Übungsset 3 Probleme? Keine Sorge – denn dafür gibt es spezielle Strategien, die im Abschnitt zu Technik II genau erklärt werden.

☐ **Vor Abschluss dieses Kapitels:** Vier Begriffe, deren Bedeutung man nach diesem Kapitel verstehen sollte:

- **Route:** Eine intuitive Abfolge von Stationen an einem Ort. Du brauchst für den MedAT 8 Routen.
- **Station:** Ein gut abgrenzbarer Teil des Orts, an dem die Route stattfindet, der seine Position nicht ändert. Stationen sollten nicht zu groß, aber auch nicht zu klein sein. Positive Beispiele: Waschmaschine, Zimmerpflanze, Mikrowelle. Jede deiner Routen sollte genau 8 Stationen haben.
- **Objekt:** Ein Objekt ist ein gut vorstellbarer und möglichst eindeutiger Stellvertreter für ein Stück Information. Objekte können an Stationen abgelegt und dadurch gespeichert werden. Beispiele für Informationen und mögliche repräsentative Objekte:

Ausweis-Information	Objekt
Ausstellungsland: Grönland	Eisbär
Blutgruppe: AB	ABwasch (schmutziges Geschirr)
Reagiert allergisch auf: Hunde und Wespen	Hund, der Wespen nachjagt

Mit der Transformation von Informationen in Objekte befasst sich Technik II.

- **Schema:** Sorgt dafür, dass Informationen aus den Ausweisen immer in einer bestimmten Reihenfolge in Routen gespeichert werden. Zum Beispiel: Blutgruppe des jeweiligen Ausweises liegt immer an Station 4 jeder Route.

☐ **Bis zum MedAT:** Perfektioniere 8 Routen mit je 8 Stationen. Ich habe meine Routen anfangs immer wieder verändert, nachdem ich beim Üben Probleme, zum Beispiel mit einzelnen Stationen, erkannt habe. Mit nahendem Testtermin sollte man jedoch mit den Änderungen aufhören und die gleichen Routen unverändert immer wieder benutzen. Eine oft benutze, lange nicht mehr veränderte Route ist der beste Ankerpunkt, um am stressigen Testtag Gedächtnis und Merkfähigkeit gut zu bewältigen.

☐ **Bis zum MedAT:** Lerne das Schema auswendig, mit dem du die unterschiedlichen Arten von Informationen aus den Allergieausweisen auf die Stationen der Routen nachvollziehbar aufteilen kannst.

☐ **Bis zum MedAT:** Übe alle 2-3 Tage, Allergieausweise nach dem Schema in deinen 8 Routen zu speichern. Mit nahendem Testtermin solltest du darauf achten, dein Tempo beim Merken und Abrufen dem MedAT anzupassen. Du solltest es also schaffen, alle 8 Ausweise in der vorgegebenen Zeit von 8 Minuten in deinen Routen zu speichern.

4 Technik II: Transformation

„Übersetze schwer merkbare Informationen in leicht merkbare Objekte."

Mit der Routenmethode lassen sich keine rohen Informationen, wie zum Beispiel eine Ausweisnummer, sondern nur gut vorstellbare Objekte speichern. Jede Ausweis-Information muss deshalb zuerst in so ein Objekt umgewandelt (transformiert) werden, welches dann an deren Stelle an der jeweiligen Station ablegt werden kann. Wichtig dabei ist, neben der guten Vorstellbarkeit, ein Objekt zu wählen, welches uns in der Abrufphase auch wieder verlässlich zur ursprünglichen Information führt.

> **Im Überblick:** Die zwei großen Anforderungen an Objekte
>
> - **Lebendige, klare Vorstellung** zum Objekt bedeutet gute Speicherbarkeit
> - **Umkehrbarkeit der Transformation**, sodass die ursprüngliche Information wieder gefunden werden kann

Dabei stößt man aber auf ein Problem: Bei den Allergieausweisen lassen sich nämlich nur manche der Informationen einfach in solche Objekte umwandeln. Bei den Allergien einer Person geht das zum Beispiel meistens leicht, denn diese beziehen sich häufig auf Altbekanntes, zum Beispiel Katzen oder Erdnüsse. Diese kann man sich ohne weiteres an einer Station einer Route vorstellen und somit auch dort speichern. Was aber hernehmen, wenn die Person stattdessen auf Arzneimittel aus der Gruppe der Cephalosporine allergisch reagiert? In so einem Fall einfach eine Medikamentenpackung als Objekt herzunehmen, mag verlockend sein, führt aber zwangsläufig zu Verwechslungen, sobald auch nur eine andere Person ebenfalls eine Arzneimittelallergie hat. Zu vielen Ländernamen fällt dir sicher auch ein Objekt ein, zum Beispiel ein saftiges Schnitzel als repräsentatives Objekt für das Land Österreich. Aber was tun, wenn man ein Land nicht gut genug kennt, um sich schnell ein Klischee dazu vorzustellen? Noch schwieriger wird es dann bei Informationen wie der Blutgruppe, aber auch dem Namen der Person, der beim MedAT ja nur aus einer zufälligen Anordnung von Buchstaben besteht. Praktisch unmöglich, passende Objekte zu finden wird es schließlich bei den Zahlen und Geburtstagen.

Aber keine Sorge: Zur Lösung dieser Probleme haben sich für mich mehrere Methoden bewährt, die gemeinsam als Technik der Transformation zusammengefasst werden können. Diese Technik arbeitet perfekt im Einklang mit der Routenmethode zusammen und macht diese erst so richtig effektiv. Das Vorgehen unterscheidet sich dabei je nach der Art der zu speichernden Information.

4 Technik II: Transformation

4.1 Blutgruppe und Medikamenteneinnahme: Fixe Zuordnung

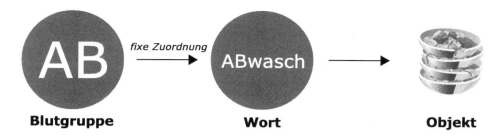

Manche der Informationen in den Ausweisen können nur wenige, ganz bestimmte Werte annehmen. Das nutzen wir aus, indem wir jedem möglichen Wert ein eindeutiges Objekt zuordnen. Diese Zuordnung müssen wir dann nur ein einziges Mal einüben.

Ich habe beim MedAT folgende Zuordnungen benutzt, die hier der Vollständigkeit halber aufgelistet sind. Ihr solltet aber auf jeden Fall selbst auch einige solcher Zuordnungen erstellen, ausprobieren, und dann die wählen, die am besten für euch funktionieren. Benutzt man diese Zuordnungen beim Üben oft genug, verwendet man Informationen und die jeweiligen Objekte bald synonym zueinander, ohne beim Übersetzen noch nachdenken zu müssen.

Blutgruppe

Ausweis-Information	Objekt
A	**A**al
B	**B**lut
AB	**AB**wasch
0	**O**ase

Medikamenteneinnahme

Die Medikamenteneinnahme wird nach meinem Schema zusammen mit dem Ausweisbild und Namen der Person an einer gemeinsamen Station abgelegt. Es hat sich für mich bewährt, die Medikamenteneinnahme als Sonderfall nicht als einfaches Objekt abzulegen, sondern sie mit dem Bild der Person auf folgende Art zu verbinden:

Ausweis-Information	Vorgestellte Situation an der Station
ja	Person raucht eine Zigarette („lebt ungesund")
nein	Person isst einen Apfel („lebt gesund")

4.2 Name, Allergien und Ausstellungsland: Wort-Klang-Transformation

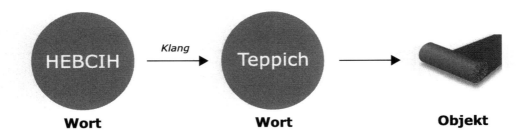

Auch zu manchen Worten fällt uns nicht so leicht ein gut vorstellbares Objekt ein. Um diese Worte dennoch zu speichern, habe ich die Tatsache ausgenutzt, dass Worte mit sehr unterschiedlicher Bedeutung dennoch ähnlich klingen können. Das Ziel ist es dabei, das ursprüngliche Wort in ein ähnliches klingendes Wort zu verwandeln, zu dem ihr euch leicht ein Objekt vorstellen könnt.

Name

Einige Beispiele dafür, wie die Wort-Klang-Transformation auf Namen von Personen, wie sie in den Allergieausweisen vorkommen können, angewendet wird:

Ausweis-Information	Transformation	Objekt
HEBCIH	HEBCIH → HEBICH → TEBICH → Teppich	Teppich
VIJWOR	VIJWOR → VICH → WICH → Wisch	Wischtuch
SEMSAR	SEMSAR → SENSAR → Sense	Sensenmann
RUHWOD	RUHWOD → RUWDO → RUWDE → Ruder	Ruder

Wichtig ist dabei:

- Am besten funktionieren hier solche Wörter, die euch spontan einfallen, wenn ihr den euch den Klang der zu merkenden Information oft genug vorsagt.

- Das Ziel ist hier nicht unbedingt, die ursprüngliche Information später wieder exakt herausfinden zu können. Denn für die Fragen beim MedAT genügt es fast immer, diese erst wieder zu erkennen, wenn man sie in den Antwortmöglichkeiten vor sich sieht.

Allergien und Ausstellungsland

Genauso wie bei Namen kann die Wort-Klang-Transformation auch bei schwer merkbaren Allergien und Ländernamen zum Einsatz kommen. Allergien sind auf Objekte bezogen, deshalb bedarf es hier aber meistens keiner Transformation – sie können direkt an der jeweiligen Station abgelegt werden. Und zu vielen Ländern kennt jeder von uns genug klischeebehaftete Objekte, die man sich an deren Stelle vorstellen kann. Für die Allergien und Ländernamen, zu denen euch aber keine gut vorstellbaren Objekte einfallen, könnt ihr die Wort-Klang-Transformation genau wie für die Namen benutzen.

4 Technik II: Transformation

4.3 Geburtstag und Ausweisnummer: Major-Methode

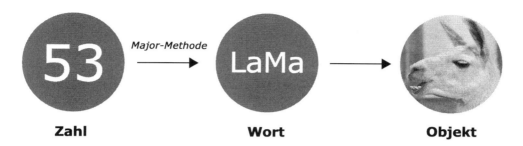

> *Danksagung.* An dieser Stelle möchte ich mich besonders bei dem professionellen Gedächtnistrainer Werner David Wiechenthaler bedanken. Mit seinem Coaching hat er mich beim Einstieg in diese Methode maßgeblich unterstützt und mir durch seine vielen praktischen Tipps geholfen, alle anfänglichen Schwierigkeiten zu überwinden. Seine Erfahrung im Gedächtnistraining gibt er jetzt in Form von gezielten Coachings an Anwärter für das Medizinstudium weiter.

Der aufwändigste Teil der Transformation-Technik behandelt die in den Ausweisen vorkommenden Zahlen und Geburtstage. Um diese in Objekte zu verwandeln, werden wir uns wieder einer bewährten Methode aus dem professionellen Gedächtnissport bedienen: Der Major-Methode.

Die Idee hinter der Major-Methode ist einfach: Zuerst ordnen wir jeder Ziffer von 0 bis 9 einem Buchstaben zu. Diese Zuordnung wird nur ein einziges Mal festgelegt und später nicht mehr verändert.

Beispiel: Ziffer-Buchstaben-Zuordnung

Für die Ziffer 3 habe ich den Buchstaben M benutzt. Und für die Ziffer 5 den Buchstaben L.

Mit Hilfe dieser Zuordnung können wir jetzt Zahlen in leicht merkbare Worte verwandeln (und umgekehrt). Um für eine bestimmte Zahl das passende Wort zu finden, müssen wir auf Folgendes achten: Die im Wort vorkommenden Buchstaben müssen in ihrer Reihenfolge wieder den Ziffern der ursprünglichen Zahl entsprechen.

Beispiel: Eine Zahl in ein Wort umwandeln

Für die Zahl 53 brauchen wir also ein Wort in dem die Buchstaben L und M vorkommen. Zum Beispiel das Wort „Lama". Das Wort „Müll" enthält zwar auch die Buchstaben L und M, aber in anderer Reihenfolge: „Müll" entspricht also der Zahl 35. Die im Wort vorkommenden Buchstaben, denen wir keine Ziffer zugeordnet haben, werden dabei einfach ignoriert.

Nachdem das Grundprinzip der Major-Methode vorgestellt wurde, sehen wir uns auf der nächsten Seite die vollständige Zuordnung an, die ich auch beim MedAT verwendet habe.

In der Zuordnung bekommen einige Ziffern gleich mehrere, alternative Buchstaben zugeordnet. Das erleichtert oft das Finden von passenden Wörtern für Zahlen. Die alternativen Buchstaben sind dabei so gewählt, dass sie ähnlich klingen, also in etwa dem gleichen Laut entsprechen.

Ziffer	Laut / Buchstaben
0	S
1	T, D
2	N
3	M
4	R
5	L
6	CH, SCH
7	K, G
8	F, W
9	B, P

Wie man sehen kann, kommen in der Zuordnung keine Vokale vor. Diese können in den Wörtern also frei benutzt werden. Das erleichtert es uns, geeignete Worte für gegebene Zahlen zu finden.

Hier einige Beispiele für mit dem vorgestellten Schema erstellte Transformationen:

Zahl	Transformation	Wort
47	4 → R, 7 → K	RocK
89	8 → W, 9 → B	WaBe
53	5 → L, 3 → M	LaMa
31	3 → M, 1 → T	MaTte

Wichtig: Doppelbuchstaben werden immer zusammen als ein einziger Laut gezählt. Doppel-T repräsentiert also nicht etwa die Zahl 11, sondern genauso wie ein einfaches T die Ziffer 1 (siehe letztes Beispiel in der Tabelle).

> **Tipp:** Wenn die Ausweisnummer mit einer 0 beginnt...
>
> *Was tun, wenn einer der Ausweisnummern mit einer 0 anfängt, wenn also die ersten beiden Ziffern zum Beispiel 07 lauten? Anstatt extra Wort-Zuordnungen für die Ziffernfolgen 00,01,02,...09 zu lernen, habe ich 07 einfach nur als 7 gespeichert. Die zusätzliche 0 habe ich mir in der Abrufphase einfach wieder dazugedacht. Gleiches gilt für die letzten beiden Ziffern des Ausweises, wenn er also zum Beispiel in 07 endet, habe ich mir ebenfalls einfach die Zahl 7 gemerkt. So kann man sich 10 Major-Wörter sparen, die man sonst zusätzlich einlernen müsste.*

Die Major-Methode in der Praxis. Beim MedAT reicht die Zeit nicht aus, um für jede Zahl in der Merkphase spontan ein passendes Major-Wort zu finden. Außerdem wäre das eine Verschwendung der ohnehin sehr kostbaren Zeit der Merkphase. Deshalb erledigen wir diese Arbeit stattdessen schon früh während der Vorbereitung auf den MedAT. Das ist erst einmal einiges an Aufwand, aber am Testtag eine sehr große Erleichterung und gleichermaßen großer Schritt in Richtung eines guten Testergebnisses. Bei meiner Vorbereitung hat sich das Aufteilen aller Zahlen-Informationen aus den Ausweisen in zweistellige Zahlen, die dann nach der Major-Methode transformiert und gespeichert werden, bewährt. Geburts-Tag, Geburts-Monat, die ersten zwei Ziffern und die letzten zwei Ziffern der Ausweisnummer werden dabei getrennt behandelt und an je einer eigenen Station gespeichert. Die verbleibende mittlere Ziffer der Ausweisnummer habe ich bewusst ausgelassen. Die Steigerung der Effizienz durch Auslassen einer weiteren Station für die mittlere Ziffer der Ausweisnummer hat für mich dabei die möglichen Einbußen an Punkten übertroffen. Das bedeutet: Um die Major-Methode beim

4 Technik II: Transformation

MedAT richtig anwenden zu können, müssen einmalig für die Zahlen 0-99 passende Worte gefunden und eingelernt werden. Die Zuordnungen solltet ihr vor dem MedAT so gut beherrschen, dass euch in maximal 1-2 Sekunden für jede beliebige zweistellige Zahl verlässlich das eingelernte Wort einfällt.

Tabelle: Vorschläge für Major-Wörter für die Zahlen 0-99
Die folgende Tabelle soll euch dabei helfen, möglichst schnell in die Major-Methode einzusteigen. Beachtet aber, dass sich die Eignung bestimmter Wörter von Person zu Person unterscheiden kann. Was zählt, ist immer nur, wie klar die Vorstellung ist, die ein gewisses Wort in eurem Kopf erzeugt. Im Laufe eurer Übung können sich also einige Wörter in der Tabelle als für euch ungeeignet herausstellen. Dann seid ihr gefragt: Ersetzt solche Wörter durch selbst gewählte, die ihr euch besser merken könnt.

Zahl	Wort	Zahl	Wort	Zahl	Wort	Zahl	Wort	Zahl	Wort
0	Hase	20	Nuss	40	Reis	60	Schuss	80	Wiese
1	Axt	21	Ente	41	Radio	61	Schutt	81	Fit
2	Henne	22	Nonne	42	Urin	62	Schnee	82	Wanne
3	Oma	23	Nemo	43	Rum	63	Schaum	83	WM
4	Uhr	24	Niere	44	Rohr	64	Schere	84	Feuer
5	Qualle	25	Nil	45	Rolle	65	Schal	85	Wal
6	Schuh	26	Nische	46	Rauch	66	Schach	86	Wäsche
7	Kuh	27	Honig	47	Rock	67	Scheck	87	Waage
8	Efeu	28	Neffe	48	Riff	68	Schaf	88	Waffe
9	Box	29	Neubau	49	Rabe	69	Scheibe	89	Wabe
10	Dose	30	Ameise	50	Luxus	70	Käse	90	Boss
11	Teddy	31	Motte	51	Latex	71	Kitt	91	Boot
12	Tanne	32	Mann	52	Leine	72	Kanne	92	Biene
13	Dame	33	Mumie	53	Lama	73	Gummi	93	Baum
14	Otter	34	Mauer	54	Leier	74	Geier	94	Beere
15	Dill	35	Müll	55	Lolli	75	Gelee	95	Pille
16	Tisch	36	Masche	56	Leiche	76	Küche	96	Bach
17	Dogge	37	Mokka	57	Lok	77	Kakao	97	Bock
18	Tofu	38	Möwe	58	Löwe	78	Kaffee	98	Pfau
19	Tube	39	Moby	59	Laub	79	Kappe	99	Puppe

4.4 Checkliste zu Technik II

- ☐ **Vor Abschluss dieses Kapitels:** Lege für Eigenschaften, die nur wenige mögliche Werte annehmen können (zum Beispiel die Blutgruppe) fixe Transformationen fest und lerne diese ein.

- ☐ **Vor Abschluss dieses Kapitels:** Lerne die Grundlagen der Major-Methode, also die Zuordnung der Ziffern 0-9 zu Lauten. Damit kannst du die Major-Methode bereits zum Merken von Zahlen anwenden, auch wenn es anfangs nur sehr langsam geht.

- ☐ **Bis zum MedAT:** Übe deine Kreativität an der Übersetzung von Buchstabensuppen in ähnlich klingende, gut vorstellbare Wörter mit der Wort-Klang-Transformation.

- ☐ **Bis zum MedAT:** Lerne die Major-Wörter für die Zahlen 0-99 auswendig. Das spart am Testtag Zeit und Stress, da man so dieselbe Arbeit nicht immer wieder von neuem machen muss. Erfahrungsgemäß lernt man die Wörter bei der Vorbereitung fast von allein, wenn man die Major-Methode beim Üben von Testsimulationen oft genug benutzt. Ersetze Major-Wörter aus diesem Buch, die für dich nicht gut funktionieren, durch deine eigenen!

5 Technik III: Imagination

Die beiden bisher vorgestellten Techniken bilden gemeinsam ein klar strukturiertes System, mit dessen Hilfe ich mir am Testtag alle Allergieausweise exakt merken konnte. Um sie aber erfolgreich anzuwenden, wird noch eine weitere eurer Fähigkeiten benötigt. Indirekt angesprochen wurde sie bereits zuvor: Es geht dabei um eure Imagination, also die Fähigkeit, euch gezielt Bilder vor eurem geistigen Auge vorzustellen.

5.1 Starke und Schwache Vorstellungen

Um mit der Routenmethode ein Objekt zu speichern, stellt ihr es euch bekanntlich an einer der Stationen vor. Dabei gilt:

> **Je einprägsamer die Vorstellung von Objekt und Station, desto haltbarer die Erinnerung.**

So weit, so gut. Aber was ist hier unter „einprägsam" zu verstehen? Das hängt einerseits ganz von euch ab. Andererseits haben sich für mich im Lauf der Zeit einige Fragen als hilfreich erwiesen, mit denen sich eine Vorstellung auf ihre Einprägsamkeit prüfen lässt:

- ☐ Stechen bei dem vorgestellten Objekt bestimmte Details besonders hervor?
- ☐ Sind neben dem Visuellen auch andere Sinneseindrücke Teil der Vorstellung?
- ☐ Denke ich auch wirklich an ein ganz konkretes Objekt, nicht nur an eine allgemeine Kategorie von Objekten?
- ☐ Sind irgendwelche Emotionen Teil der Vorstellung?
- ☐ Interagiert das Objekt in der Vorstellung auf eine unübliche Art mit der Station?
- ☐ Verbinde ich mit der Vorstellung eine kurze, interessante Geschichte?

Könnt ihr bei einer Vorstellung zumindest ein paar dieser Fragen mit „ja" beantworten, so stehen die Chancen gut, dass sie euer Gehirn auch als wichtig wahrnimmt und bis zur Abrufphase sicher aufbewahren wird. Das Ziel ist es hier aber nicht, so lange an jeder Vorstellung zu arbeiten, bis alle erwähnten Kriterien erfüllt sind. Das würde über das Ziel hinausschießen und sich insgesamt eher negativ auf die erreichten Punkte auswirken. Ich habe darauf geachtet, bei jeder Vorstellung mindestens 2 bis 3 der genannten Kriterien zu erfüllen.

> **Beispiel:** Ein Wort, zwei unterschiedlich gute Vorstellungen
>
> Hier noch ein konkretes Beispiel für zwei mögliche Vorstellungen zur Information „Vase": Mit der Routenmethode möchte ich diese Information an einer Station, die in dem Fall mein Herd ist, speichern. Dazu muss ich mir die Vase in Verbindung mit dem Herd vorstellen.
>
> → **Schwache Vorstellung:** Ich stelle mir eine einfache, durchsichtige Vase aus Glas vor, die auf dem Herd steht. Sie hat eine ganz normale Form, wie sie jede Vase haben könnte. Es ist nicht einmal etwas drin. Nichts an dieser Vase erweckt meine Aufmerksamkeit.
>
> → **Starke Vorstellung:** Eine wunderschöne, fragile Vase aus Keramik mit feiner, blauer Bemalung steht auf dem Herd. Sicher aus der Ming-Dynastie. Ich versuche, sie aufzuheben, doch einer der Griffe war nur angeklebt und bricht ab - die ganze Vase zerspringt auf der Herdplatte unter lautem Klirren in viele Splitter. Ich merke mir: Den bildlichen Eindruck der Vase. Der Schreck, als sie fällt. Das laut klirrende Geräusch. Der unangenehme Gedanke, dass ich wohl ein kostbares Kunstwerk zerstört habe.

Das wichtigste Ziel von Technik III ist, zu lernen, schon in der Merkphase zu erkennen, ob eine gerade erstellte Vorstellung einprägsam genug ist. Das erlaubt es euch, die Vorstellung gegebenenfalls vor dem endgültigen Speichern noch zu verbessern, oder durch eine alternative Vorstellung zu ersetzen. Um diese Fähigkeit zu erlernen, hilft es, beim Üben in der Abrufphase bei Informationen, die euch besonders gut, oder aber besonders schlecht in Erinnerung geblieben sind, zu reflektieren, wie einprägsam die jeweilige Vorstellung in der Merkphase war. Und wo es dabei noch Verbesserungspotential geben könnte. Um beim Testteil „Gedächtnis und Merkfähigkeit" 100% der Punkte zu erreichen, bedarf es eines Kompromisses, denn in der Merkphase ist eure Zeit besonders stark begrenzt. Ihr müsst daher lernen, bei jeder Station eurer Routen die richtige Menge an Zeit zu investieren, um die jeweilige Vorstellung einprägsam genug zu gestalten, aber auch schnell genug zur nächsten Station weiterzugehen, sodass euch insgesamt nicht die Zeit davonläuft. Persönlich ist es mir anfangs nicht leicht gefallen, mir spontan so viele Bilder in so kurzer Zeit einprägsam vorzustellen. Mit der Zeit habe ich aber erkannt: Während es bei den meisten Testteilen des MedAT darum geht, die Sache strukturiert und logisch anzugehen, profitiert man bei Gedächtnis und Merkfähigkeit überraschend stark von freiem, kreativem Denken. Am besten konnte ich mir immer die Bilder einprägen, die mir zu einem Objekt als erstes in den Sinn kamen. Kreative Ideen zu erzwingen funktioniert bekanntlich nicht. Ich habe deshalb gelernt, bei diesem Testteil meinen Geist bewusst wandern zu lassen und mehr auf die aus dem Unterbewusstsein hervortretenden Eindrücke zu hören, als zu versuchen, sie bewusst zu formen. Manche können das vielleicht auf Anhieb sehr gut, ich habe dabei jedenfalls vom Üben mit den Testsimulationen sehr profitiert. Um Technik III zu beherrschen, bedarf es eigentlich keiner neuen Strategie, die ihr auswendig lernen müsst. Im Gegenteil: Bei Technik III geht es nur darum, zu lernen, euren Gedanken (wieder) freien Lauf zu lassen – Schreckliches, Lustiges, Skurriles nicht zur zuzulassen sondern mit offenen Armen zu empfangen. So vage das klingen mag, beim MedAT liefert diese Einstellung handfeste Ergebnisse in Form von erreichten Punkten. Es geht aber natürlich nicht darum, jetzt ein kreatives Genie werden zu müssen. Anders als bei den schönen Künsten wird bei Gedächtnis und Merkfähigkeit eure Kreativität zwar gefordert, jedoch auf eine sehr berechenbare und immer wiederkehrende Art und Weise, die sich anders als Kunst mit etwas Übung perfektionieren lässt.

> **Tipp**
>
> Benutzt Technik III auch, um Major-Wörter aus Technik II auf ihre Einprägsamkeit zu prüfen und zu optimieren.

5.2 Name, Ausweisbild und Medikamenteneinnahme gemeinsam speichern

Besonders gefordert ist Technik III, um sich das Ausweisbild der Person gut einzuprägen, da hier auch Technik II kein perfektes Rezept liefert. Es hat sich für mich gezeigt, dass man sich das Ausweisbild am besten merken kann, wenn man es sich nicht isoliert, sondern in Verbindung mit anderen Informationen zur Person an einer Station ablegt. Wie schon in Technik I erwähnt, werden dafür bei meiner Strategie das Ausweisbild, der Name und die Medikamenteneinnahme gemeinsam gespeichert.

Der Trick dabei ist, diese drei Informationen nicht einfach nur an der selben Station abzulegen, sondern sie vorher zu einer gemeinsamen Vorstellung zu verschmelzen. In der Praxis ist mir das gelungen, indem ich mir das Objekt, welches ich mit der Wort-Klang-Transformation aus dem Namen der Person erstellt habe (siehe Technik II) ganz konkret zum Ausweisbild der Person dazu vorgestellt habe. Dabei ist es wichtig, während des Vorstellens das Ausweisbild konzentriert zu betrachten. Genau gleich bin ich bei der Medikamenteneinnahme vorgegangen. Das Ziel ist es, aus diesen drei Informationen eine lustige oder absurde *Mini-Geschichte* zur Person zu erstellen. Im Idealfall sollte es eure Mini-Geschichte schaffen, einen einprägsamen Zusammenhang zwischen den drei Informationen herzustellen. Ihr legt dann nicht mehr die einzelnen Informationen an der Station ab, sondern lasst stattdessen eure Geschichte, die die Informationen enthält, an der Station stattfinden. Mini-Geschichten können auch dazu verwendet werden, um mehrere Allergien einer Person an einer Station zu speichern.

5.3 Checkliste zu Technik III

- ☐ **Bis zum MedAT:** Übe, deiner Kreativität freien Lauf zu lassen, um zu beliebigen Wörtern schnell und verlässlich einprägsame Vorstellungen zu erzeugen.

- ☐ **Bis zum MedAT:** Übe, Vorstellungen schon in der Merkphase auf ihre Einprägsamkeit zu prüfen und sie gegebenenfalls zu verbessern.

- ☐ **Bis zum MedAT:** Übe das gemeinsame Speichern von Name, Ausweisbild und Medikamenteneinnahme mit der Hilfe von Mini-Geschichten.

6 Im Überblick: Die Anwendung der Techniken

Folgende Tabelle bietet noch einmal einen Überblick, wie ein ganzer Allergieausweis mit Hilfe der Routenmethode und der Transformations-Technik gespeichert wird:

Station	Ausweis-Information	Regel für Transformation
1	Name + Ausweisbild + Medikamenteneinnahme	**Name: Wort-Klang-Transformation** **Medikamenteneinnahme: fixe Zuordnung** ja → Person raucht nein → Person isst Apfel **Ausweisbild: Mini-Geschichte** Kombination der Vorstellung der abgebildeten Person mit Name und Medikamenteneinnahme in einer Mini-Geschichte (siehe Technik III)
2	Geburtsdatum (Tag)	Zahl → **Major-Methode** anwenden
3	Geburtsdatum (Monat)	Monat → Zahl → **Major-Methode** anwenden
4	Blutgruppe	**Fixe Zuordnung** verwenden. A → Aal B → Blut AB → Abwasch 0 → Oase
5	Allergien (alle!)	**Imagination:** Kombination der Allergien, z.B.: eine Art „Salat" aus den einzelnen Allergien vorstellen, oder eine **Mini-Geschichte** (siehe Technik III) erstellen. Bei schwer vorstellbaren Allergien (z.B. spezielle Medikamente) zusätzlich die **Wort-Klang-Transformation** anwenden.
6	Ausweisnummer (erste zwei Ziffern)	Zahl → **Major-Methode** anwenden
7	Ausweisnummer (letzte zwei Ziffern)	Zahl → **Major-Methode** anwenden
8	Ausstellungsland	**Imagination:** Hier sind Stereotype erwünscht! Erstes (klischeebehaftetes) Objekt, welches einem zu dem Land einfällt. Fällt nichts ein, dann **Wort-Klang-Transformation** auf den Ländernamen anwenden.

Am Testtag werden alle bisher erwähnten Techniken gemeinsam und zur gleichen Zeit angewendet. Es ist daher besonders wichtig, nicht nur die einzelnen Techniken, sondern deren gemeinsame Anwendung in Merk- und Abrufphase zu üben! Dafür eignen sich besonders gut Testsimulationen, wie ihr sie in diesem Buch vorfindet. Am Testtag habe ich in der Merkphase jeweils einen Ausweis auf einmal bearbeitet: Ich bin je eine Route ganz abgegangen und habe darin immer alle Informationen zu dem jeweiligen Ausweis gespeichert. Erst dann habe ich mir den nächsten Ausweis angesehen.

7 Der Vorbereitungsplan

Die Vorbereitung auf Gedächtnis und Merkfähigkeit umfasst zwei große Teile:

- Die einzelnen Techniken lernen und an eure Bedürfnisse anpassen
- Die routinierte, gemeinsame Anwendung der Techniken einüben

Vor allem am Anfang stehen dabei die einzelnen Techniken im Vordergrund. Euer Ziel sollte aber sein, schon sehr früh zu beginnen, die Techniken gemeinsam auf ganze Testsimulationen anzuwenden. Am Anfang ist das natürlich sehr schwer, deshalb solltet ihr dabei eure Ergebnisse nicht ernst nehmen und braucht auch noch nicht zu versuchen, die beim MedAT geltenden Zeitlimits einzuhalten. Neben den Testsimulationen könnt ihr auch weiter die Techniken einzeln trainieren und dabei zum Beispiel eure Routen verbessern, oder aber die Major-Wörter üben. Mit nahendem Testtermin sollten die vollständigen Testsimulationen aber immer weiter in den Fokus rücken und die Rahmenbedingungen (also Zeitlimits, andere Testteile in der Pause, und so weiter) dem MedAT möglichst nahe kommen, damit ihr am Ende nicht nur die einzelnen Techniken, sondern den gesamten Ablauf so gut wie möglich beherrscht. Der folgende Vorbereitungsplan soll euch dabei als Orientierungshilfe dienen:

verbleibende Zeit bis zum MedAT (im Idealfall)	Aufgaben und Ziele	Punkteziel bei Testsimulation
mehr als 3 Monate	☐ Mit dem Testteil vertraut machen ☐ Eigene Fähigkeiten ohne besondere Strategie durch eine Testsimulation einschätzen ☐ Die Grundprinzipien der 3 Techniken verstehen ☐ **Technik I:** Eine erste Route erstellen und ausprobieren ☐ **Technik II:** Transformation der Ziffern 0-9 in Buchstaben einlernen	3-10
2-3 Monate	☐ Alle 1-2 Tage das Speichern+Abrufen von Ausweisen in Routen unter aktiver Zuhilfenahme der Überblickstabelle zur Anwendung der Techniken üben und erst sehr langsam Zeitdruck beim Merken aufbauen. Hierzu bereits die Testsimulationen benutzen. ☐ **Technik I:** 8 Routen mit je 8 Stationen erstellt, die hin und wieder noch verbessert werden können ☐ **Technik II:** Am besten tägliches Üben der Major-Methode für alle Zahlen von 0-99	14-17

verbleibende Zeit bis zum MedAT (im Idealfall)	Aufgaben und Ziele	Punkteziel bei Testsimulation
1-2 Monate	☐ Schrittweise Annäherung an die Testsituation: Zeit für Merkphase immer mehr reduzieren, bis Testniveau erreicht ☐ 1 Testsimulation alle 2-3 Tage unter immer realistischeren Umständen bearbeiten (in der Pause andere Testteile üben, wie sie auch zwischen Merk- und Abrufphase zum MedAT kommen) ☐ **Technik I:** Routen und Schema sind gut eingeübt, ändern sich nicht mehr. Bei Testsimulationen werden Routen und Schema rein aus dem Kopf heraus ohne andere Hilfsmittel verwendet ☐ **Technik II:** Kann mit Major-Methode innerhalb von 1-3 Sekunden jede Zahl zwischen 0-99 in ein Wort übersetzen	über 20
2-4 Wochen	☐ Zeitlimit beim Merken von 8 Allergieausweisen wird immer eingehalten (am besten ohne zwischendurch auf die Uhr schauen zu müssen) ☐ Testsimulationen werden ohne zusätzliche Hilfsmittel geübt	über 22 bei weniger als 2 Monaten insg. Vorbereitungszeit, sonst 24-25
mind. 3, maximal 5 Tage	☐ Routen frei halten!	keine Simulationen mehr machen!

> **Tipp:** Nicht mehr genug Zeit, um den Vorbereitungsplan einzuhalten?
>
> Reicht eure Vorbereitungszeit nicht aus, um die in diesem Buch vorgestellten Techniken vollständig einzulernen, ist das erst einmal kein allzu großes Problem. Der Lernaufwand der einzelnen Techniken und deren Beitrag zu den erreichten Punkten am Testtag ist nämlich nicht gleichmäßig verteilt. Am Beispiel der Transformation-Technik: Der meiste Lernaufwand liegt hier darin, die 100 Major-Wörter auswendig zu lernen. Dabei könnt ihr am Testtag auch recht weit kommen, wenn ihr nur die Buchstaben-Zuordnungen von 0-9 auswendig könnt, und euch für jede Zahl schnell genug ein passendes Wort einfallen lasst. Die Routen-Methode und Transformationen für einfachere Informationen (Blutgruppe, Name, usw.) solltet ihr aber auf jeden Fall beherrschen. So könnt ihr am Testtag hoffentlich trotzdem eine hohe Punktezahl erreichen, auch wenn eure Vorbereitungszeit knapp war.

8 Richtlinien für eine realistische Testsimulation

Auf den folgenden Seiten findet ihr 60 vollständige Simulationen zum Testteil. Jede Testsimulation nimmt dabei 4 direkt aufeinanderfolgende Seiten ein. 2 Seiten gehören dabei jeweils zur Merkphase, 2 zur Abrufphase. Die Testsimulationen in diesem Buch sind kompakter formatiert als beim MedAT. Zum Beispiel befinden sich hier 4 Allergieausweise auf jeder Seite, anstatt 2 wie erfahrungsgemäß beim MedAT. Das hat meiner Erfahrung nach keine negativen Auswirkungen auf die Vorbereitung, bringt aber den großen Vorteil, dass euch dieses Buch so insgesamt mehr Testsimulationen bieten kann. In diesem Buch folgt auf die zwei Seiten der Merkphase direkt die Abrufphase. Beim MedAT finden sich dazwischen unter anderem Aufgaben aus anderen Testteilen, die in der Pause zwischen Merk- und Abrufphase zu lösen sind.

Um eine möglichst realitätsnahe Simulation des Testteils zu sichern, beachtet bitte folgendes [1]:

- Die zwei Seiten mit den Allergieausweisen gehören zur Merkphase. Ihr dürft sie nur innerhalb der 8 Minuten sehen, in denen die Merkphase läuft. In der auf die Merkphase folgenden Pause und der Abrufphase ist Zurückblättern verboten.

- Nach Ablaufen der Zeit der Merkphase solltet ihr das Buch schließen und am besten noch davor ein Lesezeichen unter die folgende Seite klemmen, damit ihr das Buch später direkt bei der Abrufphase aufschlagen könnt, ohne die Ausweise nochmals zu sehen.

- In den 25 Minuten Pause zwischen Merk- und Abrufphase solltet ihr idealerweise die Testteile üben, die bisher auch beim MedAT in dieser Zeit geprüft wurden. Bisher waren das: Zahlenfolgen und Implikationen erkennen.

- Für die zwei Seiten der Abrufphase gilt ähnlich wie für die Merkphase: Sie dürfen erst während der Abrufphase aufgeschlagen und nur für 15 Minuten bearbeitet werden.

- Seid ihr erst beim Üben der Grundlagen der einzelnen Techniken, macht es Sinn, einzelne Testsimulationen auch mehrmals zu benutzen, damit euch noch genug unbearbeitete Simulationen für später übrig bleiben. Ist eure Vorbereitung schon etwas weiter fortgeschritten, ist es aber wichtig, immer wieder ein möglichst gutes Bild eures Lernfortschritts zu erhalten. So ein unverfälschtes Bild kann euch eine Testsimulation nur dann geben, wenn ihr sie auch nur ein einziges Mal bearbeitet.

---

[1] Zeitangaben trafen auf die vergangenen MedAT-Termine zu, überprüft daher auf jeden Fall die offiziellen Informationen auf Änderungen, die euren Testtermin betreffen könnten.

Testsimulationen

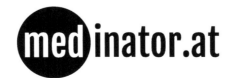

Testsimulation 1: Merkphase

ALLERGIEAUSWEIS

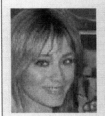
Name: WIDRAB
Geburtstag: 10. März
Medikamenteneinnahme: nein
Blutgruppe: A
Bekannte Allergien: Safran, Spinat, Löwenzahn
Ausweisnummer: 00715
Ausstellungsland: Albanien

ALLERGIEAUSWEIS

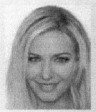
Name: VEGNUN
Geburtstag: 27. Mai
Medikamenteneinnahme: nein
Blutgruppe: AB
Bekannte Allergien: Spinat, Fungizide
Ausweisnummer: 49975
Ausstellungsland: Ghana

ALLERGIEAUSWEIS

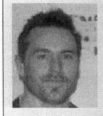
Name: NIJRUG
Geburtstag: 27. Juli
Medikamenteneinnahme: nein
Blutgruppe: 0
Bekannte Allergien: Petersilie
Ausweisnummer: 60030
Ausstellungsland: Frankreich

ALLERGIEAUSWEIS

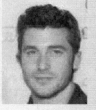
Name: TUZKUZ
Geburtstag: 1. Mai
Medikamenteneinnahme: ja
Blutgruppe: A
Bekannte Allergien: Hunde, Datteln, Fungizide
Ausweisnummer: 70910
Ausstellungsland: Mexiko

ALLERGIEAUSWEIS

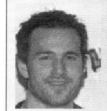
Name: GIDSEB
Geburtstag: 19. März
Medikamenteneinnahme: nein
Blutgruppe: B
Bekannte Allergien: Sellerie, Datteln
Ausweisnummer: 19198
Ausstellungsland: Libanon

ALLERGIEAUSWEIS

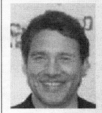
Name: SEZTEB
Geburtstag: 2. Jänner
Medikamenteneinnahme: ja
Blutgruppe: 0
Bekannte Allergien: Tartrazin
Ausweisnummer: 62427
Ausstellungsland: Südafrika

ALLERGIEAUSWEIS

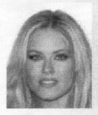
Name: NIJSUN
Geburtstag: 12. August
Medikamenteneinnahme: nein
Blutgruppe: B
Bekannte Allergien: Schimmel, Hunde, Petersilie
Ausweisnummer: 98442
Ausstellungsland: Namibia

ALLERGIEAUSWEIS

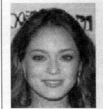
Name: LEFLOJ
Geburtstag: 2. Februar
Medikamenteneinnahme: nein
Blutgruppe: B
Bekannte Allergien: Sellerie, Fungizide
Ausweisnummer: 32363
Ausstellungsland: Georgien

Testsimulation 1: Abrufphase

1. Auf welchem Bild ist die Person zu sehen, die keine Medikamente einnimmt und auf Hunde allergisch reagiert?

   (A) (B) (C) (D) (E)
       Keine der Antworten ist richtig.

2. Wie heißt die Person, die am 10. März Geburtstag hat?
   (A) GIDSEB
   (B) SEZTEB
   (C) WIDRAB
   (D) NIJSUN
   (E) Keine der Antworten ist richtig.

3. Wie lauten die Ausweisnummern der Personen, die auf Datteln allergisch reagieren?
   (A) 19198, 70910
   (B) 62427, 00715
   (C) 49975, 62427
   (D) 32363, 49975
   (E) Keine der Antworten ist richtig.

4. Wie viele Personen nehmen Medikamente ein?
   (A) 1
   (B) 2
   (C) 3
   (D) 4
   (E) Keine der Antworten ist richtig.

5. Wie heißt die Person mit der Ausweisnummer 70910?
   (A) WIDRAB
   (B) TUZKUZ
   (C) SEZTEB
   (D) GIDSEB
   (E) Keine der Antworten ist richtig.

6. Welche Blutgruppe hat die abgebildete Person?
   (A) A
   (B) B
   (C) AB
   (D) 0
   (E) Keine der Antworten ist richtig.

7. Welche Ausweisnummer hat die Person mit dem Namen SEZTEB?
   (A) 19198
   (B) 62427
   (C) 98442
   (D) 49975
   (E) Keine der Antworten ist richtig.

8. In welchem Land wurde der Ausweis der Person mit Blutgruppe AB ausgestellt?
   (A) Frankreich
   (B) Georgien
   (C) Mexiko
   (D) Ghana
   (E) Keine der Antworten ist richtig.

9. Wann hat die Person mit dem Namen TUZKUZ Geburtstag?
   (A) 19. März
   (B) 10. März
   (C) 1. Mai
   (D) 27. Mai
   (E) Keine der Antworten ist richtig.

10. Welche Ausweisnummer hat die Person, die auf Löwenzahn allergisch reagiert?
    (A) 19198
    (B) 00715
    (C) 98442
    (D) 49975
    (E) Keine der Antworten ist richtig.

11. In welchem Land wurde der Ausweis der Person, die am 27. Juli Geburtstag hat, ausgestellt?
    (A) Libanon
    (B) Südafrika
    (C) Frankreich
    (D) Albanien
    (E) Keine der Antworten ist richtig.

12. Welche Allergien hat die Person mit dem Namen NIJSUN?
    (A) Sellerie, Fungizide
    (B) Datteln, Fungizide
    (C) Sellerie, Datteln
    (D) Schimmel, Hunde, Petersilie
    (E) Keine der Antworten ist richtig.

13. In welchen Ländern wurden die Ausweise der Personen mit Blutgruppe B ausgestellt?
    (A) Namibia, Georgien
    (B) Mexiko, Namibia
    (C) Frankreich, Südafrika, Georgien
    (D) Libanon, Georgien, Namibia
    (E) Keine der Antworten ist richtig.

14. Wann haben die Personen mit Blutgruppe A Geburtstag?
    (A) 1. Mai, 12. August, 2. Februar
    (B) 12. August, 10. März, 2. Februar
    (C) 27. Juli, 10. März, 19. März
    (D) 1. Mai, 27. Mai
    (E) Keine der Antworten ist richtig.

Testsimulation 1

15. Wie heißt die abgebildete Person?
    (A) VEGNUN
    (B) TUZKUZ
    (C) LEFLOJ
    (D) SEZTEB
    (E) Keine der Antworten ist richtig.

16. Welche Allergien hat die Person mit der Ziffer 4 an vierter Stelle der Ausweisnummer?
    (A) Petersilie, Datteln
    (B) Tartrazin
    (C) Schimmel, Hunde, Petersilie
    (D) Sellerie, Fungizide
    (E) Keine der Antworten ist richtig.

17. Wann hat die abgebildete Person Geburtstag?
    (A) 27. Juli
    (B) 1. Mai
    (C) 2. Jänner
    (D) 12. August
    (E) Keine der Antworten ist richtig.

18. In welchem Land wurde der Ausweis der Person, die auf Tartrazin allergisch reagiert, ausgestellt?
    (A) Südafrika
    (B) Georgien
    (C) Namibia
    (D) Mexiko
    (E) Keine der Antworten ist richtig.

19. Welche Blutgruppe hat die Person, die am 19. März Geburtstag hat?
    (A) 0
    (B) AB
    (C) B
    (D) A
    (E) Keine der Antworten ist richtig.

20. Wann hat die Person, deren Ausweis im Land Ghana ausgestellt wurde, Geburtstag?
    (A) 10. März
    (B) 27. Juli
    (C) 27. Mai
    (D) 1. Mai
    (E) Keine der Antworten ist richtig.

21. Wie heißt die Person mit Blutgruppe 0, die auf Petersilie allergisch reagiert?
    (A) NIJRUG
    (B) GIDSEB
    (C) NIJSUN
    (D) LEFLOJ
    (E) Keine der Antworten ist richtig.

22. Welche Ausweisnummer hat die Person, deren Ausweis im Land Namibia ausgestellt wurde?
    (A) 00715
    (B) 32363
    (C) 60030
    (D) 98442
    (E) Keine der Antworten ist richtig.

23. Wie heißt die Person, deren Ausweis im Land Frankreich ausgestellt wurde?
    (A) LEFLOJ
    (B) NIJRUG
    (C) SEZTEB
    (D) WIDRAB
    (E) Keine der Antworten ist richtig.

24. Wann hat die Person, deren Ausweis im Land Libanon ausgestellt wurde, Geburtstag?
    (A) 27. Mai
    (B) 27. Juli
    (C) 1. Mai
    (D) 19. März
    (E) Keine der Antworten ist richtig.

25. Wie viele Personen reagieren allergisch auf Fungizide?
    (A) 1
    (B) 2
    (C) 3
    (D) 4
    (E) Keine der Antworten ist richtig.

Testsimulation 2: Merkphase

ALLERGIEAUSWEIS

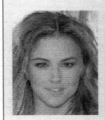

Name: NIMSOW
Geburtstag: 19. Dezember
Medikamenteneinnahme: nein
Blutgruppe: B
Bekannte Allergien: Nickel, Erdbeeren
Ausweisnummer: 23130
Ausstellungsland: Osttimor

ALLERGIEAUSWEIS

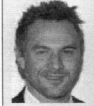

Name: NOTGIK
Geburtstag: 4. Juli
Medikamenteneinnahme: ja
Blutgruppe: AB
Bekannte Allergien: Yohimbin, Wermut, Muskat
Ausweisnummer: 67320
Ausstellungsland: Syrien

ALLERGIEAUSWEIS

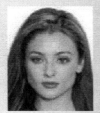

Name: PIRCIV
Geburtstag: 16. Oktober
Medikamenteneinnahme: ja
Blutgruppe: 0
Bekannte Allergien: Kontrastmittel, Zimt
Ausweisnummer: 42293
Ausstellungsland: Tansania

ALLERGIEAUSWEIS

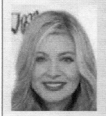

Name: GEPHAS
Geburtstag: 13. November
Medikamenteneinnahme: ja
Blutgruppe: A
Bekannte Allergien: Erdbeeren
Ausweisnummer: 08053
Ausstellungsland: Sierra Leone

ALLERGIEAUSWEIS

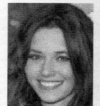

Name: JADPEZ
Geburtstag: 12. Februar
Medikamenteneinnahme: ja
Blutgruppe: A
Bekannte Allergien: Pappel, Erdbeeren, Zimt
Ausweisnummer: 20780
Ausstellungsland: Finnland

ALLERGIEAUSWEIS

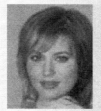

Name: TUDLOC
Geburtstag: 20. September
Medikamenteneinnahme: ja
Blutgruppe: A
Bekannte Allergien: Pappel
Ausweisnummer: 46134
Ausstellungsland: El Salvador

ALLERGIEAUSWEIS

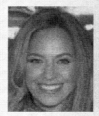

Name: RUDREH
Geburtstag: 24. November
Medikamenteneinnahme: ja
Blutgruppe: A
Bekannte Allergien: Kiwi, Pappel
Ausweisnummer: 79987
Ausstellungsland: Jordanien

ALLERGIEAUSWEIS

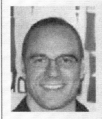

Name: FILHUC
Geburtstag: 1. April
Medikamenteneinnahme: nein
Blutgruppe: 0
Bekannte Allergien: Muskat, Hühnerfleisch, Zimt
Ausweisnummer: 40648
Ausstellungsland: Vereinigte Staaten von Amerika

Testsimulation 2: Abrufphase

1. Wie viele Personen reagieren allergisch auf Pappel?
   (A) 1
   (B) 2
   (C) 3
   (D) 4
   (E) Keine der Antworten ist richtig.

2. In welchem Land wurde der Ausweis der Person, die am 13. November Geburtstag hat, ausgestellt?
   (A) Jordanien
   (B) Osttimor
   (C) Sierra Leone
   (D) Tansania
   (E) Keine der Antworten ist richtig.

3. Welche Ausweisnummer hat die Person, die am 24. November Geburtstag hat?
   (A) 40648
   (B) 42293
   (C) 79987
   (D) 46134
   (E) Keine der Antworten ist richtig.

4. Welche Blutgruppe hat die Person mit dem Namen PIRCIV?
   (A) A
   (B) B
   (C) AB
   (D) 0
   (E) Keine der Antworten ist richtig.

5. Wann haben die Personen mit der Ziffer 0 an letzter Stelle der Ausweisnummer Geburtstag?
   (A) 19. Dezember, 4. Juli, 12. Februar
   (B) 24. November, 1. April, 16. Oktober
   (C) 19. Dezember, 12. Februar
   (D) 16. Oktober, 20. September
   (E) Keine der Antworten ist richtig.

6. Wann hat die Person, deren Ausweis im Land El Salvador ausgestellt wurde, Geburtstag?
   (A) 4. Juli
   (B) 12. Februar
   (C) 13. November
   (D) 20. September
   (E) Keine der Antworten ist richtig.

7. Welche Blutgruppe hat die Person, die auf Zimt und Erdbeeren allergisch reagiert?
   (A) 0
   (B) AB
   (C) B
   (D) A
   (E) Keine der Antworten ist richtig.

8. In welchem Land wurde der Ausweis der Person, die am 1. April Geburtstag hat, ausgestellt?
   (A) Vereinigte Staaten von Amerika
   (B) Finnland
   (C) Osttimor
   (D) Tansania
   (E) Keine der Antworten ist richtig.

9. Wie heißen die Personen mit Blutgruppe A?
   (A) RUDREH, PIRCIV, TUDLOC, JADPEZ
   (B) TUDLOC, PIRCIV, RUDREH, NIMSOW
   (C) NIMSOW, NOTGIK, RUDREH, GEPHAS
   (D) RUDREH, JADPEZ, GEPHAS, TUDLOC
   (E) Keine der Antworten ist richtig.

10. Auf welchem Bild ist die Person zu sehen, deren Ausweis im Land Vereinigte Staaten von Amerika ausgestellt wurde?

    (A) (B) (C) (D) (E) Keine der Antworten ist richtig.

    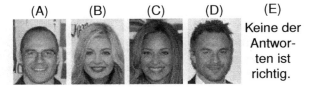

11. Wie heißt die Person mit der Ausweisnummer 42293?
    (A) TUDLOC
    (B) PIRCIV
    (C) NIMSOW
    (D) JADPEZ
    (E) Keine der Antworten ist richtig.

12. Welche Allergien hat die Person mit Blutgruppe B?
    (A) Kontrastmittel, Zimt
    (B) Pappel, Wermut, Muskat
    (C) Nickel, Erdbeeren
    (D) Erdbeeren, Hühnerfleisch, Zimt
    (E) Keine der Antworten ist richtig.

13. Wie heißt die abgebildete Person?
    (A) GEPHAS
    (B) RUDREH
    (C) PIRCIV
    (D) NIMSOW
    (E) Keine der Antworten ist richtig.

14. Wann hat die Person, die keine Medikamente einnimmt und auf Erdbeeren allergisch reagiert, Geburtstag?
    - (A) 20. September
    - (B) 19. Dezember
    - (C) 12. Februar
    - (D) 16. Oktober
    - (E) Keine der Antworten ist richtig.

15. In welchem Land wurde der Ausweis der Person mit dem Namen NOTGIK ausgestellt?
    - (A) Osttimor
    - (B) Syrien
    - (C) Vereinigte Staaten von Amerika
    - (D) Jordanien
    - (E) Keine der Antworten ist richtig.

16. Wann hat die Person mit Blutgruppe AB Geburtstag?
    - (A) 4. Juli
    - (B) 24. November
    - (C) 20. September
    - (D) 13. November
    - (E) Keine der Antworten ist richtig.

17. Auf welchem Bild ist die Person zu sehen, die auf Kiwi allergisch reagiert?

    (A) (B) (C) (D) (E) Keine der Antworten ist richtig.

18. Wie heißt die Person mit der Ziffer 7 an erster Stelle der Ausweisnummer?
    - (A) NIMSOW
    - (B) JADPEZ
    - (C) GEPHAS
    - (D) RUDREH
    - (E) Keine der Antworten ist richtig.

19. Welche Ausweisnummer hat die abgebildete Person?
    - (A) 23130
    - (B) 20780
    - (C) 40648
    - (D) 08053
    - (E) Keine der Antworten ist richtig.

20. In welchem Land wurde der Ausweis der Person, die auf Wermut und Muskat allergisch reagiert, ausgestellt?
    - (A) Osttimor
    - (B) Syrien
    - (C) Vereinigte Staaten von Amerika
    - (D) Tansania
    - (E) Keine der Antworten ist richtig.

21. Wie viele Personen reagieren allergisch auf Muskat?
    - (A) 4
    - (B) 3
    - (C) 2
    - (D) 1
    - (E) Keine der Antworten ist richtig.

22. Welche Allergien hat die Person, deren Ausweis im Land Sierra Leone ausgestellt wurde?
    - (A) Muskat, Hühnerfleisch, Zimt
    - (B) Erdbeeren
    - (C) Nickel, Erdbeeren
    - (D) Zimt, Pappel
    - (E) Keine der Antworten ist richtig.

23. Wie heißt die Person, die am 12. Februar Geburtstag hat?
    - (A) NIMSOW
    - (B) NOTGIK
    - (C) JADPEZ
    - (D) TUDLOC
    - (E) Keine der Antworten ist richtig.

24. Wie lauten die Ausweisnummern der Personen mit Blutgruppe 0?
    - (A) 42293, 40648
    - (B) 42293, 79987, 08053
    - (C) 42293, 23130, 79987
    - (D) 23130, 46134, 79987
    - (E) Keine der Antworten ist richtig.

25. In welchem Land wurde der Ausweis der Person mit dem Namen GEPHAS ausgestellt?
    - (A) Sierra Leone
    - (B) El Salvador
    - (C) Osttimor
    - (D) Finnland
    - (E) Keine der Antworten ist richtig.

Testsimulation 3: Merkphase

ALLERGIEAUSWEIS

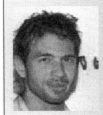

Name: GEWHUS
Geburtstag: 10. Mai
Medikamenteneinnahme: ja
Blutgruppe: AB
Bekannte Allergien: Ambrosien, Hainbuche
Ausweisnummer: 73496
Ausstellungsland: Singapur

ALLERGIEAUSWEIS

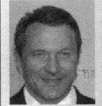

Name: LIGVAV
Geburtstag: 12. Mai
Medikamenteneinnahme: nein
Blutgruppe: AB
Bekannte Allergien: Walnüsse, Kupfer, Tartrazin
Ausweisnummer: 43973
Ausstellungsland: Iran

ALLERGIEAUSWEIS

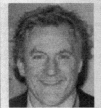

Name: SUJWUD
Geburtstag: 11. Juni
Medikamenteneinnahme: nein
Blutgruppe: B
Bekannte Allergien: Schweinefleisch, Walnüsse
Ausweisnummer: 70992
Ausstellungsland: Argentinien

ALLERGIEAUSWEIS

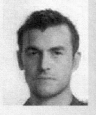

Name: FISNIL
Geburtstag: 24. Oktober
Medikamenteneinnahme: ja
Blutgruppe: AB
Bekannte Allergien: Bromelain
Ausweisnummer: 63259
Ausstellungsland: Schweden

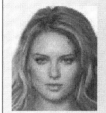

ALLERGIEAUSWEIS

Name: WEVLEN
Geburtstag: 27. Februar
Medikamenteneinnahme: ja
Blutgruppe: A
Bekannte Allergien: Tartrazin
Ausweisnummer: 58886
Ausstellungsland: Kuwait

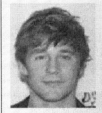

ALLERGIEAUSWEIS

Name: GALDIV
Geburtstag: 29. März
Medikamenteneinnahme: nein
Blutgruppe: B
Bekannte Allergien: Majoran, Kupfer, Tartrazin
Ausweisnummer: 46127
Ausstellungsland: Oman

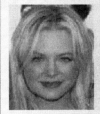

ALLERGIEAUSWEIS

Name: VIMGEB
Geburtstag: 22. März
Medikamenteneinnahme: ja
Blutgruppe: B
Bekannte Allergien: Hainbuche, Bromelain
Ausweisnummer: 28972
Ausstellungsland: Liechtenstein

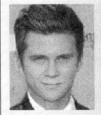

ALLERGIEAUSWEIS

Name: NUJFOL
Geburtstag: 14. August
Medikamenteneinnahme: ja
Blutgruppe: B
Bekannte Allergien: Hainbuche, Majoran, Kupfer
Ausweisnummer: 46541
Ausstellungsland: Vatikan

Testsimulation 3: Abrufphase

1. Wie heißen die Personen mit Blutgruppe B?
   (A) VIMGEB, GALDIV, NUJFOL
   (B) NUJFOL, SUJWUD, GALDIV, VIMGEB
   (C) LIGVAV, GALDIV, GEWHUS
   (D) VIMGEB, GALDIV, WEVLEN, SUJWUD
   (E) Keine der Antworten ist richtig.

2. Wann hat die abgebildete Person Geburtstag?
   (A) 12. Mai
   (B) 22. März
   (C) 29. März
   (D) 11. Juni
   (E) Keine der Antworten ist richtig.

3. Welche Allergien hat die Person mit dem Namen GALDIV?
   (A) Bromelain
   (B) Schweinefleisch, Bromelain
   (C) Hainbuche, Majoran, Kupfer
   (D) Majoran, Kupfer, Tartrazin
   (E) Keine der Antworten ist richtig.

4. Auf welchem Bild ist die Person mit der Ziffer 0 an zweiter Stelle der Ausweisnummer zu sehen?

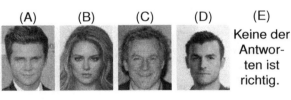

   (A) (B) (C) (D) (E) Keine der Antworten ist richtig.

5. In welchem Land wurde der Ausweis der Person mit der Ausweisnummer 58886 ausgestellt?
   (A) Liechtenstein
   (B) Kuwait
   (C) Iran
   (D) Singapur
   (E) Keine der Antworten ist richtig.

6. Wie lauten die Ausweisnummern der Personen mit Blutgruppe AB?
   (A) 46541, 63259, 46127, 28972
   (B) 43973, 63259, 73496
   (C) 43973, 58886, 70992, 73496
   (D) 28972, 46541, 58886
   (E) Keine der Antworten ist richtig.

7. Welche Blutgruppe hat die Person, die Medikamente einnimmt und auf Tartrazin allergisch reagiert?
   (A) 0
   (B) AB
   (C) B
   (D) A
   (E) Keine der Antworten ist richtig.

8. Auf welchem Bild ist die Person zu sehen, deren Ausweis im Land Schweden ausgestellt wurde?

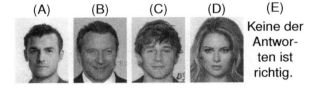

   (A) (B) (C) (D) (E) Keine der Antworten ist richtig.

9. Wie heißt die Person, die am 14. August Geburtstag hat?
   (A) WEVLEN
   (B) SUJWUD
   (C) NUJFOL
   (D) GEWHUS
   (E) Keine der Antworten ist richtig.

10. Welche Ausweisnummer hat die Person mit Blutgruppe A?
    (A) 43973
    (B) 63259
    (C) 58886
    (D) 73496
    (E) Keine der Antworten ist richtig.

11. Wann hat die Person, die Medikamente einnimmt und auf Kupfer allergisch reagiert, Geburtstag?
    (A) 22. März
    (B) 14. August
    (C) 24. Oktober
    (D) 12. Mai
    (E) Keine der Antworten ist richtig.

12. Wie heißt die Person, deren Ausweis im Land Oman ausgestellt wurde?
    (A) LIGVAV
    (B) GEWHUS
    (C) NUJFOL
    (D) GALDIV
    (E) Keine der Antworten ist richtig.

13. Wie viele Personen reagieren allergisch auf Ambrosien?
    (A) 4
    (B) 3
    (C) 2
    (D) 1
    (E) Keine der Antworten ist richtig.

14. Welche Blutgruppe hat die Person, die am 11. Juni Geburtstag hat?
    (A) 0
    (B) AB
    (C) B
    (D) A
    (E) Keine der Antworten ist richtig.

15. Wie heißt die Person, deren Ausweis im Land Liechtenstein ausgestellt wurde?
    (A) NUJFOL
    (B) GALDIV
    (C) WEVLEN
    (D) VIMGEB
    (E) Keine der Antworten ist richtig.

16. Welche Allergien hat die Person mit dem Namen SUJWUD?
    (A) Hainbuche, Kupfer, Tartrazin
    (B) Hainbuche, Majoran, Kupfer
    (C) Schweinefleisch, Walnüsse
    (D) Bromelain
    (E) Keine der Antworten ist richtig.

17. Wann hat die abgebildete Person Geburtstag?
    (A) 12. Mai
    (B) 10. Mai
    (C) 14. August
    (D) 27. Februar
    (E) Keine der Antworten ist richtig.

18. In welchem Land wurde der Ausweis der Person, die auf Hainbuche und Ambrosien allergisch reagiert, ausgestellt?
    (A) Schweden
    (B) Argentinien
    (C) Liechtenstein
    (D) Singapur
    (E) Keine der Antworten ist richtig.

19. Wie heißen die Personen, die keine Medikamente einnehmen?
    (A) GALDIV, LIGVAV, SUJWUD
    (B) GEWHUS, VIMGEB, NUJFOL, WEVLEN
    (C) NUJFOL, SUJWUD, GALDIV
    (D) FISNIL, SUJWUD, NUJFOL
    (E) Keine der Antworten ist richtig.

20. Welche Ausweisnummer hat die Person, die auf Walnüsse und Schweinefleisch allergisch reagiert?
    (A) 43973
    (B) 46541
    (C) 70992
    (D) 63259
    (E) Keine der Antworten ist richtig.

21. Wann hat die Person, deren Ausweis im Land Argentinien ausgestellt wurde, Geburtstag?
    (A) 11. Juni
    (B) 24. Oktober
    (C) 22. März
    (D) 14. August
    (E) Keine der Antworten ist richtig.

22. Wie viele Personen reagieren allergisch auf Bromelain?
    (A) 1
    (B) 2
    (C) 3
    (D) 4
    (E) Keine der Antworten ist richtig.

23. Wann hat die Person, deren Ausweis im Land Singapur ausgestellt wurde, Geburtstag?
    (A) 24. Oktober
    (B) 10. Mai
    (C) 11. Juni
    (D) 12. Mai
    (E) Keine der Antworten ist richtig.

24. In welchem Land wurde der Ausweis der abgebildeten Person ausgestellt?
    (A) Oman
    (B) Vatikan
    (C) Kuwait
    (D) Liechtenstein
    (E) Keine der Antworten ist richtig.

25. Wann hat die Person mit dem Namen WEVLEN Geburtstag?
    (A) 10. Mai
    (B) 24. Oktober
    (C) 12. Mai
    (D) 11. Juni
    (E) Keine der Antworten ist richtig.

Testsimulation 4: Merkphase

ALLERGIEAUSWEIS

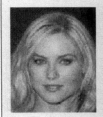

Name: CAKTUM
Geburtstag: 19. September
Medikamenteneinnahme: nein
Blutgruppe: AB
Bekannte Allergien: Baumwolle, Äpfel, Gelatine
Ausweisnummer: 99264
Ausstellungsland: Gabun

ALLERGIEAUSWEIS

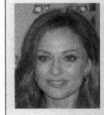

Name: PEVBUM
Geburtstag: 21. Februar
Medikamenteneinnahme: nein
Blutgruppe: AB
Bekannte Allergien: Paprika
Ausweisnummer: 01386
Ausstellungsland: Angola

ALLERGIEAUSWEIS

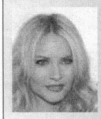

Name: CODMOJ
Geburtstag: 6. März
Medikamenteneinnahme: ja
Blutgruppe: A
Bekannte Allergien: Äpfel, Haselnüsse
Ausweisnummer: 76621
Ausstellungsland: Grönland

ALLERGIEAUSWEIS

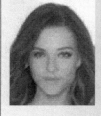

Name: HISTOW
Geburtstag: 24. September
Medikamenteneinnahme: ja
Blutgruppe: B
Bekannte Allergien: Äpfel, Latex, Hühnerei
Ausweisnummer: 48571
Ausstellungsland: Liechtenstein

ALLERGIEAUSWEIS

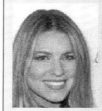

Name: VIMPUN
Geburtstag: 23. Dezember
Medikamenteneinnahme: nein
Blutgruppe: 0
Bekannte Allergien: Schweinefleisch
Ausweisnummer: 34058
Ausstellungsland: Taiwan

ALLERGIEAUSWEIS

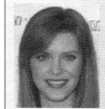

Name: VIJTUH
Geburtstag: 5. Februar
Medikamenteneinnahme: nein
Blutgruppe: AB
Bekannte Allergien: Baumwolle, Latex, Äpfel
Ausweisnummer: 90032
Ausstellungsland: Jemen

ALLERGIEAUSWEIS

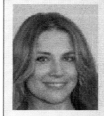

Name: ZEZGOG
Geburtstag: 24. Juni
Medikamenteneinnahme: ja
Blutgruppe: B
Bekannte Allergien: Äpfel, Kokosnuss
Ausweisnummer: 59883
Ausstellungsland: Kamerun

ALLERGIEAUSWEIS

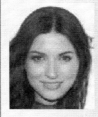

Name: RIKHIK
Geburtstag: 26. Jänner
Medikamenteneinnahme: ja
Blutgruppe: A
Bekannte Allergien: Hühnerei, Gelatine
Ausweisnummer: 43648
Ausstellungsland: Kambodscha

Testsimulation 4: Abrufphase

1. In welchem Land wurde der Ausweis der Person, die auf Schweinefleisch allergisch reagiert, ausgestellt?
   (A) Angola
   (B) Taiwan
   (C) Grönland
   (D) Kamerun
   (E) Keine der Antworten ist richtig.

2. Wann hat die abgebildete Person Geburtstag?
   (A) 23. Dezember
   (B) 5. Februar
   (C) 21. Februar
   (D) 24. September
   (E) Keine der Antworten ist richtig.

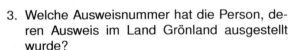

3. Welche Ausweisnummer hat die Person, deren Ausweis im Land Grönland ausgestellt wurde?
   (A) 48571
   (B) 76621
   (C) 01386
   (D) 99264
   (E) Keine der Antworten ist richtig.

4. Wann hat die Person, die auf Kokosnuss allergisch reagiert, Geburtstag?
   (A) 5. Februar
   (B) 21. Februar
   (C) 19. September
   (D) 24. Juni
   (E) Keine der Antworten ist richtig.

5. Wie heißt die abgebildete Person?
   (A) PEVBUM
   (B) VIJTUH
   (C) HISTOW
   (D) CODMOJ
   (E) Keine der Antworten ist richtig.

6. Welche Allergien hat die Person mit Blutgruppe 0?
   (A) Paprika
   (B) Äpfel, Latex, Hühnerei
   (C) Schweinefleisch
   (D) Äpfel, Kokosnuss
   (E) Keine der Antworten ist richtig.

7. In welchem Land wurde der Ausweis der Person, die am 24. September Geburtstag hat, ausgestellt?
   (A) Liechtenstein
   (B) Jemen
   (C) Gabun
   (D) Kambodscha
   (E) Keine der Antworten ist richtig.

8. Wie viele Personen haben die Blutgruppe B?
   (A) 1
   (B) 2
   (C) 3
   (D) 4
   (E) Keine der Antworten ist richtig.

9. Auf welchem Bild ist die Person zu sehen, deren Ausweis im Land Gabun ausgestellt wurde?

   (A) (B) (C) (D) (E) Keine der Antworten ist richtig.

   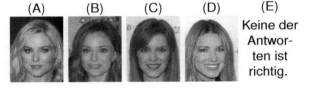

10. Wie heißt die Person, die am 6. März Geburtstag hat?
    (A) CAKTUM
    (B) ZEZGOG
    (C) CODMOJ
    (D) RIKHIK
    (E) Keine der Antworten ist richtig.

11. Welche Ausweisnummer hat die Person, deren Ausweis im Land Kamerun ausgestellt wurde?
    (A) 59883
    (B) 01386
    (C) 34058
    (D) 43648
    (E) Keine der Antworten ist richtig.

12. Welche Blutgruppe hat die abgebildete Person?
    (A) A
    (B) B
    (C) AB
    (D) 0
    (E) Keine der Antworten ist richtig.

13. Welche Ausweisnummer hat die Person, die am 24. Juni Geburtstag hat?
    (A) 48571
    (B) 01386
    (C) 59883
    (D) 34058
    (E) Keine der Antworten ist richtig.

14. Wie heißt die Person, die auf Paprika allergisch reagiert?
    (A) VIMPUN
    (B) RIKHIK
    (C) PEVBUM
    (D) CODMOJ
    (E) Keine der Antworten ist richtig.

15. Welche Ausweisnummer hat die Person, die am 21. Februar Geburtstag hat?
    (A) 59883
    (B) 43648
    (C) 34058
    (D) 48571
    (E) Keine der Antworten ist richtig.

16. Wann hat die Person mit dem Namen VIJTUH Geburtstag?
    (A) 26. Jänner
    (B) 19. September
    (C) 21. Februar
    (D) 5. Februar
    (E) Keine der Antworten ist richtig.

17. In welchem Land wurde der Ausweis der Person mit dem Namen VIMPUN ausgestellt?
    (A) Angola
    (B) Taiwan
    (C) Kamerun
    (D) Kambodscha
    (E) Keine der Antworten ist richtig.

18. Welche Allergien hat die Person mit dem Namen CAKTUM?
    (A) Kokosnuss, Latex, Äpfel
    (B) Baumwolle, Äpfel, Gelatine
    (C) Äpfel, Haselnüsse
    (D) Paprika
    (E) Keine der Antworten ist richtig.

19. In welchen Ländern wurden die Ausweise der Personen mit Blutgruppe AB ausgestellt?
    (A) Angola, Taiwan, Kamerun
    (B) Liechtenstein, Kambodscha, Jemen
    (C) Angola, Kambodscha
    (D) Gabun, Angola, Jemen
    (E) Keine der Antworten ist richtig.

20. Wie heißt die Person, die keine Medikamente einnimmt und auf Latex allergisch reagiert?
    (A) ZEZGOG
    (B) RIKHIK
    (C) CODMOJ
    (D) VIMPUN
    (E) Keine der Antworten ist richtig.

21. Wann hat die Person mit der Ausweisnummer 99264 Geburtstag?
    (A) 23. Dezember
    (B) 6. März
    (C) 19. September
    (D) 21. Februar
    (E) Keine der Antworten ist richtig.

22. Welche Blutgruppe hat die Person, die Medikamente einnimmt und auf Gelatine allergisch reagiert?
    (A) A
    (B) B
    (C) AB
    (D) 0
    (E) Keine der Antworten ist richtig.

23. Wie viele Personen reagieren allergisch auf Äpfel?
    (A) 3
    (B) 4
    (C) 5
    (D) 6
    (E) Keine der Antworten ist richtig.

24. Auf welchem Bild ist die Person zu sehen, deren Ausweis im Land Kambodscha ausgestellt wurde?

    (A) (B) (C) (D) (E)
    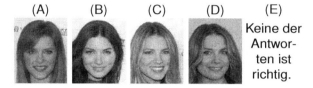
    Keine der Antworten ist richtig.

25. Wie heißen die Personen mit der Ziffer 1 an letzter Stelle der Ausweisnummer?
    (A) CODMOJ, CAKTUM, RIKHIK
    (B) CODMOJ, HISTOW
    (C) CAKTUM, VIMPUN
    (D) CODMOJ, VIMPUN
    (E) Keine der Antworten ist richtig.

Testsimulation 5: Merkphase

ALLERGIEAUSWEIS

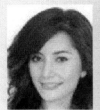

Name: ROMTAR
Geburtstag: 4. November
Medikamenteneinnahme: nein
Blutgruppe: A
Bekannte Allergien: Fungizide
Ausweisnummer: 92240
Ausstellungsland: Dschibuti

ALLERGIEAUSWEIS

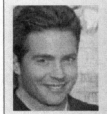

Name: BENBAG
Geburtstag: 26. September
Medikamenteneinnahme: ja
Blutgruppe: AB
Bekannte Allergien: Äpfel, Kamille
Ausweisnummer: 29922
Ausstellungsland: Guatemala

ALLERGIEAUSWEIS

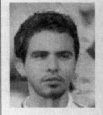

Name: FERGOC
Geburtstag: 19. März
Medikamenteneinnahme: nein
Blutgruppe: A
Bekannte Allergien: Fungizide
Ausweisnummer: 03096
Ausstellungsland: Monaco

ALLERGIEAUSWEIS

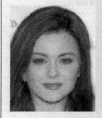

Name: DEWTOS
Geburtstag: 10. November
Medikamenteneinnahme: nein
Blutgruppe: A
Bekannte Allergien: Schwertfisch, Tartrazin
Ausweisnummer: 82255
Ausstellungsland: Hongkong

ALLERGIEAUSWEIS

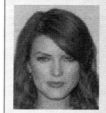

Name: GIPJEL
Geburtstag: 7. November
Medikamenteneinnahme: nein
Blutgruppe: A
Bekannte Allergien: Sesam, Äpfel
Ausweisnummer: 99050
Ausstellungsland: Gambia

ALLERGIEAUSWEIS

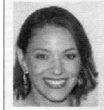

Name: JADFOH
Geburtstag: 2. Februar
Medikamenteneinnahme: ja
Blutgruppe: AB
Bekannte Allergien: Kamille, Fungizide, Äpfel
Ausweisnummer: 04365
Ausstellungsland: Laos

ALLERGIEAUSWEIS

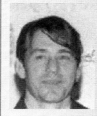

Name: NUMNOB
Geburtstag: 15. März
Medikamenteneinnahme: ja
Blutgruppe: B
Bekannte Allergien: Sesam, Polyester, Kamille
Ausweisnummer: 53393
Ausstellungsland: Sambia

ALLERGIEAUSWEIS

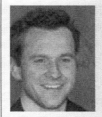

Name: RUDROT
Geburtstag: 21. Juni
Medikamenteneinnahme: ja
Blutgruppe: 0
Bekannte Allergien: Kamille, Walnüsse, Äpfel
Ausweisnummer: 72260
Ausstellungsland: Taiwan

Testsimulation 5: Abrufphase

1. Welche Blutgruppe hat die Person, deren Ausweis im Land Guatemala ausgestellt wurde?
   - (A) 0
   - (B) AB
   - (C) B
   - (D) A
   - (E) Keine der Antworten ist richtig.

2. Welche Allergien hat die Person, die am 21. Juni Geburtstag hat?
   - (A) Kamille
   - (B) Sesam, Kamille
   - (C) Äpfel, Kamille
   - (D) Kamille, Walnüsse, Äpfel
   - (E) Keine der Antworten ist richtig.

3. Wie heißen die Personen mit Blutgruppe AB?
   - (A) JADFOH, DEWTOS, NUMNOB
   - (B) GIPJEL, ROMTAR
   - (C) JADFOH, BENBAG
   - (D) BENBAG, NUMNOB
   - (E) Keine der Antworten ist richtig.

4. Wann haben die Personen mit der Ziffer 0 an letzter Stelle der Ausweisnummer Geburtstag?
   - (A) 10. November, 4. November
   - (B) 7. November, 21. Juni
   - (C) 21. Juni, 2. Februar, 15. März
   - (D) 4. November, 7. November, 21. Juni
   - (E) Keine der Antworten ist richtig.

5. Welche Ausweisnummer hat die Person, deren Ausweis im Land Monaco ausgestellt wurde?
   - (A) 29922
   - (B) 82255
   - (C) 03096
   - (D) 72260
   - (E) Keine der Antworten ist richtig.

6. Wie heißen die Personen, die keine Medikamente einnehmen?
   - (A) ROMTAR, FERGOC, DEWTOS, GIPJEL
   - (B) DEWTOS, RUDROT, BENBAG
   - (C) FERGOC, BENBAG, ROMTAR, RUDROT
   - (D) DEWTOS, NUMNOB, JADFOH, FERGOC
   - (E) Keine der Antworten ist richtig.

7. In welchem Land wurde der Ausweis der Person, die auf Äpfel und Sesam allergisch reagiert, ausgestellt?
   - (A) Hongkong
   - (B) Taiwan
   - (C) Gambia
   - (D) Dschibuti
   - (E) Keine der Antworten ist richtig.

8. Welche Blutgruppe hat die Person, die am 19. März Geburtstag hat?
   - (A) A
   - (B) B
   - (C) AB
   - (D) 0
   - (E) Keine der Antworten ist richtig.

9. Welche Allergien hat die Person, deren Ausweis im Land Taiwan ausgestellt wurde?
   - (A) Schwertfisch, Tartrazin
   - (B) Kamille, Walnüsse, Äpfel
   - (C) Fungizide
   - (D) Kamille, Fungizide, Äpfel
   - (E) Keine der Antworten ist richtig.

10. Welche Ausweisnummer hat die Person, deren Ausweis im Land Gambia ausgestellt wurde?
    - (A) 29922
    - (B) 99050
    - (C) 03096
    - (D) 92240
    - (E) Keine der Antworten ist richtig.

11. Wie heißt die Person mit Blutgruppe 0?
    - (A) NUMNOB
    - (B) DEWTOS
    - (C) GIPJEL
    - (D) RUDROT
    - (E) Keine der Antworten ist richtig.

12. Welche Ausweisnummer hat die Person, deren Ausweis im Land Sambia ausgestellt wurde?
    - (A) 72260
    - (B) 92240
    - (C) 29922
    - (D) 03096
    - (E) Keine der Antworten ist richtig.

13. Auf welchem Bild ist die Person zu sehen, die am 2. Februar Geburtstag hat?

(A) (B) (C) (D) (E) Keine der Antworten ist richtig.

14. Wie heißt die Person mit der Ausweisnummer 29922?
    (A) RUDROT
    (B) BENBAG
    (C) JADFOH
    (D) GIPJEL
    (E) Keine der Antworten ist richtig.

15. Wann hat die abgebildete Person Geburtstag?
    (A) 2. Februar
    (B) 4. November
    (C) 26. September
    (D) 19. März
    (E) Keine der Antworten ist richtig.

16. Wie heißt die Person, die am 10. November Geburtstag hat?
    (A) DEWTOS
    (B) JADFOH
    (C) BENBAG
    (D) ROMTAR
    (E) Keine der Antworten ist richtig.

17. Welche Allergien hat die abgebildete Person?
    (A) Sesam, Tartrazin
    (B) Kamille, Fungizide, Äpfel
    (C) Kamille, Walnüsse, Äpfel
    (D) Sesam, Polyester, Kamille
    (E) Keine der Antworten ist richtig.

18. Wann hat die Person mit Blutgruppe B Geburtstag?
    (A) 19. März
    (B) 15. März
    (C) 7. November
    (D) 26. September
    (E) Keine der Antworten ist richtig.

19. Welche Ausweisnummer hat die Person, die Medikamente einnimmt und auf Sesam allergisch reagiert?
    (A) 29922
    (B) 04365
    (C) 53393
    (D) 82255
    (E) Keine der Antworten ist richtig.

20. In welchem Land wurde der Ausweis der Person, die Medikamente einnimmt und auf Fungizide allergisch reagiert, ausgestellt?
    (A) Laos
    (B) Dschibuti
    (C) Monaco
    (D) Gambia
    (E) Keine der Antworten ist richtig.

21. Auf welchem Bild ist die Person mit dem Namen RUDROT zu sehen?

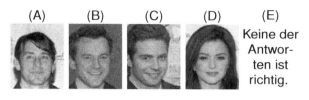

(A) (B) (C) (D) (E) Keine der Antworten ist richtig.

22. Wie viele Personen haben die Blutgruppe A?
    (A) 5
    (B) 4
    (C) 3
    (D) 2
    (E) Keine der Antworten ist richtig.

23. Welche Ausweisnummer hat die Person, die auf Äpfel und Walnüsse allergisch reagiert?
    (A) 29922
    (B) 72260
    (C) 04365
    (D) 53393
    (E) Keine der Antworten ist richtig.

24. Wann hat die abgebildete Person Geburtstag?
    (A) 26. September
    (B) 15. März
    (C) 19. März
    (D) 21. Juni
    (E) Keine der Antworten ist richtig.

25. Welche Allergien hat die Person, deren Ausweis im Land Hongkong ausgestellt wurde?
    (A) Schwertfisch, Tartrazin
    (B) Sesam, Polyester, Kamille
    (C) Sesam, Fungizide, Äpfel
    (D) Sesam
    (E) Keine der Antworten ist richtig.

Testsimulation 6: Merkphase

ALLERGIEAUSWEIS

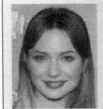

Name: BAVLUR
Geburtstag: 31. August
Medikamenteneinnahme: nein
Blutgruppe: 0
Bekannte Allergien: Spinat, Zuckerrübe, Kiwi
Ausweisnummer: 44257
Ausstellungsland: Niederlande

ALLERGIEAUSWEIS

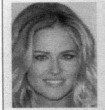

Name: NABMUZ
Geburtstag: 9. März
Medikamenteneinnahme: ja
Blutgruppe: B
Bekannte Allergien: Zuckerrübe, Spinat
Ausweisnummer: 94850
Ausstellungsland: Papua-Neuguinea

ALLERGIEAUSWEIS

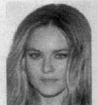

Name: WAJRAZ
Geburtstag: 15. September
Medikamenteneinnahme: nein
Blutgruppe: AB
Bekannte Allergien: Kakao, Zypresse, Zuckerrübe
Ausweisnummer: 24184
Ausstellungsland: Finnland

ALLERGIEAUSWEIS

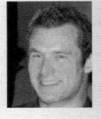

Name: SETCOC
Geburtstag: 5. Jänner
Medikamenteneinnahme: ja
Blutgruppe: 0
Bekannte Allergien: Ambrosien
Ausweisnummer: 17722
Ausstellungsland: Türkei

ALLERGIEAUSWEIS

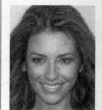

Name: DONWUL
Geburtstag: 13. Oktober
Medikamenteneinnahme: ja
Blutgruppe: B
Bekannte Allergien: Kiwi, Ambrosien
Ausweisnummer: 98401
Ausstellungsland: Italien

ALLERGIEAUSWEIS

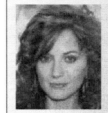

Name: JIMBUT
Geburtstag: 2. Juli
Medikamenteneinnahme: ja
Blutgruppe: B
Bekannte Allergien: Spinat
Ausweisnummer: 85045
Ausstellungsland: Mexiko

ALLERGIEAUSWEIS

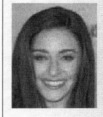

Name: LARNAC
Geburtstag: 14. April
Medikamenteneinnahme: ja
Blutgruppe: 0
Bekannte Allergien: Oliven, Ambrosien, Zypresse
Ausweisnummer: 35338
Ausstellungsland: Guinea

ALLERGIEAUSWEIS

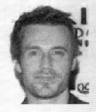

Name: FIVTUZ
Geburtstag: 3. Oktober
Medikamenteneinnahme: nein
Blutgruppe: 0
Bekannte Allergien: Liguster, Krustentiere
Ausweisnummer: 45527
Ausstellungsland: Peru

Testsimulation 6: Abrufphase

1. In welchem Land wurde der Ausweis der Person, die am 9. März Geburtstag hat, ausgestellt?
   (A) Guinea
   (B) Italien
   (C) Papua-Neuguinea
   (D) Niederlande
   (E) Keine der Antworten ist richtig.

2. Auf welchem Bild ist die Person mit dem Namen NABMUZ zu sehen?

   (A)   (B)   (C)   (D)   (E) Keine der Antworten ist richtig.

   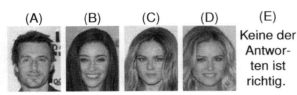

3. Auf welchem Bild ist die Person zu sehen, die auf Ambrosien und Zypresse allergisch reagiert?

   (A)   (B)   (C)   (D)   (E) Keine der Antworten ist richtig.

   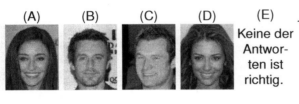

4. Wie heißt die Person, deren Ausweis im Land Finnland ausgestellt wurde?
   (A) JIMBUT
   (B) WAJRAZ
   (C) DONWUL
   (D) BAVLUR
   (E) Keine der Antworten ist richtig.

5. Welche Allergien hat die Person, die am 3. Oktober Geburtstag hat?
   (A) Liguster, Krustentiere
   (B) Ambrosien
   (C) Spinat
   (D) Zuckerrübe, Spinat
   (E) Keine der Antworten ist richtig.

6. Wie viele Personen reagieren allergisch auf Zypresse?
   (A) 1
   (B) 2
   (C) 3
   (D) 4
   (E) Keine der Antworten ist richtig.

7. Wie heißt die abgebildete Person?
   (A) JIMBUT
   (B) BAVLUR
   (C) DONWUL
   (D) FIVTUZ
   (E) Keine der Antworten ist richtig.

8. Wie viele Personen haben die Blutgruppe 0?
   (A) 1
   (B) 2
   (C) 3
   (D) 4
   (E) Keine der Antworten ist richtig.

9. Wie heißen die Personen, die auf Zuckerrübe allergisch reagieren?
   (A) FIVTUZ, DONWUL, SETCOC, BAVLUR
   (B) NABMUZ, WAJRAZ, BAVLUR
   (C) JIMBUT, BAVLUR
   (D) JIMBUT, LARNAC, WAJRAZ
   (E) Keine der Antworten ist richtig.

10. Wie heißt die abgebildete Person?
    (A) BAVLUR
    (B) JIMBUT
    (C) WAJRAZ
    (D) LARNAC
    (E) Keine der Antworten ist richtig.

11. Welche Allergien hat die Person mit der Ausweisnummer 44257?
    (A) Ambrosien
    (B) Spinat, Zuckerrübe, Kiwi
    (C) Spinat, Ambrosien, Zypresse
    (D) Kiwi, Spinat
    (E) Keine der Antworten ist richtig.

12. Welche Blutgruppe hat die Person, deren Ausweis im Land Italien ausgestellt wurde?
    (A) A
    (B) B
    (C) AB
    (D) 0
    (E) Keine der Antworten ist richtig.

13. Auf welchem Bild ist die Person zu sehen, die am 15. September Geburtstag hat?

    (A)   (B)   (C)   (D)   (E) Keine der Antworten ist richtig.

    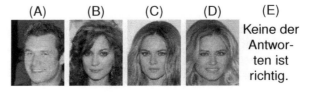

14. In welchem Land wurde der Ausweis der Person ausgestellt, die auf Ambrosien allergisch reagiert und die Ziffer 9 an erster Stelle der Ausweisnummer hat?
    (A) Guinea
    (B) Peru
    (C) Italien
    (D) Finnland
    (E) Keine der Antworten ist richtig.

15. Wann hat die Person mit Blutgruppe AB Geburtstag?
    (A) 14. April
    (B) 2. Juli
    (C) 15. September
    (D) 31. August
    (E) Keine der Antworten ist richtig.

16. In welchem Land wurde der Ausweis der Person ausgestellt, die auf Spinat allergisch reagiert und die Ziffer 5 an zweiter Stelle der Ausweisnummer hat?
    (A) Mexiko
    (B) Finnland
    (C) Türkei
    (D) Italien
    (E) Keine der Antworten ist richtig.

17. Welche Ausweisnummer hat die Person, deren Ausweis im Land Niederlande ausgestellt wurde?
    (A) 44257
    (B) 24184
    (C) 98401
    (D) 35338
    (E) Keine der Antworten ist richtig.

18. Welche Blutgruppe hat die Person mit dem Namen SETCOC?
    (A) A
    (B) B
    (C) AB
    (D) 0
    (E) Keine der Antworten ist richtig.

19. In welchem Land wurde der Ausweis der Person, die am 2. Juli Geburtstag hat, ausgestellt?
    (A) Finnland
    (B) Guinea
    (C) Peru
    (D) Mexiko
    (E) Keine der Antworten ist richtig.

20. Wie heißt die Person mit der Ziffer 2 an erster Stelle der Ausweisnummer?
    (A) JIMBUT
    (B) WAJRAZ
    (C) NABMUZ
    (D) DONWUL
    (E) Keine der Antworten ist richtig.

21. Wann haben die Personen mit Blutgruppe B Geburtstag?
    (A) 9. März, 13. Oktober, 2. Juli
    (B) 15. September, 5. Jänner, 9. März
    (C) 9. März, 3. Oktober
    (D) 15. September, 9. März
    (E) Keine der Antworten ist richtig.

22. Wie lauten die Ausweisnummern der Personen, die keine Medikamente einnehmen?
    (A) 17722, 85045, 35338
    (B) 44257, 24184, 45527
    (C) 45527, 85045
    (D) 35338, 85045, 44257
    (E) Keine der Antworten ist richtig.

23. Wann hat die Person mit dem Namen BAVLUR Geburtstag?
    (A) 31. August
    (B) 2. Juli
    (C) 14. April
    (D) 9. März
    (E) Keine der Antworten ist richtig.

24. In welchem Land wurde der Ausweis der Person, die auf Krustentiere allergisch reagiert, ausgestellt?
    (A) Italien
    (B) Peru
    (C) Finnland
    (D) Papua-Neuguinea
    (E) Keine der Antworten ist richtig.

25. Welche Ausweisnummer hat die Person, die am 31. August Geburtstag hat?
    (A) 35338
    (B) 98401
    (C) 85045
    (D) 44257
    (E) Keine der Antworten ist richtig.

Testsimulation 7: Merkphase

ALLERGIEAUSWEIS

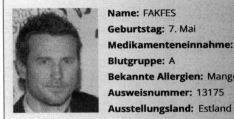

Name: FAKFES
Geburtstag: 7. Mai
Medikamenteneinnahme: ja
Blutgruppe: A
Bekannte Allergien: Mango
Ausweisnummer: 13175
Ausstellungsland: Estland

ALLERGIEAUSWEIS

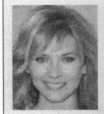

Name: MUNCUD
Geburtstag: 26. September
Medikamenteneinnahme: nein
Blutgruppe: B
Bekannte Allergien: Ingwer, Baumwolle, Birke
Ausweisnummer: 89854
Ausstellungsland: Afghanistan

ALLERGIEAUSWEIS

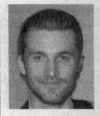

Name: WEDGOB
Geburtstag: 11. Dezember
Medikamenteneinnahme: nein
Blutgruppe: A
Bekannte Allergien: Linsen
Ausweisnummer: 96902
Ausstellungsland: Serbien

ALLERGIEAUSWEIS

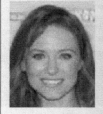

Name: RAVWEP
Geburtstag: 11. Juni
Medikamenteneinnahme: nein
Blutgruppe: B
Bekannte Allergien: Hirse, Zuckerrübe
Ausweisnummer: 54061
Ausstellungsland: Österreich

ALLERGIEAUSWEIS

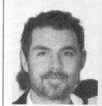

Name: PIVNUT
Geburtstag: 21. Oktober
Medikamenteneinnahme: ja
Blutgruppe: 0
Bekannte Allergien: Hirse, Cobalt
Ausweisnummer: 47116
Ausstellungsland: Nigeria

ALLERGIEAUSWEIS

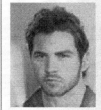

Name: MUTZIB
Geburtstag: 4. September
Medikamenteneinnahme: ja
Blutgruppe: B
Bekannte Allergien: Liguster, Birke, Mango
Ausweisnummer: 34869
Ausstellungsland: Mosambik

ALLERGIEAUSWEIS

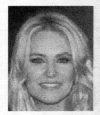

Name: GIBMEN
Geburtstag: 30. April
Medikamenteneinnahme: nein
Blutgruppe: AB
Bekannte Allergien: Orange, Hirse, Mango
Ausweisnummer: 14517
Ausstellungsland: Laos

ALLERGIEAUSWEIS

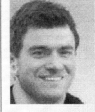

Name: KABCAV
Geburtstag: 4. Dezember
Medikamenteneinnahme: ja
Blutgruppe: 0
Bekannte Allergien: Hirse, Zuckerrübe
Ausweisnummer: 07004
Ausstellungsland: Angola

Testsimulation 7: Abrufphase

1. Wie heißt die Person mit Blutgruppe B, die auf Zuckerrübe allergisch reagiert?
   - (A) PIVNUT
   - (B) WEDGOB
   - (C) RAVWEP
   - (D) GIBMEN
   - (E) Keine der Antworten ist richtig.

2. Welche Ausweisnummer hat die Person, die auf Cobalt und Hirse allergisch reagiert?
   - (A) 54061
   - (B) 96902
   - (C) 07004
   - (D) 47116
   - (E) Keine der Antworten ist richtig.

3. In welchem Land wurde der Ausweis der abgebildeten Person ausgestellt?
   - (A) Angola
   - (B) Mosambik
   - (C) Estland
   - (D) Afghanistan
   - (E) Keine der Antworten ist richtig.

4. Wie heißen die Personen, die auf Mango allergisch reagieren?
   - (A) GIBMEN, FAKFES, MUTZIB
   - (B) FAKFES, MUNCUD
   - (C) PIVNUT, WEDGOB, MUNCUD
   - (D) MUTZIB, GIBMEN
   - (E) Keine der Antworten ist richtig.

5. Auf welchem Bild ist die Person zu sehen, deren Ausweis im Land Serbien ausgestellt wurde?

   (A) (B) (C) (D) (E) Keine der Antworten ist richtig.

6. Welche Ausweisnummer hat die abgebildete Person?
   - (A) 96902
   - (B) 13175
   - (C) 14517
   - (D) 47116
   - (E) Keine der Antworten ist richtig.

7. Welche Blutgruppe hat die Person, deren Ausweis im Land Estland ausgestellt wurde?
   - (A) A
   - (B) B
   - (C) AB
   - (D) 0
   - (E) Keine der Antworten ist richtig.

8. Auf welchem Bild ist die Person zu sehen, die am 30. April Geburtstag hat?

   (A) (B) (C) (D) 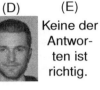 (E) Keine der Antworten ist richtig.

9. Wie viele Personen reagieren allergisch auf Hirse?
   - (A) 5
   - (B) 4
   - (C) 3
   - (D) 2
   - (E) Keine der Antworten ist richtig.

10. Wann hat die Person mit Blutgruppe AB Geburtstag?
    - (A) 4. September
    - (B) 30. April
    - (C) 4. Dezember
    - (D) 7. Mai
    - (E) Keine der Antworten ist richtig.

11. In welchem Land wurde der Ausweis der Person mit dem Namen MUNCUD ausgestellt?
    - (A) Serbien
    - (B) Angola
    - (C) Afghanistan
    - (D) Mosambik
    - (E) Keine der Antworten ist richtig.

12. Welche Blutgruppe hat die Person, die Medikamente einnimmt und auf Zuckerrübe und Hirse allergisch reagiert?
    - (A) A
    - (B) B
    - (C) AB
    - (D) 0
    - (E) Keine der Antworten ist richtig.

13. In welchem Land wurde der Ausweis der Person, die am 11. Dezember Geburtstag hat, ausgestellt?
    (A) Afghanistan
    (B) Serbien
    (C) Estland
    (D) Nigeria
    (E) Keine der Antworten ist richtig.

14. Welche Ausweisnummer hat die Person mit dem Namen PIVNUT?
    (A) 47116
    (B) 96902
    (C) 34869
    (D) 07004
    (E) Keine der Antworten ist richtig.

15. Wann hat die Person, deren Ausweis im Land Laos ausgestellt wurde, Geburtstag?
    (A) 26. September
    (B) 4. September
    (C) 30. April
    (D) 4. Dezember
    (E) Keine der Antworten ist richtig.

16. Wie heißt die Person, deren Ausweis im Land Nigeria ausgestellt wurde?
    (A) MUNCUD
    (B) MUTZIB
    (C) PIVNUT
    (D) KABCAV
    (E) Keine der Antworten ist richtig.

17. Wie viele Personen haben die Blutgruppe A?
    (A) 4
    (B) 3
    (C) 2
    (D) 1
    (E) Keine der Antworten ist richtig.

18. Wie heißt die Person, die am 21. Oktober Geburtstag hat?
    (A) RAVWEP
    (B) KABCAV
    (C) GIBMEN
    (D) PIVNUT
    (E) Keine der Antworten ist richtig.

19. Auf welchem Bild ist die Person zu sehen, die auf Birke und Baumwolle allergisch reagiert?

    (A) (B) (C) (D) 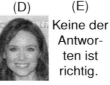 (E) Keine der Antworten ist richtig.

20. Welche Ausweisnummer hat die Person mit dem Namen KABCAV?
    (A) 96902
    (B) 07004
    (C) 47116
    (D) 89854
    (E) Keine der Antworten ist richtig.

21. In welchen Ländern wurden die Ausweise der Personen mit der Ziffer 4 an zweiter Stelle der Ausweisnummer ausgestellt?
    (A) Estland, Österreich
    (B) Afghanistan, Laos, Nigeria
    (C) Mosambik, Österreich, Laos
    (D) Estland, Mosambik, Afghanistan
    (E) Keine der Antworten ist richtig.

22. Wann hat die Person, die auf Linsen allergisch reagiert, Geburtstag?
    (A) 7. Mai
    (B) 21. Oktober
    (C) 11. Juni
    (D) 11. Dezember
    (E) Keine der Antworten ist richtig.

23. Wie heißt die Person mit der Ziffer 6 an zweiter Stelle der Ausweisnummer?
    (A) GIBMEN
    (B) FAKFES
    (C) KABCAV
    (D) WEDGOB
    (E) Keine der Antworten ist richtig.

24. Welche Allergien hat die Person, die am 26. September Geburtstag hat?
    (A) Ingwer, Baumwolle, Birke
    (B) Hirse
    (C) Orange, Hirse, Mango
    (D) Mango
    (E) Keine der Antworten ist richtig.

25. Wann haben die Personen mit Blutgruppe 0 Geburtstag?
    (A) 21. Oktober, 4. Dezember
    (B) 11. Juni, 4. Dezember, 7. Mai
    (C) 11. Dezember, 4. Dezember, 11. Juni
    (D) 7. Mai, 4. September, 11. Juni
    (E) Keine der Antworten ist richtig.

Testsimulation 8: Merkphase

ALLERGIEAUSWEIS

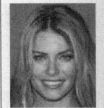

Name: NONFIG
Geburtstag: 13. September
Medikamenteneinnahme: nein
Blutgruppe: B
Bekannte Allergien: Birke, Hühnerfleisch
Ausweisnummer: 34699
Ausstellungsland: Lettland

ALLERGIEAUSWEIS

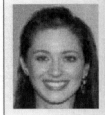

Name: LARLAB
Geburtstag: 17. Jänner
Medikamenteneinnahme: ja
Blutgruppe: A
Bekannte Allergien: Birke, Zeder
Ausweisnummer: 26399
Ausstellungsland: Deutschland

ALLERGIEAUSWEIS

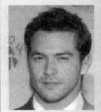

Name: CIHLUL
Geburtstag: 25. August
Medikamenteneinnahme: nein
Blutgruppe: AB
Bekannte Allergien: Soja, Kümmel
Ausweisnummer: 74538
Ausstellungsland: Schweden

ALLERGIEAUSWEIS

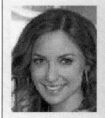

Name: ZOVZAW
Geburtstag: 13. Juli
Medikamenteneinnahme: ja
Blutgruppe: 0
Bekannte Allergien: Zeder, Birke, Zimt
Ausweisnummer: 94376
Ausstellungsland: Türkei

ALLERGIEAUSWEIS

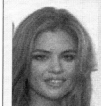

Name: WUFSOF
Geburtstag: 12. Dezember
Medikamenteneinnahme: nein
Blutgruppe: B
Bekannte Allergien: Nickel
Ausweisnummer: 31325
Ausstellungsland: Burundi

ALLERGIEAUSWEIS

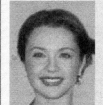

Name: GUCJOS
Geburtstag: 2. Juni
Medikamenteneinnahme: ja
Blutgruppe: A
Bekannte Allergien: Kohl, Acetaminophen, Zeder
Ausweisnummer: 54980
Ausstellungsland: Elfenbeinküste

ALLERGIEAUSWEIS

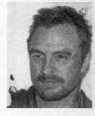

Name: DURZUK
Geburtstag: 2. Jänner
Medikamenteneinnahme: nein
Blutgruppe: AB
Bekannte Allergien: Birke
Ausweisnummer: 68489
Ausstellungsland: Monaco

ALLERGIEAUSWEIS

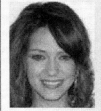

Name: DOGKIJ
Geburtstag: 4. Dezember
Medikamenteneinnahme: nein
Blutgruppe: AB
Bekannte Allergien: Barbiturate, Kohl, Zeder
Ausweisnummer: 58486
Ausstellungsland: Mexiko

Testsimulation 8: Abrufphase

1. Welche Ausweisnummer hat die Person, die Medikamente einnimmt und auf Kohl allergisch reagiert?
   - (A) 54980
   - (B) 58486
   - (C) 26399
   - (D) 74538
   - (E) Keine der Antworten ist richtig.

2. Auf welchem Bild ist die Person mit der Ziffer 7 an vierter Stelle der Ausweisnummer zu sehen?

   (A) (B) (C) (D) (E) Keine der Antworten ist richtig.

   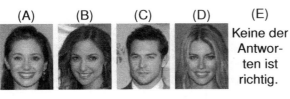

3. Wie viele Personen reagieren allergisch auf Zeder?
   - (A) 2
   - (B) 3
   - (C) 4
   - (D) 5
   - (E) Keine der Antworten ist richtig.

4. Welche Blutgruppe hat die Person mit der Ausweisnummer 54980?
   - (A) 0
   - (B) AB
   - (C) B
   - (D) A
   - (E) Keine der Antworten ist richtig.

5. Wie heißt die abgebildete Person?
   - (A) NONFIG
   - (B) LARLAB
   - (C) DOGKIJ
   - (D) GUCJOS
   - (E) Keine der Antworten ist richtig.

6. Wann hat die Person, die auf Nickel allergisch reagiert, Geburtstag?
   - (A) 13. September
   - (B) 17. Jänner
   - (C) 12. Dezember
   - (D) 2. Jänner
   - (E) Keine der Antworten ist richtig.

7. Welche Blutgruppe hat die Person, deren Ausweis im Land Monaco ausgestellt wurde?
   - (A) A
   - (B) B
   - (C) AB
   - (D) 0
   - (E) Keine der Antworten ist richtig.

8. Welche Allergien hat die Person, die am 13. September Geburtstag hat?
   - (A) Birke, Zeder
   - (B) Nickel, Kümmel
   - (C) Birke, Hühnerfleisch
   - (D) Birke
   - (E) Keine der Antworten ist richtig.

9. In welchem Land wurde der Ausweis der Person mit der Ziffer 3 an vierter Stelle der Ausweisnummer ausgestellt?
   - (A) Lettland
   - (B) Türkei
   - (C) Burundi
   - (D) Schweden
   - (E) Keine der Antworten ist richtig.

10. Wie heißt die Person, die am 12. Dezember Geburtstag hat?
    - (A) NONFIG
    - (B) DOGKIJ
    - (C) GUCJOS
    - (D) WUFSOF
    - (E) Keine der Antworten ist richtig.

11. In welchen Ländern wurden die Ausweise der Personen mit Blutgruppe B ausgestellt?
    - (A) Deutschland, Türkei
    - (B) Burundi, Lettland
    - (C) Monaco, Mexiko, Lettland
    - (D) Burundi, Deutschland
    - (E) Keine der Antworten ist richtig.

12. Wann hat die Person mit dem Namen LARLAB Geburtstag?
    - (A) 2. Jänner
    - (B) 12. Dezember
    - (C) 17. Jänner
    - (D) 25. August
    - (E) Keine der Antworten ist richtig.

13. Wie heißt die Person, deren Ausweis im Land Deutschland ausgestellt wurde?
    - (A) NONFIG
    - (B) GUCJOS
    - (C) ZOVZAW
    - (D) LARLAB
    - (E) Keine der Antworten ist richtig.

14. Welche Ausweisnummer hat die Person, deren Ausweis im Land Mexiko ausgestellt wurde?
    - (A) 94376
    - (B) 58486
    - (C) 74538
    - (D) 34699
    - (E) Keine der Antworten ist richtig.

15. Auf welchem Bild ist die Person mit Blutgruppe A, die auf Zeder und Birke allergisch reagiert zu sehen?

(A) (B) (C) (D) (E) Keine der Antworten ist richtig.

16. Wann haben die Personen mit der Ziffer 9 an letzter Stelle der Ausweisnummer Geburtstag?
    (A) 2. Jänner, 17. Jänner, 13. September
    (B) 25. August, 4. Dezember, 13. Juli
    (C) 12. Dezember, 17. Jänner
    (D) 4. Dezember, 12. Dezember
    (E) Keine der Antworten ist richtig.

17. Wie heißt die Person, deren Ausweis im Land Elfenbeinküste ausgestellt wurde?
    (A) NONFIG
    (B) DOGKIJ
    (C) GUCJOS
    (D) ZOVZAW
    (E) Keine der Antworten ist richtig.

18. Wie heißt die Person mit Blutgruppe 0?
    (A) DOGKIJ
    (B) ZOVZAW
    (C) NONFIG
    (D) LARLAB
    (E) Keine der Antworten ist richtig.

19. Wann hat die abgebildete Person Geburtstag?
    (A) 12. Dezember
    (B) 2. Juni
    (C) 25. August
    (D) 4. Dezember
    (E) Keine der Antworten ist richtig.

20. Welche Allergien hat die Person mit dem Namen WUFSOF?
    (A) Soja, Kümmel
    (B) Zeder, Birke, Zimt
    (C) Nickel
    (D) Kohl, Acetaminophen, Zeder
    (E) Keine der Antworten ist richtig.

21. Wann hat die Person, deren Ausweis im Land Lettland ausgestellt wurde, Geburtstag?
    (A) 13. September
    (B) 2. Jänner
    (C) 25. August
    (D) 4. Dezember
    (E) Keine der Antworten ist richtig.

22. Wie viele Personen haben die Blutgruppe AB?
    (A) 6
    (B) 5
    (C) 4
    (D) 3
    (E) Keine der Antworten ist richtig.

23. Welche Allergien hat die Person, die am 13. Juli Geburtstag hat?
    (A) Barbiturate, Kümmel
    (B) Birke, Hühnerfleisch
    (C) Zeder, Birke, Zimt
    (D) Barbiturate, Kohl, Zeder
    (E) Keine der Antworten ist richtig.

24. Auf welchem Bild ist die Person mit dem Namen CIHLUL zu sehen?

(A) (B) (C) (D) 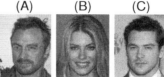 (E) Keine der Antworten ist richtig.

25. In welchem Land wurde der Ausweis der Person, die auf Zeder, Kohl und Barbiturate allergisch reagiert, ausgestellt?
    (A) Elfenbeinküste
    (B) Burundi
    (C) Mexiko
    (D) Türkei
    (E) Keine der Antworten ist richtig.

Testsimulation 9: Merkphase

ALLERGIEAUSWEIS

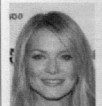
Name: GOLGUV
Geburtstag: 12. April
Medikamenteneinnahme: nein
Blutgruppe: B
Bekannte Allergien: Knoblauch, Zuckerrübe, Kohl
Ausweisnummer: 55838
Ausstellungsland: Gabun

ALLERGIEAUSWEIS

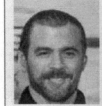
Name: JIBNAK
Geburtstag: 13. Februar
Medikamenteneinnahme: nein
Blutgruppe: 0
Bekannte Allergien: Bohnen
Ausweisnummer: 43284
Ausstellungsland: Mexiko

ALLERGIEAUSWEIS

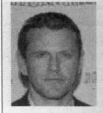
Name: SEWMAL
Geburtstag: 7. März
Medikamenteneinnahme: ja
Blutgruppe: A
Bekannte Allergien: Senf, Polyester
Ausweisnummer: 71816
Ausstellungsland: Bolivien

ALLERGIEAUSWEIS

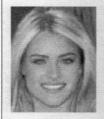
Name: GEJSUP
Geburtstag: 23. Jänner
Medikamenteneinnahme: ja
Blutgruppe: AB
Bekannte Allergien: Katzen, Feige
Ausweisnummer: 98494
Ausstellungsland: Luxemburg

ALLERGIEAUSWEIS

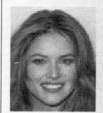

Name: GAPLIP
Geburtstag: 25. März
Medikamenteneinnahme: nein
Blutgruppe: B
Bekannte Allergien: Katzen, Tomaten
Ausweisnummer: 23181
Ausstellungsland: Italien

ALLERGIEAUSWEIS

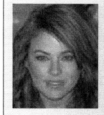

Name: HICBIS
Geburtstag: 26. Juni
Medikamenteneinnahme: nein
Blutgruppe: A
Bekannte Allergien: Bohnen, Kohl, Feige
Ausweisnummer: 66811
Ausstellungsland: Haiti

ALLERGIEAUSWEIS

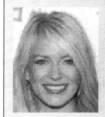

Name: WAMPIJ
Geburtstag: 29. Oktober
Medikamenteneinnahme: ja
Blutgruppe: B
Bekannte Allergien: Katzen, Senf, Estragon
Ausweisnummer: 77868
Ausstellungsland: Russland

ALLERGIEAUSWEIS

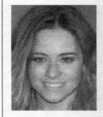

Name: CEGREV
Geburtstag: 1. Mai
Medikamenteneinnahme: nein
Blutgruppe: 0
Bekannte Allergien: Kohl
Ausweisnummer: 06767
Ausstellungsland: Äthiopien

Testsimulation 9: Abrufphase

1. Wie heißt die Person, deren Ausweis im Land Haiti ausgestellt wurde?
   - (A) HICBIS
   - (B) SEWMAL
   - (C) GOLGUV
   - (D) JIBNAK
   - (E) Keine der Antworten ist richtig.

2. Auf welchem Bild ist die Person zu sehen, die auf Polyester allergisch reagiert?

   (A) (B) (C) (D) (E) Keine der Antworten ist richtig.

3. Wann hat die Person mit Blutgruppe AB Geburtstag?
   - (A) 25. März
   - (B) 23. Jänner
   - (C) 13. Februar
   - (D) 12. April
   - (E) Keine der Antworten ist richtig.

4. Wie heißt die Person, die auf Bohnen, Kohl und Feige allergisch reagiert?
   - (A) HICBIS
   - (B) GOLGUV
   - (C) SEWMAL
   - (D) WAMPIJ
   - (E) Keine der Antworten ist richtig.

5. Welche Blutgruppe hat die Person, die am 29. Oktober Geburtstag hat?
   - (A) A
   - (B) B
   - (C) AB
   - (D) 0
   - (E) Keine der Antworten ist richtig.

6. In welchem Land wurde der Ausweis der abgebildeten Person ausgestellt?
   - (A) Italien
   - (B) Gabun
   - (C) Luxemburg
   - (D) Russland
   - (E) Keine der Antworten ist richtig.

7. Wie heißt die Person mit Blutgruppe 0, die auf Bohnen allergisch reagiert?
   - (A) JIBNAK
   - (B) WAMPIJ
   - (C) CEGREV
   - (D) HICBIS
   - (E) Keine der Antworten ist richtig.

8. Wann hat die Person mit der Ziffer 9 an erster Stelle der Ausweisnummer Geburtstag?
   - (A) 23. Jänner
   - (B) 1. Mai
   - (C) 29. Oktober
   - (D) 13. Februar
   - (E) Keine der Antworten ist richtig.

9. Wie heißt die Person, die am 12. April Geburtstag hat?
   - (A) CEGREV
   - (B) GAPLIP
   - (C) GOLGUV
   - (D) HICBIS
   - (E) Keine der Antworten ist richtig.

10. Wann hat die Person, deren Ausweis im Land Luxemburg ausgestellt wurde, Geburtstag?
    - (A) 12. April
    - (B) 23. Jänner
    - (C) 1. Mai
    - (D) 29. Oktober
    - (E) Keine der Antworten ist richtig.

11. Wie lauten die Ausweisnummern der Personen, die Medikamente einnehmen?
    - (A) 77868, 71816, 98494
    - (B) 55838, 66811, 98494, 71816
    - (C) 66811, 23181, 06767, 43284
    - (D) 77868, 55838, 66811
    - (E) Keine der Antworten ist richtig.

12. In welchem Land wurde der Ausweis der Person mit der Ziffer 0 an erster Stelle der Ausweisnummer ausgestellt?
    - (A) Gabun
    - (B) Äthiopien
    - (C) Russland
    - (D) Haiti
    - (E) Keine der Antworten ist richtig.

13. Wie lauten die Ausweisnummern der Personen, die auf Katzen allergisch reagieren?
    - (A) 06767, 66811, 43284
    - (B) 98494, 43284
    - (C) 71816, 55838, 23181
    - (D) 77868, 23181, 98494
    - (E) Keine der Antworten ist richtig.

14. Wie heißt die Person mit der Ausweisnummer 66811?
    - (A) SEWMAL
    - (B) GEJSUP
    - (C) HICBIS
    - (D) GAPLIP
    - (E) Keine der Antworten ist richtig.

Testsimulation 9

15. Wie viele Personen haben die Blutgruppe A?
    (A) 1
    (B) 2
    (C) 3
    (D) 4
    (E) Keine der Antworten ist richtig.

16. Welche Allergien hat die Person mit dem Namen CEGREV?
    (A) Senf, Polyester
    (B) Kohl
    (C) Senf, Feige
    (D) Katzen, Tomaten
    (E) Keine der Antworten ist richtig.

17. Wann hat die abgebildete Person Geburtstag?
    (A) 13. Februar
    (B) 23. Jänner
    (C) 26. Juni
    (D) 29. Oktober
    (E) Keine der Antworten ist richtig.

18. In welchen Ländern wurden die Ausweise der Personen mit Blutgruppe B ausgestellt?
    (A) Italien, Russland, Gabun
    (B) Bolivien, Haiti
    (C) Mexiko, Äthiopien, Haiti
    (D) Äthiopien, Luxemburg, Russland
    (E) Keine der Antworten ist richtig.

19. Wie heißt die Person, die am 26. Juni Geburtstag hat?
    (A) HICBIS
    (B) SEWMAL
    (C) WAMPIJ
    (D) CEGREV
    (E) Keine der Antworten ist richtig.

20. In welchem Land wurde der Ausweis der Person mit Blutgruppe 0, die auf Kohl allergisch reagiert, ausgestellt?
    (A) Haiti
    (B) Russland
    (C) Mexiko
    (D) Äthiopien
    (E) Keine der Antworten ist richtig.

21. Auf welchem Bild ist die Person zu sehen, die auf Knoblauch, Kohl und Zuckerrübe allergisch reagiert?

    (A)   (B)   (C)   (D)   (E) Keine der Antworten ist richtig.

22. In welchem Land wurde der Ausweis der Person mit dem Namen GEJSUP ausgestellt?
    (A) Haiti
    (B) Bolivien
    (C) Äthiopien
    (D) Luxemburg
    (E) Keine der Antworten ist richtig.

23. Wie viele Personen reagieren allergisch auf Zuckerrübe?
    (A) 4
    (B) 3
    (C) 2
    (D) 1
    (E) Keine der Antworten ist richtig.

24. In welchem Land wurde der Ausweis der Person mit der Ausweisnummer 77868 ausgestellt?
    (A) Haiti
    (B) Russland
    (C) Bolivien
    (D) Italien
    (E) Keine der Antworten ist richtig.

25. Welche Blutgruppe hat die Person, die am 13. Februar Geburtstag hat?
    (A) A
    (B) B
    (C) AB
    (D) 0
    (E) Keine der Antworten ist richtig.

Testsimulation 10: Merkphase

ALLERGIEAUSWEIS

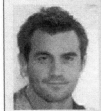
Name: ZIZMAV
Geburtstag: 1. Dezember
Medikamenteneinnahme: ja
Blutgruppe: B
Bekannte Allergien: Walnüsse, Vanille
Ausweisnummer: 00148
Ausstellungsland: Argentinien

ALLERGIEAUSWEIS

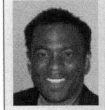
Name: GORHET
Geburtstag: 1. März
Medikamenteneinnahme: ja
Blutgruppe: B
Bekannte Allergien: Walnüsse, Lactalbumin
Ausweisnummer: 90187
Ausstellungsland: Guatemala

ALLERGIEAUSWEIS

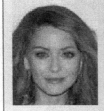
Name: WARJUH
Geburtstag: 28. Dezember
Medikamenteneinnahme: nein
Blutgruppe: A
Bekannte Allergien: Karotte, Hagebutte, Vanille
Ausweisnummer: 25033
Ausstellungsland: Papua-Neuguinea

ALLERGIEAUSWEIS

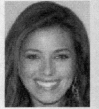
Name: TONVEH
Geburtstag: 25. August
Medikamenteneinnahme: ja
Blutgruppe: 0
Bekannte Allergien: Karfiol, Vanille
Ausweisnummer: 18964
Ausstellungsland: Kamerun

ALLERGIEAUSWEIS

Name: NUDPIF
Geburtstag: 23. Dezember
Medikamenteneinnahme: ja
Blutgruppe: AB
Bekannte Allergien: Karfiol
Ausweisnummer: 76628
Ausstellungsland: Schweden

ALLERGIEAUSWEIS

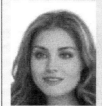
Name: VOKWEL
Geburtstag: 15. Februar
Medikamenteneinnahme: nein
Blutgruppe: AB
Bekannte Allergien: Karfiol, Vanille, Soja
Ausweisnummer: 73298
Ausstellungsland: Ecuador

ALLERGIEAUSWEIS

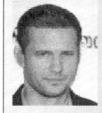
Name: GUHFOR
Geburtstag: 26. Juni
Medikamenteneinnahme: ja
Blutgruppe: B
Bekannte Allergien: Kümmel, Karotte, Baumwolle
Ausweisnummer: 49272
Ausstellungsland: Uruguay

ALLERGIEAUSWEIS

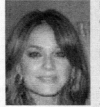
Name: PUZBIH
Geburtstag: 19. September
Medikamenteneinnahme: ja
Blutgruppe: 0
Bekannte Allergien: Soja
Ausweisnummer: 77455
Ausstellungsland: Botswana

Testsimulation 10: Abrufphase

1. Wann hat die Person mit Blutgruppe 0, die auf Soja allergisch reagiert, Geburtstag?
   - (A) 19. September
   - (B) 15. Februar
   - (C) 1. März
   - (D) 25. August
   - (E) Keine der Antworten ist richtig.

2. In welchem Land wurde der Ausweis der Person mit dem Namen GUHFOR ausgestellt?
   - (A) Schweden
   - (B) Uruguay
   - (C) Ecuador
   - (D) Papua-Neuguinea
   - (E) Keine der Antworten ist richtig.

3. Welche Ausweisnummer hat die Person, die am 25. August Geburtstag hat?
   - (A) 00148
   - (B) 18964
   - (C) 90187
   - (D) 77455
   - (E) Keine der Antworten ist richtig.

4. Auf welchem Bild ist die Person mit Blutgruppe A zu sehen?

   (A) (B) (C) (D) (E) Keine der Antworten ist richtig.

   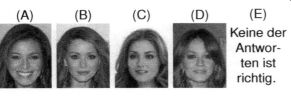

5. In welchem Land wurde der Ausweis der Person, die am 1. Dezember Geburtstag hat, ausgestellt?
   - (A) Uruguay
   - (B) Argentinien
   - (C) Guatemala
   - (D) Schweden
   - (E) Keine der Antworten ist richtig.

6. Wie heißen die Personen, die keine Medikamente einnehmen?
   - (A) GORHET, PUZBIH, GUHFOR
   - (B) WARJUH, PUZBIH, VOKWEL
   - (C) TONVEH, NUDPIF
   - (D) WARJUH, VOKWEL
   - (E) Keine der Antworten ist richtig.

7. Welche Ausweisnummer hat die Person, die auf Vanille, Soja und Karfiol allergisch reagiert?
   - (A) 25033
   - (B) 18964
   - (C) 49272
   - (D) 73298
   - (E) Keine der Antworten ist richtig.

8. Wie viele Personen haben die Blutgruppe AB?
   - (A) 5
   - (B) 4
   - (C) 3
   - (D) 2
   - (E) Keine der Antworten ist richtig.

9. In welchem Land wurde der Ausweis der Person mit der Ziffer 4 an erster Stelle der Ausweisnummer ausgestellt?
   - (A) Botswana
   - (B) Kamerun
   - (C) Papua-Neuguinea
   - (D) Uruguay
   - (E) Keine der Antworten ist richtig.

10. Auf welchem Bild ist die Person mit dem Namen TONVEH zu sehen?

    (A) (B) (C) (D) (E) Keine der Antworten ist richtig.

    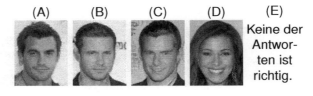

11. Wie heißt die Person, deren Ausweis im Land Schweden ausgestellt wurde?
    - (A) PUZBIH
    - (B) NUDPIF
    - (C) TONVEH
    - (D) VOKWEL
    - (E) Keine der Antworten ist richtig.

12. Welche Blutgruppe hat die Person, die Medikamente einnimmt und auf Vanille und Karfiol allergisch reagiert?
    - (A) A
    - (B) B
    - (C) AB
    - (D) 0
    - (E) Keine der Antworten ist richtig.

13. Wann hat die Person, deren Ausweis im Land Ecuador ausgestellt wurde, Geburtstag?
    (A) 15. Februar
    (B) 26. Juni
    (C) 23. Dezember
    (D) 25. August
    (E) Keine der Antworten ist richtig.

14. Wie lauten die Ausweisnummern der Personen mit Blutgruppe B?
    (A) 25033, 73298
    (B) 73298, 00148, 49272, 18964
    (C) 00148, 90187, 49272
    (D) 00148, 25033, 77455, 90187
    (E) Keine der Antworten ist richtig.

15. Wann hat die Person, die auf Baumwolle und Kümmel allergisch reagiert, Geburtstag?
    (A) 19. September
    (B) 26. Juni
    (C) 15. Februar
    (D) 1. Dezember
    (E) Keine der Antworten ist richtig.

16. Wie heißen die Personen mit der Ziffer 7 an erster Stelle der Ausweisnummer?
    (A) NUDPIF, WARJUH, GORHET
    (B) PUZBIH, ZIZMAV, WARJUH
    (C) ZIZMAV, PUZBIH, VOKWEL
    (D) VOKWEL, PUZBIH, NUDPIF
    (E) Keine der Antworten ist richtig.

17. Auf welchem Bild ist die Person zu sehen, die auf Lactalbumin und Walnüsse allergisch reagiert?

    (A)   (B)   (C)   (D)   (E) Keine der Antworten ist richtig.

18. Welche Ausweisnummer hat die Person, die am 19. September Geburtstag hat?
    (A) 25033
    (B) 49272
    (C) 90187
    (D) 77455
    (E) Keine der Antworten ist richtig.

19. Welche Allergien hat die abgebildete Person?
    (A) Karfiol, Vanille, Soja
    (B) Karotte, Hagebutte, Vanille
    (C) Soja
    (D) Karfiol, Vanille
    (E) Keine der Antworten ist richtig.

20. Welche Allergien hat die Person, deren Ausweis im Land Uruguay ausgestellt wurde?
    (A) Walnüsse, Vanille
    (B) Karfiol
    (C) Soja
    (D) Kümmel, Karotte, Baumwolle
    (E) Keine der Antworten ist richtig.

21. In welchem Land wurde der Ausweis der Person mit dem Namen VOKWEL ausgestellt?
    (A) Botswana
    (B) Ecuador
    (C) Uruguay
    (D) Guatemala
    (E) Keine der Antworten ist richtig.

22. Wie viele Personen reagieren allergisch auf Vanille?
    (A) 6
    (B) 5
    (C) 4
    (D) 3
    (E) Keine der Antworten ist richtig.

23. Wie heißt die Person, deren Ausweis im Land Kamerun ausgestellt wurde?
    (A) TONVEH
    (B) WARJUH
    (C) VOKWEL
    (D) GUHFOR
    (E) Keine der Antworten ist richtig.

24. Wann hat die abgebildete Person Geburtstag?
    (A) 23. Dezember
    (B) 1. März
    (C) 26. Juni
    (D) 25. August
    (E) Keine der Antworten ist richtig.

25. Wann hat die Person mit dem Namen WARJUH Geburtstag?
    (A) 28. Dezember
    (B) 15. Februar
    (C) 26. Juni
    (D) 1. Dezember
    (E) Keine der Antworten ist richtig.

Testsimulation 11: Merkphase

ALLERGIEAUSWEIS

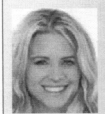

Name: JOKLEW
Geburtstag: 4. Juni
Medikamenteneinnahme: nein
Blutgruppe: A
Bekannte Allergien: Zypresse, Kohl
Ausweisnummer: 52521
Ausstellungsland: Luxemburg

ALLERGIEAUSWEIS

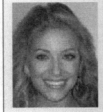

Name: GUWPOG
Geburtstag: 11. Oktober
Medikamenteneinnahme: ja
Blutgruppe: 0
Bekannte Allergien: Liguster, Ahorn
Ausweisnummer: 17455
Ausstellungsland: Madagaskar

ALLERGIEAUSWEIS

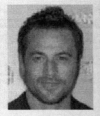

Name: LIBGIL
Geburtstag: 5. September
Medikamenteneinnahme: ja
Blutgruppe: A
Bekannte Allergien: Zypresse
Ausweisnummer: 72585
Ausstellungsland: Hongkong

ALLERGIEAUSWEIS

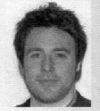

Name: LOJWET
Geburtstag: 29. Mai
Medikamenteneinnahme: nein
Blutgruppe: 0
Bekannte Allergien: Pollen, Oliven, Hainbuche
Ausweisnummer: 22024
Ausstellungsland: Algerien

ALLERGIEAUSWEIS

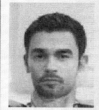

Name: WEKGIC
Geburtstag: 22. Jänner
Medikamenteneinnahme: ja
Blutgruppe: B
Bekannte Allergien: Zypresse, Pollen, Oliven
Ausweisnummer: 31650
Ausstellungsland: Grönland

ALLERGIEAUSWEIS

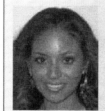

Name: ZISTIT
Geburtstag: 25. Juni
Medikamenteneinnahme: ja
Blutgruppe: AB
Bekannte Allergien: Hausstaub
Ausweisnummer: 53011
Ausstellungsland: Tunesien

ALLERGIEAUSWEIS

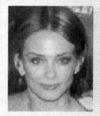

Name: MADRID
Geburtstag: 4. November
Medikamenteneinnahme: nein
Blutgruppe: A
Bekannte Allergien: Pollen, Zypresse
Ausweisnummer: 16996
Ausstellungsland: Ungarn

ALLERGIEAUSWEIS

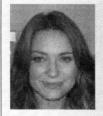

Name: HETSUN
Geburtstag: 26. August
Medikamenteneinnahme: nein
Blutgruppe: AB
Bekannte Allergien: Polyester, Estragon, Ahorn
Ausweisnummer: 21650
Ausstellungsland: Bosnien und Herzegowina

Testsimulation 11: Abrufphase

1. Welche Blutgruppe hat die Person mit dem Namen LIBGIL?
   (A) A
   (B) B
   (C) AB
   (D) 0
   (E) Keine der Antworten ist richtig.

2. Wann hat die Person, die auf Hausstaub allergisch reagiert, Geburtstag?
   (A) 25. Juni
   (B) 26. August
   (C) 4. November
   (D) 22. Jänner
   (E) Keine der Antworten ist richtig.

3. Wie heißt die Person mit der Ziffer 7 an zweiter Stelle der Ausweisnummer?
   (A) HETSUN
   (B) GUWPOG
   (C) ZISTIT
   (D) LOJWET
   (E) Keine der Antworten ist richtig.

4. Wie lauten die Ausweisnummern der Personen mit Blutgruppe AB?
   (A) 53011, 22024, 52521
   (B) 21650, 53011, 31650
   (C) 16996, 52521
   (D) 21650, 53011
   (E) Keine der Antworten ist richtig.

5. Welche Allergien hat die Person, deren Ausweis im Land Hongkong ausgestellt wurde?
   (A) Zypresse, Ahorn
   (B) Zypresse
   (C) Liguster, Ahorn
   (D) Ahorn, Kohl
   (E) Keine der Antworten ist richtig.

6. Auf welchem Bild ist die Person mit der Ausweisnummer 31650 zu sehen?

   (A) (B) (C) (D)
   (E) Keine der Antworten ist richtig.

7. Welche Blutgruppe hat die Person, die am 29. Mai Geburtstag hat?
   (A) A
   (B) B
   (C) AB
   (D) 0
   (E) Keine der Antworten ist richtig.

8. Welche Allergien hat die Person, die am 26. August Geburtstag hat?
   (A) Polyester, Estragon, Ahorn
   (B) Hausstaub, Kohl
   (C) Hausstaub
   (D) Zypresse, Kohl
   (E) Keine der Antworten ist richtig.

9. Wann hat die Person mit Blutgruppe A, die auf Pollen und Zypresse allergisch reagiert, Geburtstag?
   (A) 4. November
   (B) 26. August
   (C) 11. Oktober
   (D) 22. Jänner
   (E) Keine der Antworten ist richtig.

10. In welchem Land wurde der Ausweis der Person mit dem Namen JOKLEW ausgestellt?
    (A) Madagaskar
    (B) Luxemburg
    (C) Bosnien und Herzegowina
    (D) Algerien
    (E) Keine der Antworten ist richtig.

11. Wie viele Personen haben die Blutgruppe 0?
    (A) 1
    (B) 2
    (C) 3
    (D) 4
    (E) Keine der Antworten ist richtig.

12. In welchem Land wurde der Ausweis der Person mit dem Namen GUWPOG ausgestellt?
    (A) Madagaskar
    (B) Hongkong
    (C) Ungarn
    (D) Luxemburg
    (E) Keine der Antworten ist richtig.

13. Wann hat die Person mit der Ziffer 6 an letzter Stelle der Ausweisnummer Geburtstag?
    (A) 26. August
    (B) 11. Oktober
    (C) 4. November
    (D) 25. Juni
    (E) Keine der Antworten ist richtig.

14. In welchem Land wurde der Ausweis der Person mit dem Namen ZISTIT ausgestellt?
    (A) Madagaskar
    (B) Algerien
    (C) Tunesien
    (D) Hongkong
    (E) Keine der Antworten ist richtig.

15. Wann hat die Person, deren Ausweis im Land Grönland ausgestellt wurde, Geburtstag?
    (A) 26. August
    (B) 22. Jänner
    (C) 11. Oktober
    (D) 25. Juni
    (E) Keine der Antworten ist richtig.

16. Wie heißt die Person mit der Ziffer 4 an letzter Stelle der Ausweisnummer?
    (A) GUWPOG
    (B) LOJWET
    (C) LIBGIL
    (D) HETSUN
    (E) Keine der Antworten ist richtig.

17. Wie viele Personen reagieren allergisch auf Zypresse?
    (A) 3
    (B) 4
    (C) 5
    (D) 6
    (E) Keine der Antworten ist richtig.

18. Wie heißt die Person mit Blutgruppe B?
    (A) WEKGIC
    (B) HETSUN
    (C) GUWPOG
    (D) JOKLEW
    (E) Keine der Antworten ist richtig.

19. Auf welchem Bild ist die Person zu sehen, die auf Polyester und Ahorn allergisch reagiert?

    (A) (B) (C) (D) (E)
     Keine der Antworten ist richtig.

20. Wie lauten die Ausweisnummern der Personen, die Medikamente einnehmen?
    (A) 16996, 53011, 21650, 17455
    (B) 17455, 31650, 16996, 52521
    (C) 16996, 17455, 72585, 53011
    (D) 52521, 16996, 21650, 31650
    (E) Keine der Antworten ist richtig.

21. In welchem Land wurde der Ausweis der abgebildeten Person ausgestellt?
    (A) Hongkong
    (B) Algerien
    (C) Bosnien und Herzegowina
    (D) Grönland
    (E) Keine der Antworten ist richtig.

22. Wann hat die Person mit dem Namen LOJWET Geburtstag?
    (A) 29. Mai
    (B) 4. November
    (C) 22. Jänner
    (D) 25. Juni
    (E) Keine der Antworten ist richtig.

23. Welche Ausweisnummer hat die Person, die auf Ahorn und Liguster allergisch reagiert?
    (A) 72585
    (B) 16996
    (C) 31650
    (D) 17455
    (E) Keine der Antworten ist richtig.

24. In welchem Land wurde der Ausweis der Person, die am 25. Juni Geburtstag hat, ausgestellt?
    (A) Ungarn
    (B) Bosnien und Herzegowina
    (C) Tunesien
    (D) Grönland
    (E) Keine der Antworten ist richtig.

25. Auf welchem Bild ist die Person zu sehen, die auf Kohl allergisch reagiert?

    (A) (B) (C) (D) (E)
     Keine der Antworten ist richtig.

Testsimulation 12: Merkphase

ALLERGIEAUSWEIS

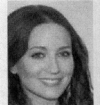
Name: WIZDEH
Geburtstag: 16. Mai
Medikamenteneinnahme: ja
Blutgruppe: 0
Bekannte Allergien: Wermut, Fungizide
Ausweisnummer: 01850
Ausstellungsland: Rumänien

ALLERGIEAUSWEIS

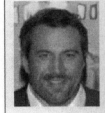
Name: TIMDEW
Geburtstag: 10. Mai
Medikamenteneinnahme: nein
Blutgruppe: 0
Bekannte Allergien: Hirse, Hasel, Koriander
Ausweisnummer: 30009
Ausstellungsland: Indonesien

ALLERGIEAUSWEIS

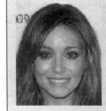
Name: DUBVES
Geburtstag: 9. November
Medikamenteneinnahme: ja
Blutgruppe: AB
Bekannte Allergien: Koriander
Ausweisnummer: 42490
Ausstellungsland: Panama

ALLERGIEAUSWEIS

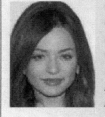
Name: POBKIV
Geburtstag: 25. Oktober
Medikamenteneinnahme: nein
Blutgruppe: 0
Bekannte Allergien: Hasel, Fungizide
Ausweisnummer: 55766
Ausstellungsland: Kolumbien

ALLERGIEAUSWEIS

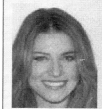

Name: JOCWEK
Geburtstag: 26. Jänner
Medikamenteneinnahme: ja
Blutgruppe: A
Bekannte Allergien: Wermut, Hirse, Oliven
Ausweisnummer: 49995
Ausstellungsland: Guatemala

ALLERGIEAUSWEIS

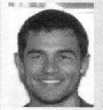

Name: MICMID
Geburtstag: 30. Juni
Medikamenteneinnahme: nein
Blutgruppe: B
Bekannte Allergien: Krustentiere
Ausweisnummer: 43334
Ausstellungsland: Montenegro

ALLERGIEAUSWEIS

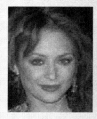

Name: DALTAD
Geburtstag: 27. Dezember
Medikamenteneinnahme: nein
Blutgruppe: 0
Bekannte Allergien: Fungizide, Oliven, Ahorn
Ausweisnummer: 29224
Ausstellungsland: Tschechische Republik

ALLERGIEAUSWEIS

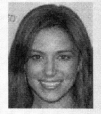

Name: BAZGEW
Geburtstag: 19. September
Medikamenteneinnahme: nein
Blutgruppe: AB
Bekannte Allergien: Koriander, Hasel
Ausweisnummer: 23354
Ausstellungsland: Eritrea

Testsimulation 12: Abrufphase

1. In welchem Land wurde der Ausweis der Person, die am 16. Mai Geburtstag hat, ausgestellt?
   - (A) Eritrea
   - (B) Kolumbien
   - (C) Panama
   - (D) Rumänien
   - (E) Keine der Antworten ist richtig.

2. Welche Blutgruppe hat die Person mit der Ausweisnummer 29224?
   - (A) 0
   - (B) AB
   - (C) B
   - (D) A
   - (E) Keine der Antworten ist richtig.

3. Wie heißt die Person, deren Ausweis im Land Tschechische Republik ausgestellt wurde?
   - (A) TIMDEW
   - (B) JOCWEK
   - (C) DALTAD
   - (D) BAZGEW
   - (E) Keine der Antworten ist richtig.

4. Wie heißt die Person, die Medikamente einnimmt und auf Fungizide allergisch reagiert?
   - (A) MICMID
   - (B) POBKIV
   - (C) DUBVES
   - (D) JOCWEK
   - (E) Keine der Antworten ist richtig.

5. Wie heißt die abgebildete Person?
   - (A) MICMID
   - (B) JOCWEK
   - (C) DALTAD
   - (D) POBKIV
   - (E) Keine der Antworten ist richtig.

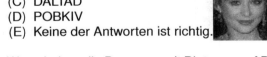

6. Wann haben die Personen mit Blutgruppe AB Geburtstag?
   - (A) 19. September, 16. Mai, 10. Mai
   - (B) 19. September, 10. Mai
   - (C) 16. Mai, 9. November, 27. Dezember
   - (D) 19. September, 9. November
   - (E) Keine der Antworten ist richtig.

7. Welche Ausweisnummer hat die Person, die keine Medikamente einnimmt und auf Oliven allergisch reagiert?
   - (A) 55766
   - (B) 42490
   - (C) 29224
   - (D) 01850
   - (E) Keine der Antworten ist richtig.

8. Auf welchem Bild ist die Person zu sehen, die auf Wermut, Oliven und Hirse allergisch reagiert?

   (A) (B) (C) (D) (E) Keine der Antworten ist richtig.

   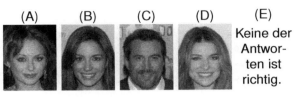

9. Wie heißt die Person, die am 9. November Geburtstag hat?
   - (A) BAZGEW
   - (B) TIMDEW
   - (C) DALTAD
   - (D) DUBVES
   - (E) Keine der Antworten ist richtig.

10. Welche Allergien hat die Person, deren Ausweis im Land Montenegro ausgestellt wurde?
    - (A) Krustentiere
    - (B) Wermut, Hasel, Koriander
    - (C) Koriander
    - (D) Krustentiere, Hasel, Koriander
    - (E) Keine der Antworten ist richtig.

11. Welche Ausweisnummer hat die abgebildete Person?
    - (A) 55766
    - (B) 42490
    - (C) 29224
    - (D) 30009
    - (E) Keine der Antworten ist richtig.

12. Welche Blutgruppe hat die Person mit dem Namen WIZDEH?
    - (A) 0
    - (B) AB
    - (C) B
    - (D) A
    - (E) Keine der Antworten ist richtig.

13. Wann hat die Person, deren Ausweis im Land Panama ausgestellt wurde, Geburtstag?
    - (A) 9. November
    - (B) 19. September
    - (C) 16. Mai
    - (D) 26. Jänner
    - (E) Keine der Antworten ist richtig.

14. Welche Allergien hat die Person mit Blutgruppe A?
    - (A) Fungizide
    - (B) Krustentiere, Fungizide
    - (C) Wermut, Hirse, Oliven
    - (D) Hirse, Hasel, Koriander
    - (E) Keine der Antworten ist richtig.

Testsimulation 12

15. Wie heißt die Person, deren Ausweis im Land Indonesien ausgestellt wurde?
    (A) BAZGEW
    (B) DALTAD
    (C) MICMID
    (D) JOCWEK
    (E) Keine der Antworten ist richtig.

16. Wie viele Personen reagieren allergisch auf Hasel?
    (A) 3
    (B) 4
    (C) 5
    (D) 6
    (E) Keine der Antworten ist richtig.

17. Wann hat die abgebildete Person Geburtstag?
    (A) 30. Juni
    (B) 25. Oktober
    (C) 19. September
    (D) 9. November
    (E) Keine der Antworten ist richtig.

18. In welchen Ländern wurden die Ausweise der Personen, die auf Koriander allergisch reagieren, ausgestellt?
    (A) Kolumbien, Indonesien, Montenegro
    (B) Indonesien, Panama
    (C) Panama, Guatemala, Kolumbien
    (D) Eritrea, Indonesien, Panama
    (E) Keine der Antworten ist richtig.

19. Wann hat die Person mit der Ziffer 1 an zweiter Stelle der Ausweisnummer Geburtstag?
    (A) 16. Mai
    (B) 27. Dezember
    (C) 10. Mai
    (D) 19. September
    (E) Keine der Antworten ist richtig.

20. In welchem Land wurde der Ausweis der Person mit Blutgruppe B ausgestellt?
    (A) Montenegro
    (B) Rumänien
    (C) Panama
    (D) Indonesien
    (E) Keine der Antworten ist richtig.

21. Wann hat die Person mit der Ziffer 5 an letzter Stelle der Ausweisnummer Geburtstag?
    (A) 10. Mai
    (B) 27. Dezember
    (C) 25. Oktober
    (D) 26. Jänner
    (E) Keine der Antworten ist richtig.

22. Wie heißt die Person, deren Ausweis im Land Kolumbien ausgestellt wurde?
    (A) MICMID
    (B) DALTAD
    (C) POBKIV
    (D) WIZDEH
    (E) Keine der Antworten ist richtig.

23. Wann hat die abgebildete Person Geburtstag?
    (A) 30. Juni
    (B) 27. Dezember
    (C) 16. Mai
    (D) 26. Jänner
    (E) Keine der Antworten ist richtig.

24. Wie heißt die Person, die auf Fungizide und Hasel allergisch reagiert?
    (A) MICMID
    (B) POBKIV
    (C) BAZGEW
    (D) JOCWEK
    (E) Keine der Antworten ist richtig.

25. Wie viele Personen haben die Blutgruppe 0?
    (A) 3
    (B) 4
    (C) 5
    (D) 6
    (E) Keine der Antworten ist richtig.

Testsimulation 13: Merkphase

ALLERGIEAUSWEIS

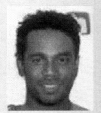
Name: TOVHAB
Geburtstag: 3. März
Medikamenteneinnahme: nein
Blutgruppe: 0
Bekannte Allergien: Feige
Ausweisnummer: 45594
Ausstellungsland: Frankreich

ALLERGIEAUSWEIS

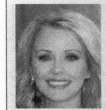
Name: SUZVAW
Geburtstag: 21. Dezember
Medikamenteneinnahme: ja
Blutgruppe: B
Bekannte Allergien: Tetracycline, Feige, Wermut
Ausweisnummer: 76995
Ausstellungsland: Indien

ALLERGIEAUSWEIS

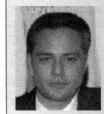
Name: NEZCEH
Geburtstag: 9. Dezember
Medikamenteneinnahme: ja
Blutgruppe: B
Bekannte Allergien: Litschi
Ausweisnummer: 49539
Ausstellungsland: Afghanistan

ALLERGIEAUSWEIS

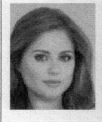
Name: ZANMIC
Geburtstag: 24. März
Medikamenteneinnahme: ja
Blutgruppe: 0
Bekannte Allergien: Datteln, Litschi
Ausweisnummer: 39437
Ausstellungsland: Osttimor

ALLERGIEAUSWEIS

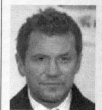

Name: PETRIP
Geburtstag: 29. März
Medikamenteneinnahme: ja
Blutgruppe: AB
Bekannte Allergien: Tetracycline, Papain
Ausweisnummer: 76204
Ausstellungsland: Oman

ALLERGIEAUSWEIS

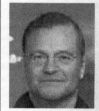

Name: FACDEJ
Geburtstag: 17. Februar
Medikamenteneinnahme: nein
Blutgruppe: 0
Bekannte Allergien: Wermut, Litschi, Datteln
Ausweisnummer: 06955
Ausstellungsland: Thailand

ALLERGIEAUSWEIS

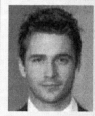

Name: CABWOD
Geburtstag: 23. Juni
Medikamenteneinnahme: ja
Blutgruppe: A
Bekannte Allergien: Datteln, Litschi
Ausweisnummer: 95239
Ausstellungsland: Dschibuti

ALLERGIEAUSWEIS

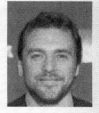

Name: DIDZIV
Geburtstag: 7. November
Medikamenteneinnahme: nein
Blutgruppe: AB
Bekannte Allergien: Petersilie, Feige, Wermut
Ausweisnummer: 21441
Ausstellungsland: Madagaskar

Testsimulation 13: Abrufphase

1. Wann hat die Person mit Blutgruppe AB, die auf Tetracycline allergisch reagiert, Geburtstag?
   (A) 29. März
   (B) 9. Dezember
   (C) 24. März
   (D) 7. November
   (E) Keine der Antworten ist richtig.

2. Wann hat die Person, deren Ausweis im Land Thailand ausgestellt wurde, Geburtstag?
   (A) 7. November
   (B) 17. Februar
   (C) 3. März
   (D) 29. März
   (E) Keine der Antworten ist richtig.

3. Welche Allergien hat die abgebildete Person?
   (A) Wermut, Litschi, Datteln
   (B) Litschi
   (C) Petersilie, Feige, Wermut
   (D) Datteln, Papain
   (E) Keine der Antworten ist richtig.

4. Welche Blutgruppe hat die Person mit dem Namen FACDEJ?
   (A) 0
   (B) AB
   (C) B
   (D) A
   (E) Keine der Antworten ist richtig.

5. In welchem Land wurde der Ausweis der Person, die am 29. März Geburtstag hat, ausgestellt?
   (A) Afghanistan
   (B) Oman
   (C) Madagaskar
   (D) Indien
   (E) Keine der Antworten ist richtig.

6. Welche Blutgruppe hat die abgebildete Person?
   (A) 0
   (B) AB
   (C) B
   (D) A
   (E) Keine der Antworten ist richtig.

7. Welche Allergien hat die Person mit dem Namen TOVHAB?
   (A) Datteln, Feige, Wermut
   (B) Wermut, Litschi, Datteln
   (C) Feige
   (D) Litschi
   (E) Keine der Antworten ist richtig.

8. Wie viele Personen haben die Blutgruppe B?
   (A) 1
   (B) 2
   (C) 3
   (D) 4
   (E) Keine der Antworten ist richtig.

9. Wie heißt die Person, deren Ausweis im Land Afghanistan ausgestellt wurde?
   (A) CABWOD
   (B) NEZCEH
   (C) FACDEJ
   (D) DIDZIV
   (E) Keine der Antworten ist richtig.

10. Wie viele Personen reagieren allergisch auf Litschi?
    (A) 4
    (B) 3
    (C) 2
    (D) 1
    (E) Keine der Antworten ist richtig.

11. In welchen Ländern wurden die Ausweise der Personen mit Blutgruppe 0 ausgestellt?
    (A) Madagaskar, Afghanistan
    (B) Thailand, Frankreich, Osttimor
    (C) Afghanistan, Osttimor
    (D) Afghanistan, Frankreich
    (E) Keine der Antworten ist richtig.

12. Welche Allergien hat die Person mit der Ziffer 9 an erster Stelle der Ausweisnummer?
    (A) Datteln, Litschi
    (B) Litschi
    (C) Feige, Papain
    (D) Tetracycline, Feige, Wermut
    (E) Keine der Antworten ist richtig.

13. Wie heißt die Person, die am 17. Februar Geburtstag hat?
    (A) DIDZIV
    (B) TOVHAB
    (C) NEZCEH
    (D) FACDEJ
    (E) Keine der Antworten ist richtig.

14. Wann haben die Personen, die keine Medikamente einnehmen, Geburtstag?
    (A) 17. Februar, 23. Juni, 7. November
    (B) 7. November, 17. Februar, 3. März
    (C) 21. Dezember, 9. Dezember, 29. März
    (D) 29. März, 9. Dezember
    (E) Keine der Antworten ist richtig.

15. In welchem Land wurde der Ausweis der abgebildeten Person ausgestellt?
    (A) Frankreich
    (B) Thailand
    (C) Osttimor
    (D) Dschibuti
    (E) Keine der Antworten ist richtig.

16. Welche Ausweisnummer hat die abgebildete Person?
    (A) 06955
    (B) 95239
    (C) 21441
    (D) 76995
    (E) Keine der Antworten ist richtig.

17. Welche Allergien hat die Person, deren Ausweis im Land Oman ausgestellt wurde?
    (A) Feige, Litschi, Datteln
    (B) Tetracycline, Papain
    (C) Feige, Litschi
    (D) Wermut, Litschi, Datteln
    (E) Keine der Antworten ist richtig.

18. Welche Ausweisnummer hat die Person mit dem Namen CABWOD?
    (A) 49539
    (B) 76995
    (C) 45594
    (D) 76204
    (E) Keine der Antworten ist richtig.

19. Wann hat die Person mit der Ziffer 2 an erster Stelle der Ausweisnummer Geburtstag?
    (A) 3. März
    (B) 9. Dezember
    (C) 17. Februar
    (D) 7. November
    (E) Keine der Antworten ist richtig.

20. Welche Ausweisnummer hat die Person, deren Ausweis im Land Madagaskar ausgestellt wurde?
    (A) 06955
    (B) 21441
    (C) 76204
    (D) 95239
    (E) Keine der Antworten ist richtig.

21. Wie heißt die abgebildete Person?
    (A) PETRIP
    (B) TOVHAB
    (C) SUZVAW
    (D) FACDEJ
    (E) Keine der Antworten ist richtig.

22. Welche Allergien hat die Person, die am 9. Dezember Geburtstag hat?
    (A) Feige
    (B) Litschi
    (C) Wermut, Litschi, Datteln
    (D) Tetracycline, Papain
    (E) Keine der Antworten ist richtig.

23. Welche Ausweisnummer hat die Person mit Blutgruppe A?
    (A) 49539
    (B) 06955
    (C) 95239
    (D) 39437
    (E) Keine der Antworten ist richtig.

24. Welche Allergien hat die Person, deren Ausweis im Land Frankreich ausgestellt wurde?
    (A) Wermut, Papain
    (B) Feige
    (C) Datteln, Litschi
    (D) Litschi
    (E) Keine der Antworten ist richtig.

25. Wann hat die Person mit dem Namen DIDZIV Geburtstag?
    (A) 23. Juni
    (B) 7. November
    (C) 29. März
    (D) 3. März
    (E) Keine der Antworten ist richtig.

Testsimulation 14: Merkphase

ALLERGIEAUSWEIS

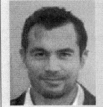
Name: SUBNUK
Geburtstag: 4. Mai
Medikamenteneinnahme: ja
Blutgruppe: 0
Bekannte Allergien: Kastanien, Preiselbeere
Ausweisnummer: 99748
Ausstellungsland: Schweiz

ALLERGIEAUSWEIS

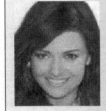
Name: GENDAM
Geburtstag: 19. November
Medikamenteneinnahme: ja
Blutgruppe: 0
Bekannte Allergien: Hunde, Pferde, Preiselbeere
Ausweisnummer: 43020
Ausstellungsland: Gambia

ALLERGIEAUSWEIS

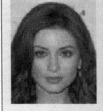
Name: WEHNAZ
Geburtstag: 19. Jänner
Medikamenteneinnahme: nein
Blutgruppe: A
Bekannte Allergien: Pferde, Hunde, Basilikum
Ausweisnummer: 24203
Ausstellungsland: Jamaika

ALLERGIEAUSWEIS

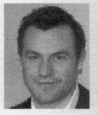
Name: WEFNEG
Geburtstag: 21. September
Medikamenteneinnahme: ja
Blutgruppe: AB
Bekannte Allergien: Kontrastmittel
Ausweisnummer: 25182
Ausstellungsland: Dschibuti

ALLERGIEAUSWEIS

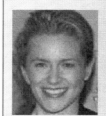

Name: GUMPOJ
Geburtstag: 14. Februar
Medikamenteneinnahme: ja
Blutgruppe: AB
Bekannte Allergien: Weichtiere, Safran
Ausweisnummer: 49706
Ausstellungsland: Lettland

ALLERGIEAUSWEIS

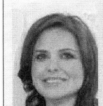

Name: FUNSAH
Geburtstag: 14. April
Medikamenteneinnahme: nein
Blutgruppe: 0
Bekannte Allergien: Hunde, Äpfel, Estragon
Ausweisnummer: 86676
Ausstellungsland: Kuwait

ALLERGIEAUSWEIS

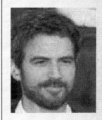

Name: ZAPVUD
Geburtstag: 17. März
Medikamenteneinnahme: ja
Blutgruppe: 0
Bekannte Allergien: Tomaten, Hunde
Ausweisnummer: 26909
Ausstellungsland: Tschechische Republik

ALLERGIEAUSWEIS

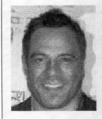

Name: DUFSAR
Geburtstag: 6. April
Medikamenteneinnahme: ja
Blutgruppe: AB
Bekannte Allergien: Tomaten
Ausweisnummer: 77278
Ausstellungsland: Myanmar

Testsimulation 14: Abrufphase

1. In welchem Land wurde der Ausweis der Person mit dem Namen ZAPVUD ausgestellt?
   - (A) Tschechische Republik
   - (B) Myanmar
   - (C) Dschibuti
   - (D) Schweiz
   - (E) Keine der Antworten ist richtig.

2. Welche Allergien hat die Person, die am 21. September Geburtstag hat?
   - (A) Tomaten, Preiselbeere
   - (B) Estragon, Pferde, Preiselbeere
   - (C) Kontrastmittel, Äpfel, Estragon
   - (D) Kontrastmittel
   - (E) Keine der Antworten ist richtig.

3. Auf welchem Bild ist die Person zu sehen, die auf Hunde und Äpfel allergisch reagiert?

   (A) (B) (C) (D) (E) Keine der Antworten ist richtig.

   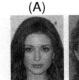

4. Wie lauten die Ausweisnummern der Personen mit Blutgruppe 0?
   - (A) 77278, 25182, 26909
   - (B) 24203, 43020, 25182
   - (C) 86676, 43020, 25182
   - (D) 99748, 86676, 26909, 43020
   - (E) Keine der Antworten ist richtig.

5. Welche Allergien hat die Person, deren Ausweis im Land Dschibuti ausgestellt wurde?
   - (A) Kastanien, Hunde, Basilikum
   - (B) Safran, Hunde
   - (C) Kontrastmittel
   - (D) Kastanien, Preiselbeere
   - (E) Keine der Antworten ist richtig.

6. Wann hat die Person, die auf Safran allergisch reagiert, Geburtstag?
   - (A) 17. März
   - (B) 19. Jänner
   - (C) 14. Februar
   - (D) 21. September
   - (E) Keine der Antworten ist richtig.

7. In welchem Land wurde der Ausweis der Person mit Blutgruppe A ausgestellt?
   - (A) Gambia
   - (B) Lettland
   - (C) Myanmar
   - (D) Jamaika
   - (E) Keine der Antworten ist richtig.

8. Auf welchem Bild ist die Person zu sehen, die am 19. November Geburtstag hat?

   (A) (B) (C) (D) (E) Keine der Antworten ist richtig.

   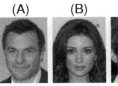

9. Welche Ausweisnummer hat die Person mit dem Namen SUBNUK?
   - (A) 25182
   - (B) 43020
   - (C) 99748
   - (D) 86676
   - (E) Keine der Antworten ist richtig.

10. Welche Blutgruppe hat die abgebildete Person?
    - (A) A
    - (B) B
    - (C) AB
    - (D) 0
    - (E) Keine der Antworten ist richtig.

11. Wann hat die Person mit der Ausweisnummer 99748 Geburtstag?
    - (A) 19. Jänner
    - (B) 4. Mai
    - (C) 6. April
    - (D) 17. März
    - (E) Keine der Antworten ist richtig.

12. Welche Allergien hat die Person mit dem Namen WEFNEG?
    - (A) Preiselbeere, Safran
    - (B) Kontrastmittel
    - (C) Hunde, Pferde, Preiselbeere
    - (D) Safran, Pferde, Preiselbeere
    - (E) Keine der Antworten ist richtig.

13. Wie heißt die Person, die keine Medikamente einnimmt und auf Pferde allergisch reagiert?
    - (A) GENDAM
    - (B) GUMPOJ
    - (C) FUNSAH
    - (D) WEHNAZ
    - (E) Keine der Antworten ist richtig.

14. Auf welchem Bild ist die Person zu sehen, deren Ausweis im Land Myanmar ausgestellt wurde?

    (A) (B) (C) (D) (E) Keine der Antworten ist richtig.

15. Welche Ausweisnummer hat die Person mit dem Namen WEHNAZ?
    (A) 99748
    (B) 26909
    (C) 49706
    (D) 24203
    (E) Keine der Antworten ist richtig.

16. Wann hat die Person mit der Ziffer 8 an vierter Stelle der Ausweisnummer Geburtstag?
    (A) 4. Mai
    (B) 14. Februar
    (C) 21. September
    (D) 6. April
    (E) Keine der Antworten ist richtig.

17. Wie heißt die Person, deren Ausweis im Land Jamaika ausgestellt wurde?
    (A) SUBNUK
    (B) GUMPOJ
    (C) WEHNAZ
    (D) ZAPVUD
    (E) Keine der Antworten ist richtig.

18. Wie heißt die Person mit der Ausweisnummer 43020?
    (A) SUBNUK
    (B) GENDAM
    (C) GUMPOJ
    (D) ZAPVUD
    (E) Keine der Antworten ist richtig.

19. Welche Blutgruppe hat die Person, die am 17. März Geburtstag hat?
    (A) 0
    (B) AB
    (C) B
    (D) A
    (E) Keine der Antworten ist richtig.

20. In welchem Land wurde der Ausweis der Person mit dem Namen DUFSAR ausgestellt?
    (A) Kuwait
    (B) Myanmar
    (C) Gambia
    (D) Schweiz
    (E) Keine der Antworten ist richtig.

21. Auf welchem Bild ist die Person zu sehen, die Medikamente einnimmt und auf Pferde und Hunde allergisch reagiert?

    (A) (B) (C) (D) (E) Keine der Antworten ist richtig.

22. Wann hat die Person, deren Ausweis im Land Schweiz ausgestellt wurde, Geburtstag?
    (A) 19. November
    (B) 21. September
    (C) 14. Februar
    (D) 4. Mai
    (E) Keine der Antworten ist richtig.

23. Wie lauten die Ausweisnummern der Personen mit Blutgruppe AB?
    (A) 86676, 43020, 24203
    (B) 49706, 86676
    (C) 26909, 86676
    (D) 49706, 25182, 77278
    (E) Keine der Antworten ist richtig.

24. In welchem Land wurde der Ausweis der Person, die am 14. Februar Geburtstag hat, ausgestellt?
    (A) Dschibuti
    (B) Kuwait
    (C) Lettland
    (D) Gambia
    (E) Keine der Antworten ist richtig.

25. Wie viele Personen reagieren allergisch auf Hunde?
    (A) 4
    (B) 3
    (C) 2
    (D) 1
    (E) Keine der Antworten ist richtig.

Testsimulation 15: Merkphase

ALLERGIEAUSWEIS

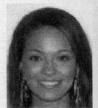

Name: FAGLOW
Geburtstag: 18. April
Medikamenteneinnahme: ja
Blutgruppe: AB
Bekannte Allergien: Karotte, Papain
Ausweisnummer: 26666
Ausstellungsland: Belarus

ALLERGIEAUSWEIS

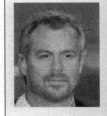

Name: DIKJEF
Geburtstag: 22. April
Medikamenteneinnahme: ja
Blutgruppe: 0
Bekannte Allergien: Papain, Hausstaub, Ingwer
Ausweisnummer: 01574
Ausstellungsland: Jordanien

ALLERGIEAUSWEIS

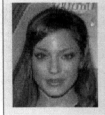

Name: NUMNUD
Geburtstag: 4. Dezember
Medikamenteneinnahme: ja
Blutgruppe: B
Bekannte Allergien: Lactoglobulin
Ausweisnummer: 74932
Ausstellungsland: Schweden

ALLERGIEAUSWEIS

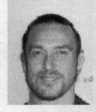

Name: FELJES
Geburtstag: 2. Juli
Medikamenteneinnahme: nein
Blutgruppe: 0
Bekannte Allergien: Gelatine
Ausweisnummer: 58148
Ausstellungsland: Mexiko

ALLERGIEAUSWEIS

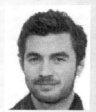
Name: CEFGOR
Geburtstag: 8. Dezember
Medikamenteneinnahme: nein
Blutgruppe: AB
Bekannte Allergien: Gelatine, Papain, Kakao
Ausweisnummer: 97779
Ausstellungsland: Costa Rica

ALLERGIEAUSWEIS

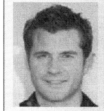
Name: TEZGOD
Geburtstag: 23. Mai
Medikamenteneinnahme: nein
Blutgruppe: AB
Bekannte Allergien: Gelatine, Löwenzahn
Ausweisnummer: 87027
Ausstellungsland: Serbien

ALLERGIEAUSWEIS

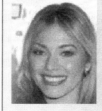
Name: GIDCEK
Geburtstag: 4. November
Medikamenteneinnahme: nein
Blutgruppe: A
Bekannte Allergien: Polyester, Kakao, Minze
Ausweisnummer: 93529
Ausstellungsland: Ungarn

ALLERGIEAUSWEIS

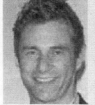
Name: ZEKRUV
Geburtstag: 29. Mai
Medikamenteneinnahme: nein
Blutgruppe: 0
Bekannte Allergien: Papain, Sonnenblume
Ausweisnummer: 83875
Ausstellungsland: Indien

Testsimulation 15: Abrufphase

1. Wie viele Personen reagieren allergisch auf Papain?
   - (A) 4
   - (B) 3
   - (C) 2
   - (D) 1
   - (E) Keine der Antworten ist richtig.

2. Welche Blutgruppe hat die Person mit dem Namen DIKJEF?
   - (A) A
   - (B) B
   - (C) AB
   - (D) 0
   - (E) Keine der Antworten ist richtig.

3. In welchem Land wurde der Ausweis der Person, die auf Lactoglobulin allergisch reagiert, ausgestellt?
   - (A) Jordanien
   - (B) Schweden
   - (C) Indien
   - (D) Belarus
   - (E) Keine der Antworten ist richtig.

4. In welchem Land wurde der Ausweis der Person mit dem Namen CEFGOR ausgestellt?
   - (A) Mexiko
   - (B) Costa Rica
   - (C) Jordanien
   - (D) Belarus
   - (E) Keine der Antworten ist richtig.

5. Wann hat die Person, deren Ausweis im Land Mexiko ausgestellt wurde, Geburtstag?
   - (A) 22. April
   - (B) 8. Dezember
   - (C) 4. November
   - (D) 2. Juli
   - (E) Keine der Antworten ist richtig.

6. Auf welchem Bild ist die Person mit Blutgruppe B zu sehen?

   (A)   (B)   (C)   (D)   (E) Keine der Antworten ist richtig.

   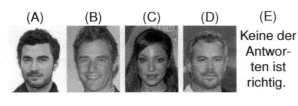

7. In welchem Land wurde der Ausweis der Person mit dem Namen ZEKRUV ausgestellt?
   - (A) Indien
   - (B) Serbien
   - (C) Ungarn
   - (D) Belarus
   - (E) Keine der Antworten ist richtig.

8. Welche Ausweisnummer hat die Person mit Blutgruppe A?
   - (A) 83875
   - (B) 93529
   - (C) 26666
   - (D) 97779
   - (E) Keine der Antworten ist richtig.

9. Wie heißt die Person, die auf Minze und Kakao allergisch reagiert?
   - (A) GIDCEK
   - (B) FELJES
   - (C) NUMNUD
   - (D) CEFGOR
   - (E) Keine der Antworten ist richtig.

10. Wann hat die Person, deren Ausweis im Land Serbien ausgestellt wurde, Geburtstag?
    - (A) 23. Mai
    - (B) 18. April
    - (C) 29. Mai
    - (D) 4. November
    - (E) Keine der Antworten ist richtig.

11. Wie heißt die Person, die auf Papain und Karotte allergisch reagiert?
    - (A) FAGLOW
    - (B) FELJES
    - (C) NUMNUD
    - (D) TEZGOD
    - (E) Keine der Antworten ist richtig.

12. Auf welchem Bild ist die Person mit der Ausweisnummer 74932 zu sehen?

    (A)   (B)   (C)   (D)   (E) Keine der Antworten ist richtig.

    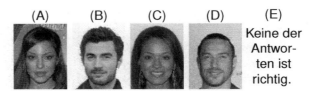

13. Wann hat die Person, deren Ausweis im Land Costa Rica ausgestellt wurde, Geburtstag?
    - (A) 8. Dezember
    - (B) 29. Mai
    - (C) 4. November
    - (D) 2. Juli
    - (E) Keine der Antworten ist richtig.

14. Wie heißt die Person mit Blutgruppe 0, die auf Gelatine allergisch reagiert?
    - (A) NUMNUD
    - (B) DIKJEF
    - (C) FAGLOW
    - (D) FELJES
    - (E) Keine der Antworten ist richtig.

15. Welche Ausweisnummer hat die abgebildete Person?
    (A) 01574
    (B) 87027
    (C) 26666
    (D) 93529
    (E) Keine der Antworten ist richtig.

16. Welche Ausweisnummer hat die Person, die am 4. November Geburtstag hat?
    (A) 93529
    (B) 01574
    (C) 97779
    (D) 26666
    (E) Keine der Antworten ist richtig.

17. Wie heißt die Person, die am 2. Juli Geburtstag hat?
    (A) GIDCEK
    (B) ZEKRUV
    (C) CEFGOR
    (D) FELJES
    (E) Keine der Antworten ist richtig.

18. Auf welchem Bild ist die Person zu sehen, die auf Gelatine allergisch reagiert und die Ziffer 7 an vierter Stelle der Ausweisnummer hat?

    (A)   (B)   (C)   (D)   (E) Keine der Antworten ist richtig.

19. Wann haben die Personen, die Medikamente einnehmen, Geburtstag?
    (A) 18. April, 8. Dezember
    (B) 23. Mai, 22. April
    (C) 18. April, 4. Dezember, 22. April
    (D) 23. Mai, 4. November, 22. April
    (E) Keine der Antworten ist richtig.

20. Welche Allergien hat die Person, deren Ausweis im Land Indien ausgestellt wurde?
    (A) Polyester, Löwenzahn
    (B) Papain, Kakao, Minze
    (C) Papain, Sonnenblume
    (D) Papain, Hausstaub, Ingwer
    (E) Keine der Antworten ist richtig.

21. Wann hat die abgebildete Person Geburtstag?
    (A) 8. Dezember
    (B) 18. April
    (C) 4. Dezember
    (D) 4. November
    (E) Keine der Antworten ist richtig.

22. Wie viele Personen haben die Blutgruppe AB?
    (A) 1
    (B) 2
    (C) 3
    (D) 4
    (E) Keine der Antworten ist richtig.

23. Wann hat die Person mit der Ausweisnummer 83875 Geburtstag?
    (A) 8. Dezember
    (B) 29. Mai
    (C) 4. Dezember
    (D) 22. April
    (E) Keine der Antworten ist richtig.

24. Welche Blutgruppe hat die Person, die auf Papain und Sonnenblume allergisch reagiert?
    (A) A
    (B) B
    (C) AB
    (D) 0
    (E) Keine der Antworten ist richtig.

25. In welchem Land wurde der Ausweis der Person mit dem Namen FELJES ausgestellt?
    (A) Indien
    (B) Ungarn
    (C) Mexiko
    (D) Costa Rica
    (E) Keine der Antworten ist richtig.

Testsimulation 16: Merkphase

ALLERGIEAUSWEIS

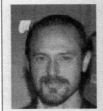

Name: PAGRAZ
Geburtstag: 26. Jänner
Medikamenteneinnahme: ja
Blutgruppe: A
Bekannte Allergien: Reis, Koriander
Ausweisnummer: 57121
Ausstellungsland: Laos

ALLERGIEAUSWEIS

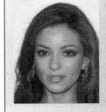

Name: NISMOJ
Geburtstag: 9. April
Medikamenteneinnahme: ja
Blutgruppe: 0
Bekannte Allergien: Reis, Phospholipase, Limone
Ausweisnummer: 15173
Ausstellungsland: Ghana

ALLERGIEAUSWEIS

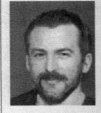

Name: KALNAL
Geburtstag: 19. September
Medikamenteneinnahme: ja
Blutgruppe: B
Bekannte Allergien: Latex, Orange, Hirse
Ausweisnummer: 85027
Ausstellungsland: Äthiopien

ALLERGIEAUSWEIS

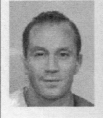

Name: BIFNAN
Geburtstag: 10. November
Medikamenteneinnahme: nein
Blutgruppe: AB
Bekannte Allergien: Amaranth
Ausweisnummer: 36013
Ausstellungsland: Belgien

ALLERGIEAUSWEIS

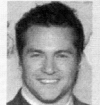

Name: MIBJIZ
Geburtstag: 10. Juli
Medikamenteneinnahme: ja
Blutgruppe: A
Bekannte Allergien: Hirse
Ausweisnummer: 08449
Ausstellungsland: Ecuador

ALLERGIEAUSWEIS

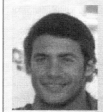

Name: JEBLEP
Geburtstag: 16. August
Medikamenteneinnahme: ja
Blutgruppe: AB
Bekannte Allergien: Kastanien, Reis
Ausweisnummer: 84239
Ausstellungsland: Griechenland

ALLERGIEAUSWEIS

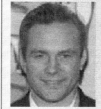

Name: HOLDIW
Geburtstag: 6. März
Medikamenteneinnahme: nein
Blutgruppe: 0
Bekannte Allergien: Reis, Ibuprofen, Amaranth
Ausweisnummer: 85963
Ausstellungsland: Burkina Faso

ALLERGIEAUSWEIS

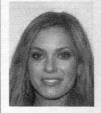

Name: PURHUZ
Geburtstag: 28. Dezember
Medikamenteneinnahme: nein
Blutgruppe: 0
Bekannte Allergien: Latex, Kastanien
Ausweisnummer: 73609
Ausstellungsland: Albanien

Testsimulation 16: Abrufphase

1. Welche Allergien hat die Person mit dem Namen BIFNAN?
   - (A) Latex, Orange, Hirse
   - (B) Amaranth
   - (C) Orange, Ibuprofen, Amaranth
   - (D) Reis, Koriander
   - (E) Keine der Antworten ist richtig.

2. Wie viele Personen haben die Blutgruppe AB?
   - (A) 1
   - (B) 2
   - (C) 3
   - (D) 4
   - (E) Keine der Antworten ist richtig.

3. Auf welchem Bild ist die Person zu sehen, deren Ausweis im Land Burkina Faso ausgestellt wurde?

   (A)   (B)   (C)   (D)   (E) Keine der Antworten ist richtig.

   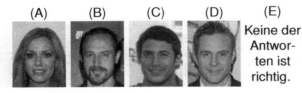

4. Wann hat die Person, die keine Medikamente einnimmt und auf Latex allergisch reagiert, Geburtstag?
   - (A) 10. November
   - (B) 19. September
   - (C) 26. Jänner
   - (D) 28. Dezember
   - (E) Keine der Antworten ist richtig.

5. Welche Blutgruppe hat die Person mit dem Namen JEBLEP?
   - (A) A
   - (B) B
   - (C) AB
   - (D) 0
   - (E) Keine der Antworten ist richtig.

6. Wie heißen die Personen mit der Ziffer 8 an erster Stelle der Ausweisnummer?
   - (A) KALNAL, JEBLEP, HOLDIW
   - (B) PURHUZ, MIBJIZ
   - (C) PAGRAZ, HOLDIW
   - (D) PAGRAZ, PURHUZ
   - (E) Keine der Antworten ist richtig.

7. Welche Allergien hat die abgebildete Person?
   - (A) Reis, Koriander
   - (B) Reis, Phospholipase, Limone
   - (C) Phospholipase
   - (D) Hirse, Reis
   - (E) Keine der Antworten ist richtig.

8. Wann haben die Personen mit Blutgruppe 0 Geburtstag?
   - (A) 10. Juli, 28. Dezember
   - (B) 19. September, 10. November
   - (C) 6. März, 9. April, 28. Dezember
   - (D) 19. September, 10. Juli, 16. August
   - (E) Keine der Antworten ist richtig.

9. Auf welchem Bild ist die Person zu sehen, deren Ausweis im Land Ecuador ausgestellt wurde?

   (A)   (B)   (C)   (D)   (E) Keine der Antworten ist richtig.

   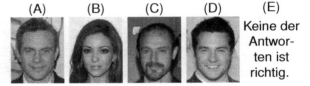

10. Welche Allergien hat die Person, die am 6. März Geburtstag hat?
    - (A) Hirse
    - (B) Reis, Ibuprofen, Amaranth
    - (C) Reis, Koriander
    - (D) Amaranth, Reis
    - (E) Keine der Antworten ist richtig.

11. In welchem Land wurde der Ausweis der Person mit der Ziffer 1 an vierter Stelle der Ausweisnummer ausgestellt?
    - (A) Laos
    - (B) Äthiopien
    - (C) Belgien
    - (D) Ecuador
    - (E) Keine der Antworten ist richtig.

12. Welche Ausweisnummer hat die Person mit dem Namen KALNAL?
    - (A) 15173
    - (B) 08449
    - (C) 85963
    - (D) 85027
    - (E) Keine der Antworten ist richtig.

13. Wie viele Personen reagieren allergisch auf Reis?
    (A) 4
    (B) 3
    (C) 2
    (D) 1
    (E) Keine der Antworten ist richtig.

14. Wann hat die abgebildete Person Geburtstag?
    (A) 6. März
    (B) 10. Juli
    (C) 19. September
    (D) 28. Dezember
    (E) Keine der Antworten ist richtig.

15. Wie heißt die Person, die Medikamente einnimmt und auf Kastanien allergisch reagiert?
    (A) JEBLEP
    (B) NISMOJ
    (C) BIFNAN
    (D) MIBJIZ
    (E) Keine der Antworten ist richtig.

16. Welche Blutgruppe hat die Person, deren Ausweis im Land Laos ausgestellt wurde?
    (A) 0
    (B) AB
    (C) B
    (D) A
    (E) Keine der Antworten ist richtig.

17. Wie heißt die Person, deren Ausweis im Land Äthiopien ausgestellt wurde?
    (A) PAGRAZ
    (B) JEBLEP
    (C) KALNAL
    (D) BIFNAN
    (E) Keine der Antworten ist richtig.

18. Wann hat die Person, deren Ausweis im Land Albanien ausgestellt wurde, Geburtstag?
    (A) 6. März
    (B) 10. Juli
    (C) 19. September
    (D) 28. Dezember
    (E) Keine der Antworten ist richtig.

19. Welche Allergien hat die Person, deren Ausweis im Land Belgien ausgestellt wurde?
    (A) Koriander, Ibuprofen, Amaranth
    (B) Ibuprofen, Phospholipase, Limone
    (C) Amaranth
    (D) Kastanien, Reis
    (E) Keine der Antworten ist richtig.

20. Welche Ausweisnummer hat die Person, die am 19. September Geburtstag hat?
    (A) 85027
    (B) 84239
    (C) 36013
    (D) 73609
    (E) Keine der Antworten ist richtig.

21. Wie heißen die Personen mit Blutgruppe A?
    (A) MIBJIZ, PAGRAZ
    (B) BIFNAN, HOLDIW
    (C) NISMOJ, HOLDIW, JEBLEP
    (D) PURHUZ, PAGRAZ
    (E) Keine der Antworten ist richtig.

22. Welche Ausweisnummer hat die Person, die am 16. August Geburtstag hat?
    (A) 73609
    (B) 15173
    (C) 85027
    (D) 84239
    (E) Keine der Antworten ist richtig.

23. Welche Allergien hat die Person mit Blutgruppe B?
    (A) Kastanien, Reis
    (B) Amaranth, Phospholipase, Limone
    (C) Hirse, Kastanien
    (D) Latex, Orange, Hirse
    (E) Keine der Antworten ist richtig.

24. In welchem Land wurde der Ausweis der Person, die am 9. April Geburtstag hat, ausgestellt?
    (A) Ecuador
    (B) Ghana
    (C) Belgien
    (D) Burkina Faso
    (E) Keine der Antworten ist richtig.

25. Welche Ausweisnummer hat die Person mit dem Namen MIBJIZ?
    (A) 57121
    (B) 85963
    (C) 08449
    (D) 73609
    (E) Keine der Antworten ist richtig.

Testsimulation 17: Merkphase

ALLERGIEAUSWEIS

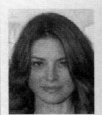

Name: GIWJOC
Geburtstag: 14. Jänner
Medikamenteneinnahme: ja
Blutgruppe: AB
Bekannte Allergien: Sonnenblume, Karfiol
Ausweisnummer: 36931
Ausstellungsland: Gabun

ALLERGIEAUSWEIS

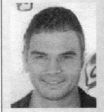

Name: JUSJUH
Geburtstag: 8. April
Medikamenteneinnahme: nein
Blutgruppe: B
Bekannte Allergien: Birke, Zimt, Preiselbeere
Ausweisnummer: 62366
Ausstellungsland: Estland

ALLERGIEAUSWEIS

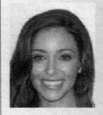

Name: SERFOV
Geburtstag: 23. September
Medikamenteneinnahme: nein
Blutgruppe: A
Bekannte Allergien: Zeder, Birke
Ausweisnummer: 97927
Ausstellungsland: Brasilien

ALLERGIEAUSWEIS

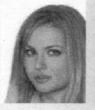

Name: KESZIG
Geburtstag: 1. September
Medikamenteneinnahme: nein
Blutgruppe: 0
Bekannte Allergien: Fungizide, Zimt
Ausweisnummer: 02183
Ausstellungsland: Marokko

ALLERGIEAUSWEIS

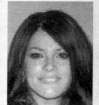

Name: HOBLED
Geburtstag: 12. Februar
Medikamenteneinnahme: nein
Blutgruppe: 0
Bekannte Allergien: Karfiol, Lachs, Sonnenblume
Ausweisnummer: 19445
Ausstellungsland: Paraguay

ALLERGIEAUSWEIS

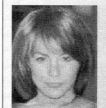

Name: VUHJUF
Geburtstag: 22. März
Medikamenteneinnahme: ja
Blutgruppe: A
Bekannte Allergien: Karfiol
Ausweisnummer: 36106
Ausstellungsland: Oman

ALLERGIEAUSWEIS

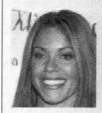

Name: TUDLUS
Geburtstag: 12. Juni
Medikamenteneinnahme: nein
Blutgruppe: 0
Bekannte Allergien: Zypresse
Ausweisnummer: 35007
Ausstellungsland: Liechtenstein

ALLERGIEAUSWEIS

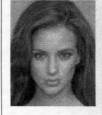

Name: JURHUC
Geburtstag: 6. September
Medikamenteneinnahme: nein
Blutgruppe: B
Bekannte Allergien: Litschi, Sonnenblume, Birke
Ausweisnummer: 71231
Ausstellungsland: Kambodscha

Testsimulation 17: Abrufphase

1. Wie lauten die Ausweisnummern der Personen, die Medikamente einnehmen?
   - (A) 02183, 35007, 62366
   - (B) 02183, 35007, 19445
   - (C) 62366, 19445
   - (D) 36106, 36931
   - (E) Keine der Antworten ist richtig.

2. Welche Allergien hat die Person, die am 1. September Geburtstag hat?
   - (A) Litschi, Sonnenblume, Birke
   - (B) Fungizide, Zimt
   - (C) Zypresse
   - (D) Karfiol, Lachs, Sonnenblume
   - (E) Keine der Antworten ist richtig.

3. Wann hat die Person mit Blutgruppe A, die auf Birke allergisch reagiert, Geburtstag?
   - (A) 1. September
   - (B) 14. Jänner
   - (C) 6. September
   - (D) 23. September
   - (E) Keine der Antworten ist richtig.

4. In welchem Land wurde der Ausweis der Person mit dem Namen JUSJUH ausgestellt?
   - (A) Estland
   - (B) Kambodscha
   - (C) Marokko
   - (D) Paraguay
   - (E) Keine der Antworten ist richtig.

5. Auf welchem Bild ist die Person mit der Ziffer 9 an zweiter Stelle der Ausweisnummer zu sehen?

   (A)   (B)   (C)   (D)   (E) Keine der Antworten ist richtig.

   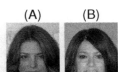 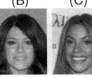 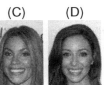

6. Wie viele Personen haben die Blutgruppe B?
   - (A) 2
   - (B) 3
   - (C) 4
   - (D) 5
   - (E) Keine der Antworten ist richtig.

7. Wann hat die Person mit dem Namen HOBLED Geburtstag?
   - (A) 8. April
   - (B) 12. Februar
   - (C) 23. September
   - (D) 22. März
   - (E) Keine der Antworten ist richtig.

8. Welche Blutgruppe hat die Person, deren Ausweis im Land Marokko ausgestellt wurde?
   - (A) 0
   - (B) AB
   - (C) B
   - (D) A
   - (E) Keine der Antworten ist richtig.

9. In welchem Land wurde der Ausweis der Person, die auf Zypresse allergisch reagiert, ausgestellt?
   - (A) Oman
   - (B) Brasilien
   - (C) Liechtenstein
   - (D) Estland
   - (E) Keine der Antworten ist richtig.

10. Wann hat die Person mit dem Namen VUHJUF Geburtstag?
    - (A) 12. Juni
    - (B) 12. Februar
    - (C) 22. März
    - (D) 1. September
    - (E) Keine der Antworten ist richtig.

11. Auf welchem Bild ist die Person zu sehen, deren Ausweis im Land Brasilien ausgestellt wurde?

    (A)   (B)   (C)   (D)   (E) Keine der Antworten ist richtig.

    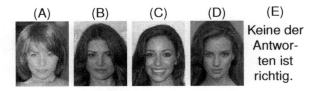

12. Welche Ausweisnummer hat die Person mit dem Namen SERFOV?
    - (A) 36106
    - (B) 19445
    - (C) 62366
    - (D) 97927
    - (E) Keine der Antworten ist richtig.

13. Welche Allergien hat die Person, die am 6. September Geburtstag hat?
    - (A) Litschi, Sonnenblume, Birke
    - (B) Zypresse
    - (C) Karfiol, Lachs, Sonnenblume
    - (D) Karfiol, Zimt
    - (E) Keine der Antworten ist richtig.

14. Wann hat die abgebildete Person Geburtstag?

    (A) 6. September
    (B) 12. Februar
    (C) 12. Juni
    (D) 1. September
    (E) Keine der Antworten ist richtig.

15. Welche Allergien hat die Person, deren Ausweis im Land Estland ausgestellt wurde?

    (A) Birke
    (B) Birke, Zimt, Preiselbeere
    (C) Karfiol, Lachs, Sonnenblume
    (D) Fungizide
    (E) Keine der Antworten ist richtig.

16. Auf welchem Bild ist die Person mit dem Namen GIWJOC zu sehen?

    (A)   (B)   (C)   (D)   (E)

    Keine der Antworten ist richtig.

17. Welche Ausweisnummer hat die Person mit Blutgruppe AB?

    (A) 19445
    (B) 35007
    (C) 36106
    (D) 36931
    (E) Keine der Antworten ist richtig.

18. In welchem Land wurde der Ausweis der Person mit dem Namen TUDLUS ausgestellt?

    (A) Kambodscha
    (B) Marokko
    (C) Liechtenstein
    (D) Brasilien
    (E) Keine der Antworten ist richtig.

19. Welche Allergien hat die Person mit der Ausweisnummer 02183?

    (A) Fungizide, Zimt
    (B) Zeder, Birke
    (C) Birke
    (D) Litschi, Sonnenblume, Birke
    (E) Keine der Antworten ist richtig.

20. Wie heißt die Person, deren Ausweis im Land Kambodscha ausgestellt wurde?

    (A) TUDLUS
    (B) JURHUC
    (C) SERFOV
    (D) KESZIG
    (E) Keine der Antworten ist richtig.

21. Wann hat die Person mit der Ziffer 1 an zweiter Stelle der Ausweisnummer Geburtstag?

    (A) 6. September
    (B) 23. September
    (C) 12. Februar
    (D) 22. März
    (E) Keine der Antworten ist richtig.

22. Wann hat die Person, die auf Preiselbeere allergisch reagiert, Geburtstag?

    (A) 12. Juni
    (B) 14. Jänner
    (C) 8. April
    (D) 12. Februar
    (E) Keine der Antworten ist richtig.

23. Welche Blutgruppe hat die Person, deren Ausweis im Land Liechtenstein ausgestellt wurde?

    (A) 0
    (B) AB
    (C) B
    (D) A
    (E) Keine der Antworten ist richtig.

24. Wie heißen die Personen, die auf Karfiol allergisch reagieren?

    (A) TUDLUS, HOBLED
    (B) GIWJOC, VUHJUF, HOBLED
    (C) HOBLED, JUSJUH, JURHUC, VUHJUF
    (D) JUSJUH, TUDLUS, VUHJUF, SERFOV
    (E) Keine der Antworten ist richtig.

25. Wie viele Personen haben die Blutgruppe 0?

    (A) 4
    (B) 3
    (C) 2
    (D) 1
    (E) Keine der Antworten ist richtig.

Testsimulation 18: Merkphase

ALLERGIEAUSWEIS

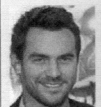
Name: JAZBUH
Geburtstag: 25. Februar
Medikamenteneinnahme: ja
Blutgruppe: B
Bekannte Allergien: Palladium, Nickel
Ausweisnummer: 13331
Ausstellungsland: Eritrea

ALLERGIEAUSWEIS

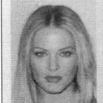
Name: BUWTUM
Geburtstag: 18. Juni
Medikamenteneinnahme: nein
Blutgruppe: A
Bekannte Allergien: Nickel
Ausweisnummer: 18312
Ausstellungsland: Guinea

ALLERGIEAUSWEIS

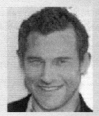
Name: VUFGAD
Geburtstag: 3. Juli
Medikamenteneinnahme: ja
Blutgruppe: 0
Bekannte Allergien: Roggen, Jod, Hafer
Ausweisnummer: 34692
Ausstellungsland: Andorra

ALLERGIEAUSWEIS

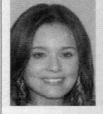
Name: WECVID
Geburtstag: 8. September
Medikamenteneinnahme: nein
Blutgruppe: 0
Bekannte Allergien: Nickel, Karfiol
Ausweisnummer: 24367
Ausstellungsland: Lettland

ALLERGIEAUSWEIS

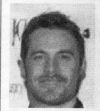

Name: JOHMOH
Geburtstag: 3. Dezember
Medikamenteneinnahme: nein
Blutgruppe: AB
Bekannte Allergien: Nickel, Guave
Ausweisnummer: 14157
Ausstellungsland: Osttimor

ALLERGIEAUSWEIS

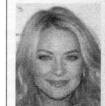

Name: GUDTUD
Geburtstag: 21. Juli
Medikamenteneinnahme: ja
Blutgruppe: 0
Bekannte Allergien: Scholle, Nickel, Guave
Ausweisnummer: 74809
Ausstellungsland: Gabun

ALLERGIEAUSWEIS

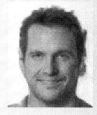

Name: RELWUL
Geburtstag: 5. Juli
Medikamenteneinnahme: ja
Blutgruppe: A
Bekannte Allergien: Scholle, Roggen, Ingwer
Ausweisnummer: 77099
Ausstellungsland: Bolivien

ALLERGIEAUSWEIS

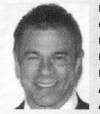

Name: SUPJUD
Geburtstag: 16. Oktober
Medikamenteneinnahme: ja
Blutgruppe: B
Bekannte Allergien: Roggen
Ausweisnummer: 83045
Ausstellungsland: Tunesien

Testsimulation 18: Abrufphase

1. In welchem Land wurde der Ausweis der Person, die am 3. Juli Geburtstag hat, ausgestellt?
   (A) Gabun
   (B) Lettland
   (C) Eritrea
   (D) Andorra
   (E) Keine der Antworten ist richtig.

2. Welche Allergien hat die Person mit dem Namen BUWTUM?
   (A) Nickel
   (B) Nickel, Guave
   (C) Scholle, Roggen, Ingwer
   (D) Roggen, Jod, Hafer
   (E) Keine der Antworten ist richtig.

3. In welchem Land wurde der Ausweis der Person, die am 21. Juli Geburtstag hat, ausgestellt?
   (A) Tunesien
   (B) Bolivien
   (C) Gabun
   (D) Guinea
   (E) Keine der Antworten ist richtig.

4. Auf welchem Bild ist die Person mit der Ziffer 1 an letzter Stelle der Ausweisnummer zu sehen?

   (A) (B) (C) (D) (E) Keine der Antworten ist richtig.

   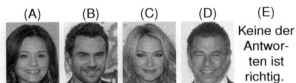

5. Wie viele Personen nehmen Medikamente ein?
   (A) 3
   (B) 4
   (C) 5
   (D) 6
   (E) Keine der Antworten ist richtig.

6. Welche Blutgruppe hat die Person, die keine Medikamente einnimmt und auf Nickel und Guave allergisch reagiert?
   (A) A
   (B) B
   (C) AB
   (D) 0
   (E) Keine der Antworten ist richtig.

7. Wann hat die Person mit dem Namen JOHMOH Geburtstag?
   (A) 8. September
   (B) 3. Dezember
   (C) 18. Juni
   (D) 5. Juli
   (E) Keine der Antworten ist richtig.

8. Welche Allergien hat die Person, die am 16. Oktober Geburtstag hat?
   (A) Scholle
   (B) Roggen
   (C) Scholle, Roggen, Ingwer
   (D) Palladium, Nickel
   (E) Keine der Antworten ist richtig.

9. Wie lauten die Ausweisnummern der Personen mit Blutgruppe 0?
   (A) 13331, 83045
   (B) 13331, 34692, 14157, 18312
   (C) 83045, 14157
   (D) 24367, 74809, 34692
   (E) Keine der Antworten ist richtig.

10. In welchem Land wurde der Ausweis der Person mit dem Namen WECVID ausgestellt?
    (A) Lettland
    (B) Andorra
    (C) Guinea
    (D) Osttimor
    (E) Keine der Antworten ist richtig.

11. Wann haben die Personen mit der Ziffer 9 an vierter Stelle der Ausweisnummer Geburtstag?
    (A) 21. Juli, 5. Juli
    (B) 5. Juli, 3. Juli
    (C) 3. Juli, 8. September
    (D) 5. Juli, 16. Oktober
    (E) Keine der Antworten ist richtig.

12. Auf welchem Bild ist die Person mit der Ausweisnummer 18312 zu sehen?

    (A) (B) (C) (D) (E) Keine der Antworten ist richtig.

    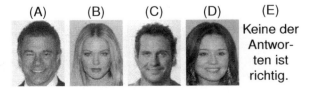

13. Welche Blutgruppe hat die Person, die auf Palladium allergisch reagiert?
    (A) 0
    (B) AB
    (C) B
    (D) A
    (E) Keine der Antworten ist richtig.

14. In welchem Land wurde der Ausweis der Person, die am 8. September Geburtstag hat, ausgestellt?
    (A) Lettland
    (B) Eritrea
    (C) Bolivien
    (D) Andorra
    (E) Keine der Antworten ist richtig.

15. Wie viele Personen haben die Blutgruppe A?
    (A) 1
    (B) 2
    (C) 3
    (D) 4
    (E) Keine der Antworten ist richtig.

16. Wie heißt die Person, die am 18. Juni Geburtstag hat?
    (A) GUDTUD
    (B) SUPJUD
    (C) BUWTUM
    (D) JAZBUH
    (E) Keine der Antworten ist richtig.

17. Auf welchem Bild ist die Person mit Blutgruppe B, die auf Roggen allergisch reagiert zu sehen?

    (A) (B) (C) (D) (E) Keine der Antworten ist richtig.

18. In welchem Land wurde der Ausweis der Person mit dem Namen GUDTUD ausgestellt?
    (A) Andorra
    (B) Osttimor
    (C) Lettland
    (D) Gabun
    (E) Keine der Antworten ist richtig.

19. Auf welchem Bild ist die Person mit dem Namen VUFGAD zu sehen?

    (A) (B) (C) (D) (E) Keine der Antworten ist richtig.

20. In welchem Land wurde der Ausweis der Person mit der Ziffer 5 an letzter Stelle der Ausweisnummer ausgestellt?
    (A) Tunesien
    (B) Eritrea
    (C) Lettland
    (D) Andorra
    (E) Keine der Antworten ist richtig.

21. Wann hat die Person mit Blutgruppe AB Geburtstag?
    (A) 5. Juli
    (B) 21. Juli
    (C) 3. Dezember
    (D) 3. Juli
    (E) Keine der Antworten ist richtig.

22. Welche Allergien hat die Person mit dem Namen SUPJUD?
    (A) Karfiol, Nickel
    (B) Roggen
    (C) Jod, Nickel, Guave
    (D) Nickel, Karfiol
    (E) Keine der Antworten ist richtig.

23. In welchem Land wurde der Ausweis der Person mit der Ausweisnummer 14157 ausgestellt?
    (A) Eritrea
    (B) Tunesien
    (C) Gabun
    (D) Osttimor
    (E) Keine der Antworten ist richtig.

24. Welche Allergien hat die abgebildete Person?
    (A) Roggen, Jod, Hafer
    (B) Scholle, Roggen, Ingwer
    (C) Nickel
    (D) Palladium, Nickel
    (E) Keine der Antworten ist richtig.

25. In welchem Land wurde der Ausweis der Person, die auf Nickel und Karfiol allergisch reagiert, ausgestellt?
    (A) Lettland
    (B) Bolivien
    (C) Gabun
    (D) Andorra
    (E) Keine der Antworten ist richtig.

Testsimulation 19: Merkphase

ALLERGIEAUSWEIS

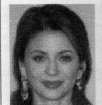

Name: LEMPAJ
Geburtstag: 25. Juni
Medikamenteneinnahme: ja
Blutgruppe: A
Bekannte Allergien: Muskat, Kiefer, Pinienkerne
Ausweisnummer: 80479
Ausstellungsland: Italien

ALLERGIEAUSWEIS

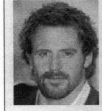

Name: JIKTIS
Geburtstag: 7. September
Medikamenteneinnahme: nein
Blutgruppe: B
Bekannte Allergien: Walnüsse
Ausweisnummer: 92082
Ausstellungsland: Myanmar

ALLERGIEAUSWEIS

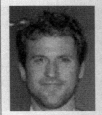

Name: TOVWOS
Geburtstag: 18. Juni
Medikamenteneinnahme: ja
Blutgruppe: 0
Bekannte Allergien: Liguster, Karotte
Ausweisnummer: 62748
Ausstellungsland: Uganda

ALLERGIEAUSWEIS

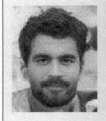

Name: WIHBEH
Geburtstag: 28. Jänner
Medikamenteneinnahme: nein
Blutgruppe: AB
Bekannte Allergien: Muskat, Karotte
Ausweisnummer: 04529
Ausstellungsland: Ungarn

ALLERGIEAUSWEIS

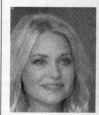

Name: DEFVUG
Geburtstag: 20. Oktober
Medikamenteneinnahme: nein
Blutgruppe: A
Bekannte Allergien: Karotte
Ausweisnummer: 04841
Ausstellungsland: Indonesien

ALLERGIEAUSWEIS

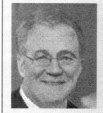

Name: BONZIL
Geburtstag: 15. Juli
Medikamenteneinnahme: nein
Blutgruppe: 0
Bekannte Allergien: Karotte, Knoblauch, Kiefer
Ausweisnummer: 44877
Ausstellungsland: Monaco

ALLERGIEAUSWEIS

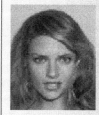

Name: BINGAG
Geburtstag: 18. April
Medikamenteneinnahme: nein
Blutgruppe: B
Bekannte Allergien: Pinienkerne, Muskat, Wermut
Ausweisnummer: 27552
Ausstellungsland: Tansania

ALLERGIEAUSWEIS

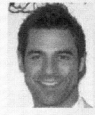

Name: BIZNIM
Geburtstag: 8. März
Medikamenteneinnahme: nein
Blutgruppe: B
Bekannte Allergien: Liguster, Kastanien
Ausweisnummer: 31313
Ausstellungsland: Bahrain

Testsimulation 19: Abrufphase

1. Wie lauten die Ausweisnummern der Personen mit Blutgruppe B?
   - (A) 31313, 62748, 04529
   - (B) 31313, 80479, 62748, 92082
   - (C) 27552, 31313, 92082
   - (D) 80479, 27552, 31313
   - (E) Keine der Antworten ist richtig.

2. Wann hat die abgebildete Person Geburtstag?
   - (A) 25. Juni
   - (B) 28. Jänner
   - (C) 20. Oktober
   - (D) 8. März
   - (E) Keine der Antworten ist richtig.

3. Welche Ausweisnummer hat die Person mit Blutgruppe A, die auf Karotte allergisch reagiert?
   - (A) 92082
   - (B) 80479
   - (C) 04841
   - (D) 44877
   - (E) Keine der Antworten ist richtig.

4. Wie heißt die Person, deren Ausweis im Land Myanmar ausgestellt wurde?
   - (A) JIKTIS
   - (B) BIZNIM
   - (C) BINGAG
   - (D) TOVWOS
   - (E) Keine der Antworten ist richtig.

5. In welchem Land wurde der Ausweis der Person, die am 28. Jänner Geburtstag hat, ausgestellt?
   - (A) Uganda
   - (B) Bahrain
   - (C) Myanmar
   - (D) Ungarn
   - (E) Keine der Antworten ist richtig.

6. Welche Blutgruppe hat die Person, die auf Karotte, Kiefer und Knoblauch allergisch reagiert?
   - (A) 0
   - (B) AB
   - (C) B
   - (D) A
   - (E) Keine der Antworten ist richtig.

7. Wann hat die Person mit dem Namen LEMPAJ Geburtstag?
   - (A) 25. Juni
   - (B) 15. Juli
   - (C) 18. Juni
   - (D) 18. April
   - (E) Keine der Antworten ist richtig.

8. Wie viele Personen nehmen Medikamente ein?
   - (A) 4
   - (B) 3
   - (C) 2
   - (D) 1
   - (E) Keine der Antworten ist richtig.

9. Wann hat die Person, die auf Kastanien allergisch reagiert, Geburtstag?
   - (A) 7. September
   - (B) 15. Juli
   - (C) 20. Oktober
   - (D) 8. März
   - (E) Keine der Antworten ist richtig.

10. Wie heißt die Person, deren Ausweis im Land Italien ausgestellt wurde?
    - (A) LEMPAJ
    - (B) DEFVUG
    - (C) BONZIL
    - (D) WIHBEH
    - (E) Keine der Antworten ist richtig.

11. In welchen Ländern wurden die Ausweise der Personen mit Blutgruppe 0 ausgestellt?
    - (A) Uganda, Indonesien
    - (B) Bahrain, Uganda
    - (C) Uganda, Monaco
    - (D) Bahrain, Monaco, Myanmar
    - (E) Keine der Antworten ist richtig.

12. Wie heißt die Person, die am 8. März Geburtstag hat?
    - (A) BIZNIM
    - (B) JIKTIS
    - (C) LEMPAJ
    - (D) DEFVUG
    - (E) Keine der Antworten ist richtig.

13. In welchem Land wurde der Ausweis der abgebildeten Person ausgestellt?
    - (A) Tansania
    - (B) Italien
    - (C) Ungarn
    - (D) Monaco
    - (E) Keine der Antworten ist richtig.

14. Wie heißt die Person, die auf Karotte allergisch reagiert und die Ziffer 2 an zweiter Stelle der Ausweisnummer hat?
    (A) JIKTIS
    (B) TOVWOS
    (C) LEMPAJ
    (D) DEFVUG
    (E) Keine der Antworten ist richtig.

15. In welchem Land wurde der Ausweis der Person, die am 7. September Geburtstag hat, ausgestellt?
    (A) Bahrain
    (B) Italien
    (C) Myanmar
    (D) Tansania
    (E) Keine der Antworten ist richtig.

16. Welche Allergien hat die Person mit dem Namen WIHBEH?
    (A) Karotte, Muskat, Wermut
    (B) Walnüsse, Karotte
    (C) Karotte, Knoblauch, Kiefer
    (D) Muskat, Karotte
    (E) Keine der Antworten ist richtig.

17. Welche Blutgruppe hat die abgebildete Person?
    (A) 0
    (B) AB
    (C) B
    (D) A
    (E) Keine der Antworten ist richtig.

18. Welche Ausweisnummer hat die Person mit dem Namen TOVWOS?
    (A) 92082
    (B) 44877
    (C) 62748
    (D) 31313
    (E) Keine der Antworten ist richtig.

19. Auf welchem Bild ist die Person zu sehen, die auf Walnüsse allergisch reagiert?

    (A)   (B)   (C)   (D)   (E) Keine der Antworten ist richtig.

20. Wann hat die Person, deren Ausweis im Land Uganda ausgestellt wurde, Geburtstag?
    (A) 28. Jänner
    (B) 18. April
    (C) 20. Oktober
    (D) 18. Juni
    (E) Keine der Antworten ist richtig.

21. Welche Ausweisnummer hat die abgebildete Person?
    (A) 31313
    (B) 04529
    (C) 27552
    (D) 62748
    (E) Keine der Antworten ist richtig.

22. Welche Allergien hat die Person, deren Ausweis im Land Ungarn ausgestellt wurde?
    (A) Muskat, Karotte
    (B) Liguster, Karotte
    (C) Muskat, Kiefer, Pinienkerne
    (D) Karotte
    (E) Keine der Antworten ist richtig.

23. Wann haben die Personen, die auf Muskat allergisch reagieren, Geburtstag?
    (A) 18. April, 25. Juni, 28. Jänner
    (B) 8. März, 28. Jänner, 18. Juni
    (C) 7. September, 8. März
    (D) 8. März, 25. Juni, 7. September
    (E) Keine der Antworten ist richtig.

24. Wie viele Personen haben die Blutgruppe AB?
    (A) 1
    (B) 2
    (C) 3
    (D) 4
    (E) Keine der Antworten ist richtig.

25. Wie heißt die Person mit der Ausweisnummer 44877?
    (A) DEFVUG
    (B) LEMPAJ
    (C) BONZIL
    (D) BINGAG
    (E) Keine der Antworten ist richtig.

Testsimulation 20: Merkphase

ALLERGIEAUSWEIS

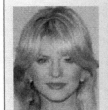
Name: TOPGOM
Geburtstag: 3. November
Medikamenteneinnahme: ja
Blutgruppe: AB
Bekannte Allergien: Mandarinen, Lachs
Ausweisnummer: 31007
Ausstellungsland: Schweden

ALLERGIEAUSWEIS

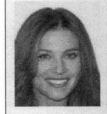
Name: GEMDOB
Geburtstag: 3. September
Medikamenteneinnahme: ja
Blutgruppe: 0
Bekannte Allergien: Lachs, Mandarinen
Ausweisnummer: 75884
Ausstellungsland: Südkorea

ALLERGIEAUSWEIS

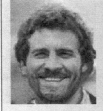
Name: ROBGEM
Geburtstag: 6. August
Medikamenteneinnahme: ja
Blutgruppe: A
Bekannte Allergien: Yohimbin, Isocyanat, Chrom
Ausweisnummer: 92136
Ausstellungsland: Kongo

ALLERGIEAUSWEIS

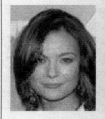
Name: NAFKEH
Geburtstag: 18. Dezember
Medikamenteneinnahme: nein
Blutgruppe: 0
Bekannte Allergien: Eiche
Ausweisnummer: 06798
Ausstellungsland: Tunesien

ALLERGIEAUSWEIS

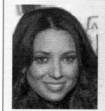
Name: WOWPAB
Geburtstag: 11. Juni
Medikamenteneinnahme: nein
Blutgruppe: A
Bekannte Allergien: Eiche, Lachs, Haselnüsse
Ausweisnummer: 57638
Ausstellungsland: Hongkong

ALLERGIEAUSWEIS

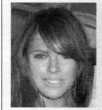
Name: VURHOS
Geburtstag: 4. Oktober
Medikamenteneinnahme: ja
Blutgruppe: 0
Bekannte Allergien: Mandarinen, Wermut, Ingwer
Ausweisnummer: 53364
Ausstellungsland: Kuwait

ALLERGIEAUSWEIS

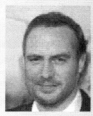
Name: TORBOS
Geburtstag: 10. August
Medikamenteneinnahme: nein
Blutgruppe: B
Bekannte Allergien: Schweinefleisch
Ausweisnummer: 46886
Ausstellungsland: Sudan

ALLERGIEAUSWEIS

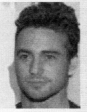
Name: SASVAC
Geburtstag: 8. August
Medikamenteneinnahme: nein
Blutgruppe: 0
Bekannte Allergien: Lachs, Haselnüsse
Ausweisnummer: 05275
Ausstellungsland: Äthiopien

Testsimulation 20: Abrufphase

1. Wann hat die abgebildete Person Geburtstag?
   - (A) 4. Oktober
   - (B) 3. September
   - (C) 6. August
   - (D) 10. August
   - (E) Keine der Antworten ist richtig.

2. In welchen Ländern wurden die Ausweise der Personen mit Blutgruppe A ausgestellt?
   - (A) Tunesien, Kongo, Schweden
   - (B) Tunesien, Schweden
   - (C) Äthiopien, Südkorea, Kuwait
   - (D) Hongkong, Kongo
   - (E) Keine der Antworten ist richtig.

3. Wie heißt die Person, die auf Wermut allergisch reagiert?
   - (A) GEMDOB
   - (B) TORBOS
   - (C) VURHOS
   - (D) WOWPAB
   - (E) Keine der Antworten ist richtig.

4. In welchem Land wurde der Ausweis der Person mit Blutgruppe 0, die auf Lachs und Haselnüsse allergisch reagiert, ausgestellt?
   - (A) Äthiopien
   - (B) Kongo
   - (C) Kuwait
   - (D) Tunesien
   - (E) Keine der Antworten ist richtig.

5. Auf welchem Bild ist die Person zu sehen, die am 10. August Geburtstag hat?

   (A) (B) (C) (D) (E) Keine der Antworten ist richtig.

   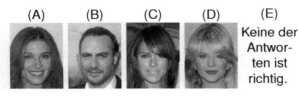

6. Welche Blutgruppe hat die Person mit dem Namen VURHOS?
   - (A) A
   - (B) B
   - (C) AB
   - (D) 0
   - (E) Keine der Antworten ist richtig.

7. Welche Allergien hat die Person, die am 6. August Geburtstag hat?
   - (A) Lachs, Haselnüsse
   - (B) Eiche, Lachs, Haselnüsse
   - (C) Yohimbin, Isocyanat, Chrom
   - (D) Mandarinen
   - (E) Keine der Antworten ist richtig.

8. In welchem Land wurde der Ausweis der Person mit dem Namen ROBGEM ausgestellt?
   - (A) Hongkong
   - (B) Südkorea
   - (C) Äthiopien
   - (D) Kongo
   - (E) Keine der Antworten ist richtig.

9. In welchem Land wurde der Ausweis der Person mit der Ziffer 5 an letzter Stelle der Ausweisnummer ausgestellt?
   - (A) Südkorea
   - (B) Kongo
   - (C) Schweden
   - (D) Sudan
   - (E) Keine der Antworten ist richtig.

10. Wann hat die Person mit dem Namen WOWPAB Geburtstag?
    - (A) 11. Juni
    - (B) 3. September
    - (C) 8. August
    - (D) 3. November
    - (E) Keine der Antworten ist richtig.

11. Welche Ausweisnummer hat die Person, die auf Chrom und Yohimbin allergisch reagiert?
    - (A) 92136
    - (B) 53364
    - (C) 75884
    - (D) 31007
    - (E) Keine der Antworten ist richtig.

12. Wie heißt die Person mit der Ziffer 3 an erster Stelle der Ausweisnummer?
    - (A) VURHOS
    - (B) TORBOS
    - (C) ROBGEM
    - (D) TOPGOM
    - (E) Keine der Antworten ist richtig.

13. Welche Ausweisnummer hat die Person, die am 8. August Geburtstag hat?
    - (A) 53364
    - (B) 05275
    - (C) 46886
    - (D) 31007
    - (E) Keine der Antworten ist richtig.

14. Welche Blutgruppe hat die Person, deren Ausweis im Land Südkorea ausgestellt wurde?
    - (A) 0
    - (B) AB
    - (C) B
    - (D) A
    - (E) Keine der Antworten ist richtig.

15. Wann haben die Personen, die auf Eiche allergisch reagieren, Geburtstag?
    (A) 18. Dezember, 11. Juni
    (B) 3. November, 4. Oktober
    (C) 6. August, 8. August
    (D) 10. August, 11. Juni, 8. August
    (E) Keine der Antworten ist richtig.

16. Wie heißt die abgebildete Person?
    (A) VURHOS
    (B) SASVAC
    (C) TORBOS
    (D) GEMDOB
    (E) Keine der Antworten ist richtig.

17. Welche Allergien hat die Person, deren Ausweis im Land Tunesien ausgestellt wurde?
    (A) Lachs, Haselnüsse
    (B) Mandarinen, Lachs
    (C) Eiche, Lachs, Haselnüsse
    (D) Eiche
    (E) Keine der Antworten ist richtig.

18. Auf welchem Bild ist die Person zu sehen, deren Ausweis im Land Hongkong ausgestellt wurde?

    (A)   (B)   (C)   (D)   (E) Keine der Antworten ist richtig.

    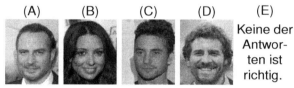

19. Welche Allergien hat die Person mit der Ziffer 2 an zweiter Stelle der Ausweisnummer?
    (A) Yohimbin, Isocyanat, Chrom
    (B) Schweinefleisch
    (C) Eiche, Lachs, Haselnüsse
    (D) Mandarinen, Wermut, Ingwer
    (E) Keine der Antworten ist richtig.

20. Wie heißt die Person mit Blutgruppe AB?
    (A) WOWPAB
    (B) SASVAC
    (C) TOPGOM
    (D) NAFKEH
    (E) Keine der Antworten ist richtig.

21. Wann hat die Person mit Blutgruppe 0, die auf Lachs und Mandarinen allergisch reagiert, Geburtstag?
    (A) 6. August
    (B) 18. Dezember
    (C) 3. September
    (D) 10. August
    (E) Keine der Antworten ist richtig.

22. Wie viele Personen nehmen Medikamente ein?
    (A) 4
    (B) 5
    (C) 6
    (D) 7
    (E) Keine der Antworten ist richtig.

23. Auf welchem Bild ist die Person zu sehen, deren Ausweis im Land Sudan ausgestellt wurde?

    (A)   (B)   (C)   (D)   (E) Keine der Antworten ist richtig.

    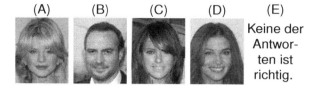

24. Wie heißt die Person mit Blutgruppe B?
    (A) SASVAC
    (B) TOPGOM
    (C) TORBOS
    (D) GEMDOB
    (E) Keine der Antworten ist richtig.

25. Welche Ausweisnummer hat die Person, die am 11. Juni Geburtstag hat?
    (A) 57638
    (B) 92136
    (C) 53364
    (D) 46886
    (E) Keine der Antworten ist richtig.

Testsimulation 21: Merkphase

ALLERGIEAUSWEIS

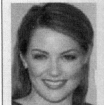
Name: POHVIP
Geburtstag: 26. Jänner
Medikamenteneinnahme: nein
Blutgruppe: B
Bekannte Allergien: Zimt, Pollen, Linsen
Ausweisnummer: 98673
Ausstellungsland: Kenia

ALLERGIEAUSWEIS

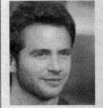
Name: BONGUL
Geburtstag: 10. September
Medikamenteneinnahme: nein
Blutgruppe: AB
Bekannte Allergien: Mango, Chrom
Ausweisnummer: 56188
Ausstellungsland: Kanada

ALLERGIEAUSWEIS

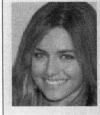
Name: PAVROF
Geburtstag: 9. August
Medikamenteneinnahme: nein
Blutgruppe: A
Bekannte Allergien: Gurke, Senf, Zimt
Ausweisnummer: 14837
Ausstellungsland: Paraguay

ALLERGIEAUSWEIS

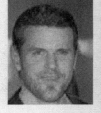
Name: VISDOR
Geburtstag: 30. April
Medikamenteneinnahme: ja
Blutgruppe: 0
Bekannte Allergien: Gurke, Zimt
Ausweisnummer: 39528
Ausstellungsland: Vatikan

ALLERGIEAUSWEIS

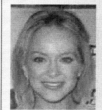

Name: DIWSEP
Geburtstag: 10. Oktober
Medikamenteneinnahme: ja
Blutgruppe: B
Bekannte Allergien: Zuckerrübe
Ausweisnummer: 08943
Ausstellungsland: Österreich

ALLERGIEAUSWEIS

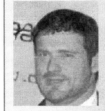

Name: GESCOZ
Geburtstag: 14. Jänner
Medikamenteneinnahme: ja
Blutgruppe: 0
Bekannte Allergien: Wermut, Zimt, Senf
Ausweisnummer: 75759
Ausstellungsland: Thailand

ALLERGIEAUSWEIS

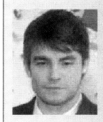

Name: LUGSOT
Geburtstag: 12. Juni
Medikamenteneinnahme: nein
Blutgruppe: AB
Bekannte Allergien: Zuckerrübe, Pollen
Ausweisnummer: 09722
Ausstellungsland: Botswana

ALLERGIEAUSWEIS

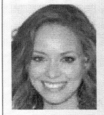

Name: VOHLOZ
Geburtstag: 12. Juli
Medikamenteneinnahme: nein
Blutgruppe: 0
Bekannte Allergien: Senf
Ausweisnummer: 55283
Ausstellungsland: Gabun

Testsimulation 21: Abrufphase

1. Wie viele Personen haben die Blutgruppe AB?
   - (A) 4
   - (B) 3
   - (C) 2
   - (D) 1
   - (E) Keine der Antworten ist richtig.

2. Welche Ausweisnummer hat die Person mit dem Namen DIWSEP?
   - (A) 14837
   - (B) 56188
   - (C) 39528
   - (D) 08943
   - (E) Keine der Antworten ist richtig.

3. Auf welchem Bild ist die Person zu sehen, die am 10. Oktober Geburtstag hat?

   (A) (B) (C) (D) (E) Keine der Antworten ist richtig.

4. Wie heißt die Person, deren Ausweis im Land Kanada ausgestellt wurde?
   - (A) GESCOZ
   - (B) DIWSEP
   - (C) PAVROF
   - (D) BONGUL
   - (E) Keine der Antworten ist richtig.

5. Welche Allergien hat die Person, deren Ausweis im Land Kenia ausgestellt wurde?
   - (A) Gurke, Zimt
   - (B) Senf
   - (C) Zuckerrübe
   - (D) Zimt, Pollen, Linsen
   - (E) Keine der Antworten ist richtig.

6. Wann hat die Person mit Blutgruppe A Geburtstag?
   - (A) 10. Oktober
   - (B) 12. Juli
   - (C) 9. August
   - (D) 26. Jänner
   - (E) Keine der Antworten ist richtig.

7. In welchem Land wurde der Ausweis der Person mit dem Namen VOHLOZ ausgestellt?
   - (A) Kanada
   - (B) Gabun
   - (C) Thailand
   - (D) Österreich
   - (E) Keine der Antworten ist richtig.

8. Wann hat die Person, die auf Zimt und Pollen allergisch reagiert, Geburtstag?
   - (A) 26. Jänner
   - (B) 12. Juni
   - (C) 9. August
   - (D) 10. Oktober
   - (E) Keine der Antworten ist richtig.

9. Welche Ausweisnummer hat die Person, deren Ausweis im Land Paraguay ausgestellt wurde?
   - (A) 39528
   - (B) 14837
   - (C) 55283
   - (D) 56188
   - (E) Keine der Antworten ist richtig.

10. Welche Ausweisnummer hat die Person mit Blutgruppe 0, die auf Zimt und Gurke allergisch reagiert?
    - (A) 55283
    - (B) 39528
    - (C) 14837
    - (D) 56188
    - (E) Keine der Antworten ist richtig.

11. Wie heißt die Person, die am 12. Juni Geburtstag hat?
    - (A) VISDOR
    - (B) VOHLOZ
    - (C) LUGSOT
    - (D) BONGUL
    - (E) Keine der Antworten ist richtig.

12. Welche Blutgruppe hat die abgebildete Person?
    - (A) A
    - (B) B
    - (C) AB
    - (D) 0
    - (E) Keine der Antworten ist richtig.

13. Welche Allergien hat die Person, deren Ausweis im Land Gabun ausgestellt wurde?
    - (A) Senf
    - (B) Zimt, Chrom
    - (C) Zuckerrübe
    - (D) Zuckerrübe, Zimt, Senf
    - (E) Keine der Antworten ist richtig.

14. Wann hat die Person mit der Ausweisnummer 75759 Geburtstag?
    - (A) 12. Juli
    - (B) 14. Jänner
    - (C) 9. August
    - (D) 10. Oktober
    - (E) Keine der Antworten ist richtig.

Testsimulation 21

15. In welchen Ländern wurden die Ausweise der Personen mit Blutgruppe B ausgestellt?
    (A) Paraguay, Österreich, Botswana
    (B) Paraguay, Vatikan, Österreich
    (C) Kanada, Thailand
    (D) Kenia, Österreich
    (E) Keine der Antworten ist richtig.

16. Wie viele Personen reagieren allergisch auf Zimt?
    (A) 1
    (B) 2
    (C) 3
    (D) 4
    (E) Keine der Antworten ist richtig.

17. In welchem Land wurde der Ausweis der Person mit dem Namen GESCOZ ausgestellt?
    (A) Thailand
    (B) Botswana
    (C) Kenia
    (D) Vatikan
    (E) Keine der Antworten ist richtig.

18. Auf welchem Bild ist die Person zu sehen, die auf Zimt, Wermut und Senf allergisch reagiert?

    (A)    (B)   (C)   (D)   (E) Keine der Antworten ist richtig.

19. Wie heißt die Person mit der Ausweisnummer 09722?
    (A) VISDOR
    (B) PAVROF
    (C) VOHLOZ
    (D) LUGSOT
    (E) Keine der Antworten ist richtig.

20. Welche Blutgruppe hat die abgebildete Person?
    (A) 0
    (B) AB
    (C) B
    (D) A
    (E) Keine der Antworten ist richtig.

21. Welche Ausweisnummer hat die Person mit dem Namen PAVROF?
    (A) 56188
    (B) 08943
    (C) 14837
    (D) 75759
    (E) Keine der Antworten ist richtig.

22. Wann hat die Person, deren Ausweis im Land Botswana ausgestellt wurde, Geburtstag?
    (A) 30. April
    (B) 12. Juni
    (C) 10. Oktober
    (D) 26. Jänner
    (E) Keine der Antworten ist richtig.

23. Wie heißen die Personen, die auf Zuckerrübe allergisch reagieren?
    (A) VISDOR, VOHLOZ
    (B) PAVROF, DIWSEP, POHVIP
    (C) BONGUL, VOHLOZ, PAVROF
    (D) DIWSEP, LUGSOT
    (E) Keine der Antworten ist richtig.

24. Wann hat die Person Geburtstag, die auf Senf allergisch reagiert und die Ziffer 5 an erster Stelle der Ausweisnummer hat?
    (A) 12. Juli
    (B) 12. Juni
    (C) 26. Jänner
    (D) 10. Oktober
    (E) Keine der Antworten ist richtig.

25. Wann haben die Personen, die Medikamente einnehmen, Geburtstag?
    (A) 10. Oktober, 30. April, 14. Jänner
    (B) 9. August, 10. Oktober
    (C) 30. April, 26. Jänner
    (D) 14. Jänner, 26. Jänner
    (E) Keine der Antworten ist richtig.

Testsimulation 22: Merkphase

ALLERGIEAUSWEIS

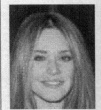

Name: DOTZEH
Geburtstag: 10. November
Medikamenteneinnahme: nein
Blutgruppe: B
Bekannte Allergien: Koriander, Kokosnuss
Ausweisnummer: 44055
Ausstellungsland: Zypern

ALLERGIEAUSWEIS

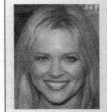

Name: KAHGIW
Geburtstag: 11. November
Medikamenteneinnahme: nein
Blutgruppe: A
Bekannte Allergien: Äpfel
Ausweisnummer: 88094
Ausstellungsland: Brunei

ALLERGIEAUSWEIS

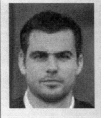

Name: LUSMUD
Geburtstag: 3. Februar
Medikamenteneinnahme: nein
Blutgruppe: AB
Bekannte Allergien: Ambrosien, Gerste
Ausweisnummer: 68655
Ausstellungsland: Dänemark

ALLERGIEAUSWEIS

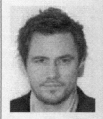

Name: FIPVEG
Geburtstag: 5. November
Medikamenteneinnahme: ja
Blutgruppe: 0
Bekannte Allergien: Spinat, Koriander
Ausweisnummer: 59178
Ausstellungsland: Nordkorea

ALLERGIEAUSWEIS

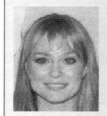

Name: KECREW
Geburtstag: 5. September
Medikamenteneinnahme: ja
Blutgruppe: 0
Bekannte Allergien: Ambrosien
Ausweisnummer: 68622
Ausstellungsland: Kuba

ALLERGIEAUSWEIS

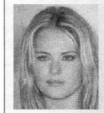

Name: JORWEG
Geburtstag: 24. März
Medikamenteneinnahme: ja
Blutgruppe: B
Bekannte Allergien: Äpfel, Ibuprofen, Gerste
Ausweisnummer: 37243
Ausstellungsland: Simbabwe

ALLERGIEAUSWEIS

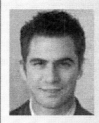

Name: TUZKOF
Geburtstag: 16. Juni
Medikamenteneinnahme: nein
Blutgruppe: AB
Bekannte Allergien: Raps, Ibuprofen, Spinat
Ausweisnummer: 23979
Ausstellungsland: Malaysia

ALLERGIEAUSWEIS

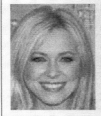

Name: TINJAD
Geburtstag: 6. September
Medikamenteneinnahme: ja
Blutgruppe: AB
Bekannte Allergien: Spinat, Hummeln, Raps
Ausweisnummer: 57018
Ausstellungsland: China

Testsimulation 22: Abrufphase

1. In welchem Land wurde der Ausweis der Person mit dem Namen DOTZEH ausgestellt?
   - (A) Dänemark
   - (B) Malaysia
   - (C) Zypern
   - (D) Brunei
   - (E) Keine der Antworten ist richtig.

2. Auf welchem Bild ist die Person mit dem Namen LUSMUD zu sehen?

   (A) (B) (C) (D) (E) Keine der Antworten ist richtig.

3. Welche Allergien hat die Person mit der Ziffer 9 an vierter Stelle der Ausweisnummer?
   - (A) Ambrosien, Koriander
   - (B) Ambrosien, Ibuprofen, Spinat
   - (C) Ambrosien
   - (D) Äpfel
   - (E) Keine der Antworten ist richtig.

4. Wie heißt die abgebildete Person?
   - (A) DOTZEH
   - (B) TINJAD
   - (C) KAHGIW
   - (D) FIPVEG
   - (E) Keine der Antworten ist richtig.

5. Wie viele Personen haben die Blutgruppe A?
   - (A) 1
   - (B) 2
   - (C) 3
   - (D) 4
   - (E) Keine der Antworten ist richtig.

6. Welche Blutgruppe hat die Person, die Medikamente einnimmt und auf Ibuprofen allergisch reagiert?
   - (A) A
   - (B) B
   - (C) AB
   - (D) 0
   - (E) Keine der Antworten ist richtig.

7. In welchem Land wurde der Ausweis der abgebildeten Person ausgestellt?
   - (A) Dänemark
   - (B) Malaysia
   - (C) Brunei
   - (D) Zypern
   - (E) Keine der Antworten ist richtig.

8. Wie heißen die Personen, die auf Spinat allergisch reagieren?
   - (A) FIPVEG, TUZKOF, TINJAD
   - (B) LUSMUD, KAHGIW, DOTZEH
   - (C) TINJAD, LUSMUD, TUZKOF, FIPVEG
   - (D) KAHGIW, TINJAD, TUZKOF
   - (E) Keine der Antworten ist richtig.

9. Wann hat die Person, deren Ausweis im Land Simbabwe ausgestellt wurde, Geburtstag?
   - (A) 24. März
   - (B) 5. September
   - (C) 3. Februar
   - (D) 5. November
   - (E) Keine der Antworten ist richtig.

10. Welche Ausweisnummer hat die Person, die auf Kokosnuss allergisch reagiert?
    - (A) 88094
    - (B) 57018
    - (C) 68655
    - (D) 44055
    - (E) Keine der Antworten ist richtig.

11. Wann hat die Person, deren Ausweis im Land Brunei ausgestellt wurde, Geburtstag?
    - (A) 24. März
    - (B) 10. November
    - (C) 11. November
    - (D) 16. Juni
    - (E) Keine der Antworten ist richtig.

12. Wie heißt die Person, die keine Medikamente einnimmt und auf Äpfel allergisch reagiert?
    - (A) KECREW
    - (B) TUZKOF
    - (C) TINJAD
    - (D) KAHGIW
    - (E) Keine der Antworten ist richtig.

13. Wie viele Personen haben die Blutgruppe B?
    - (A) 2
    - (B) 3
    - (C) 4
    - (D) 5
    - (E) Keine der Antworten ist richtig.

14. Welche Ausweisnummer hat die Person, deren Ausweis im Land Nordkorea ausgestellt wurde?
    - (A) 68655
    - (B) 44055
    - (C) 59178
    - (D) 68622
    - (E) Keine der Antworten ist richtig.

15. Wie heißt die Person mit der Ziffer 9 an zweiter Stelle der Ausweisnummer?
    (A) JORWEG
    (B) LUSMUD
    (C) FIPVEG
    (D) KAHGIW
    (E) Keine der Antworten ist richtig.

16. Welche Allergien hat die Person, deren Ausweis im Land Kuba ausgestellt wurde?
    (A) Spinat, Hummeln, Raps
    (B) Äpfel, Ibuprofen, Gerste
    (C) Ambrosien
    (D) Ambrosien, Gerste
    (E) Keine der Antworten ist richtig.

17. Wann hat die Person mit dem Namen JORWEG Geburtstag?
    (A) 5. September
    (B) 11. November
    (C) 24. März
    (D) 3. Februar
    (E) Keine der Antworten ist richtig.

18. In welchem Land wurde der Ausweis der Person, die keine Medikamente einnimmt und auf Ambrosien allergisch reagiert, ausgestellt?
    (A) Zypern
    (B) Dänemark
    (C) Nordkorea
    (D) Malaysia
    (E) Keine der Antworten ist richtig.

19. Wann hat die abgebildete Person Geburtstag?
    (A) 11. November
    (B) 10. November
    (C) 5. November
    (D) 5. September
    (E) Keine der Antworten ist richtig.

20. Wann hat die Person mit Blutgruppe 0, die auf Ambrosien allergisch reagiert, Geburtstag?
    (A) 5. September
    (B) 10. November
    (C) 6. September
    (D) 3. Februar
    (E) Keine der Antworten ist richtig.

21. Wie heißt die Person mit der Ausweisnummer 23979?
    (A) KECREW
    (B) TUZKOF
    (C) LUSMUD
    (D) KAHGIW
    (E) Keine der Antworten ist richtig.

22. Wann hat die Person, deren Ausweis im Land Malaysia ausgestellt wurde, Geburtstag?
    (A) 5. September
    (B) 10. November
    (C) 5. November
    (D) 16. Juni
    (E) Keine der Antworten ist richtig.

23. Wie lauten die Ausweisnummern der Personen mit Blutgruppe AB?
    (A) 68655, 37243, 23979
    (B) 37243, 88094, 68622, 44055
    (C) 57018, 68655, 23979
    (D) 59178, 44055, 57018, 23979
    (E) Keine der Antworten ist richtig.

24. Wann hat die abgebildete Person Geburtstag?
    (A) 3. Februar
    (B) 5. September
    (C) 11. November
    (D) 24. März
    (E) Keine der Antworten ist richtig.

25. Welche Blutgruppe hat die Person, die am 11. November Geburtstag hat?
    (A) A
    (B) B
    (C) AB
    (D) 0
    (E) Keine der Antworten ist richtig.

Testsimulation 23: Merkphase

ALLERGIEAUSWEIS

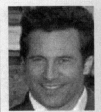
Name: MUPCIP
Geburtstag: 23. August
Medikamenteneinnahme: ja
Blutgruppe: A
Bekannte Allergien: Zeder
Ausweisnummer: 63318
Ausstellungsland: Ukraine

ALLERGIEAUSWEIS

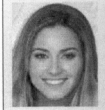
Name: RERZOP
Geburtstag: 8. Februar
Medikamenteneinnahme: ja
Blutgruppe: B
Bekannte Allergien: Lactalbumin, Ahorn, Minze
Ausweisnummer: 10089
Ausstellungsland: Elfenbeinküste

ALLERGIEAUSWEIS

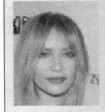
Name: BEWJIR
Geburtstag: 19. Dezember
Medikamenteneinnahme: nein
Blutgruppe: A
Bekannte Allergien: Ibuprofen, Ahorn, Löwenzahn
Ausweisnummer: 31634
Ausstellungsland: Japan

ALLERGIEAUSWEIS

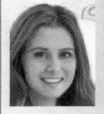
Name: KECMUR
Geburtstag: 9. November
Medikamenteneinnahme: ja
Blutgruppe: B
Bekannte Allergien: Preiselbeere, Ahorn
Ausweisnummer: 25340
Ausstellungsland: Kroatien

ALLERGIEAUSWEIS

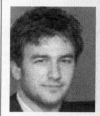
Name: JEVGUV
Geburtstag: 27. Jänner
Medikamenteneinnahme: ja
Blutgruppe: 0
Bekannte Allergien: Kakao, Zeder
Ausweisnummer: 18307
Ausstellungsland: Indien

ALLERGIEAUSWEIS

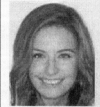
Name: BOFBAT
Geburtstag: 24. Juli
Medikamenteneinnahme: nein
Blutgruppe: B
Bekannte Allergien: Zeder
Ausweisnummer: 14372
Ausstellungsland: Dominikanische Republik

ALLERGIEAUSWEIS

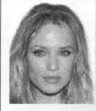
Name: GINDOW
Geburtstag: 16. Oktober
Medikamenteneinnahme: nein
Blutgruppe: 0
Bekannte Allergien: Ahorn, Löwenzahn, Paranuss
Ausweisnummer: 64230
Ausstellungsland: Osttimor

ALLERGIEAUSWEIS

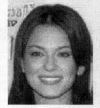
Name: TANZON
Geburtstag: 28. Juli
Medikamenteneinnahme: nein
Blutgruppe: AB
Bekannte Allergien: Zeder, Hausstaub
Ausweisnummer: 42153
Ausstellungsland: Belgien

Testsimulation 23: Abrufphase

1. Wie heißt die Person, deren Ausweis im Land Indien ausgestellt wurde?
   - (A) JEVGUV
   - (B) KECMUR
   - (C) RERZOP
   - (D) BOFBAT
   - (E) Keine der Antworten ist richtig.

2. Wie viele Personen reagieren allergisch auf Zeder?
   - (A) 5
   - (B) 4
   - (C) 3
   - (D) 2
   - (E) Keine der Antworten ist richtig.

3. Wie heißt die Person, die am 16. Oktober Geburtstag hat?
   - (A) BOFBAT
   - (B) BEWJIR
   - (C) GINDOW
   - (D) MUPCIP
   - (E) Keine der Antworten ist richtig.

4. In welchen Ländern wurden die Ausweise der Personen mit der Ziffer 4 an zweiter Stelle der Ausweisnummer ausgestellt?
   - (A) Indien, Elfenbeinküste
   - (B) Ukraine, Belgien
   - (C) Dominikanische Republik, Osttimor
   - (D) Ukraine, Japan
   - (E) Keine der Antworten ist richtig.

5. Welche Allergien hat die abgebildete Person?
   - (A) Kakao, Zeder
   - (B) Ahorn, Löwenzahn, Paranuss
   - (C) Preiselbeere, Ahorn
   - (D) Hausstaub
   - (E) Keine der Antworten ist richtig.

6. Wann hat die Person mit dem Namen BOFBAT Geburtstag?
   - (A) 9. November
   - (B) 8. Februar
   - (C) 24. Juli
   - (D) 27. Jänner
   - (E) Keine der Antworten ist richtig.

7. Welche Allergien hat die Person, deren Ausweis im Land Dominikanische Republik ausgestellt wurde?
   - (A) Ahorn, Löwenzahn, Paranuss
   - (B) Ibuprofen, Ahorn, Löwenzahn
   - (C) Zeder
   - (D) Lactalbumin, Ahorn, Minze
   - (E) Keine der Antworten ist richtig.

8. Wann hat die Person mit Blutgruppe A, die auf Ahorn allergisch reagiert, Geburtstag?
   - (A) 28. Juli
   - (B) 27. Jänner
   - (C) 23. August
   - (D) 19. Dezember
   - (E) Keine der Antworten ist richtig.

9. Wie heißen die Personen, die Medikamente einnehmen?
   - (A) MUPCIP, JEVGUV, KECMUR, RERZOP
   - (B) BOFBAT, TANZON, GINDOW, KECMUR
   - (C) MUPCIP, GINDOW, BOFBAT, KECMUR
   - (D) KECMUR, BOFBAT, RERZOP, BEWJIR
   - (E) Keine der Antworten ist richtig.

10. Wann hat die Person mit Blutgruppe AB Geburtstag?
    - (A) 23. August
    - (B) 8. Februar
    - (C) 16. Oktober
    - (D) 27. Jänner
    - (E) Keine der Antworten ist richtig.

11. Welche Ausweisnummer hat die Person, die auf Paranuss und Ahorn allergisch reagiert?
    - (A) 64230
    - (B) 25340
    - (C) 14372
    - (D) 10089
    - (E) Keine der Antworten ist richtig.

12. Wann hat die Person, deren Ausweis im Land Elfenbeinküste ausgestellt wurde, Geburtstag?
    - (A) 19. Dezember
    - (B) 9. November
    - (C) 16. Oktober
    - (D) 8. Februar
    - (E) Keine der Antworten ist richtig.

13. Welche Blutgruppe hat die Person mit der Ziffer 4 an letzter Stelle der Ausweisnummer?
    - (A) 0
    - (B) AB
    - (C) B
    - (D) A
    - (E) Keine der Antworten ist richtig.

14. Wann hat die abgebildete Person Geburtstag?
    - (A) 19. Dezember
    - (B) 23. August
    - (C) 28. Juli
    - (D) 9. November
    - (E) Keine der Antworten ist richtig.

15. Welche Allergien hat die Person, deren Ausweis im Land Ukraine ausgestellt wurde?
    (A) Zeder
    (B) Ahorn, Hausstaub
    (C) Zeder, Hausstaub
    (D) Preiselbeere, Zeder
    (E) Keine der Antworten ist richtig.

16. Welche Blutgruppe hat die Person, deren Ausweis im Land Belgien ausgestellt wurde?
    (A) A
    (B) B
    (C) AB
    (D) 0
    (E) Keine der Antworten ist richtig.

17. Auf welchem Bild ist die Person mit der Ausweisnummer 25340 zu sehen?

    (A)   (B)   (C)   (D)   (E) Keine der Antworten ist richtig.

18. Wie heißt die Person, die am 9. November Geburtstag hat?
    (A) BOFBAT
    (B) TANZON
    (C) KECMUR
    (D) MUPCIP
    (E) Keine der Antworten ist richtig.

19. Welche Ausweisnummer hat die Person mit dem Namen TANZON?
    (A) 18307
    (B) 42153
    (C) 63318
    (D) 64230
    (E) Keine der Antworten ist richtig.

20. Wie lauten die Ausweisnummern der Personen mit Blutgruppe B?
    (A) 63318, 18307, 31634, 25340
    (B) 63318, 10089, 14372
    (C) 14372, 10089, 25340
    (D) 25340, 14372
    (E) Keine der Antworten ist richtig.

21. Wie heißt die abgebildete Person?
    (A) KECMUR
    (B) RERZOP
    (C) MUPCIP
    (D) JEVGUV
    (E) Keine der Antworten ist richtig.

22. Wie viele Personen haben die Blutgruppe 0?
    (A) 1
    (B) 2
    (C) 3
    (D) 4
    (E) Keine der Antworten ist richtig.

23. In welchem Land wurde der Ausweis der Person, die auf Lactalbumin, Ahorn und Minze allergisch reagiert, ausgestellt?
    (A) Ukraine
    (B) Osttimor
    (C) Elfenbeinküste
    (D) Japan
    (E) Keine der Antworten ist richtig.

24. Wie heißt die Person, die am 19. Dezember Geburtstag hat?
    (A) JEVGUV
    (B) BEWJIR
    (C) BOFBAT
    (D) KECMUR
    (E) Keine der Antworten ist richtig.

25. Welche Allergien hat die Person, deren Ausweis im Land Osttimor ausgestellt wurde?
    (A) Preiselbeere, Ahorn, Löwenzahn
    (B) Lactalbumin, Ahorn, Minze
    (C) Ibuprofen, Ahorn, Löwenzahn
    (D) Ahorn, Löwenzahn, Paranuss
    (E) Keine der Antworten ist richtig.

Testsimulation 24: Merkphase

ALLERGIEAUSWEIS

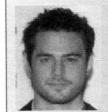

Name: DUJDIM
Geburtstag: 15. April
Medikamenteneinnahme: ja
Blutgruppe: B
Bekannte Allergien: Sonnenblume, Soja
Ausweisnummer: 84573
Ausstellungsland: Frankreich

ALLERGIEAUSWEIS

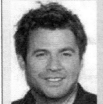

Name: HIMNON
Geburtstag: 16. Dezember
Medikamenteneinnahme: nein
Blutgruppe: AB
Bekannte Allergien: Erdnüsse, Kiwi, Barbiturate
Ausweisnummer: 78736
Ausstellungsland: Myanmar

ALLERGIEAUSWEIS

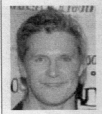

Name: HUSWEZ
Geburtstag: 25. März
Medikamenteneinnahme: nein
Blutgruppe: AB
Bekannte Allergien: Rifamycine, Jod
Ausweisnummer: 93994
Ausstellungsland: Uganda

ALLERGIEAUSWEIS

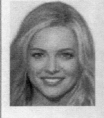

Name: WEFMUM
Geburtstag: 24. Mai
Medikamenteneinnahme: ja
Blutgruppe: A
Bekannte Allergien: Basilikum, Sonnenblume
Ausweisnummer: 42403
Ausstellungsland: Kroatien

ALLERGIEAUSWEIS

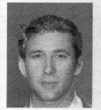

Name: HAZDUZ
Geburtstag: 7. Dezember
Medikamenteneinnahme: ja
Blutgruppe: B
Bekannte Allergien: Jod
Ausweisnummer: 74061
Ausstellungsland: Vatikan

ALLERGIEAUSWEIS

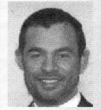

Name: LOHCUV
Geburtstag: 20. April
Medikamenteneinnahme: nein
Blutgruppe: AB
Bekannte Allergien: Barbiturate
Ausweisnummer: 12123
Ausstellungsland: Singapur

ALLERGIEAUSWEIS

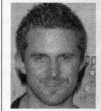

Name: MAFCUP
Geburtstag: 9. Juni
Medikamenteneinnahme: ja
Blutgruppe: 0
Bekannte Allergien: Erdnüsse, Jod, Soja
Ausweisnummer: 36729
Ausstellungsland: Nepal

ALLERGIEAUSWEIS

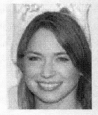

Name: DUBJUL
Geburtstag: 5. April
Medikamenteneinnahme: ja
Blutgruppe: A
Bekannte Allergien: Kakao, Soja, Jod
Ausweisnummer: 70122
Ausstellungsland: Panama

Testsimulation 24: Abrufphase

1. In welchen Ländern wurden die Ausweise der Personen, die auf Jod allergisch reagieren, ausgestellt?
   - (A) Panama, Myanmar, Vatikan
   - (B) Uganda, Nepal, Panama, Vatikan
   - (C) Uganda, Panama, Nepal
   - (D) Nepal, Singapur, Vatikan, Panama
   - (E) Keine der Antworten ist richtig.

2. Wie viele Personen haben die Blutgruppe A?
   - (A) 1
   - (B) 2
   - (C) 3
   - (D) 4
   - (E) Keine der Antworten ist richtig.

3. Welche Allergien hat die Person mit dem Namen LOHCUV?
   - (A) Rifamycine, Soja
   - (B) Barbiturate
   - (C) Sonnenblume, Soja
   - (D) Jod
   - (E) Keine der Antworten ist richtig.

4. Welche Blutgruppe hat die Person, die am 5. April Geburtstag hat?
   - (A) 0
   - (B) AB
   - (C) B
   - (D) A
   - (E) Keine der Antworten ist richtig.

5. Auf welchem Bild ist die Person zu sehen, die am 7. Dezember Geburtstag hat?

   (A) (B) (C) (D) (E) Keine der Antworten ist richtig.

6. Wie heißt die Person, deren Ausweis im Land Myanmar ausgestellt wurde?
   - (A) HUSWEZ
   - (B) HAZDUZ
   - (C) DUBJUL
   - (D) HIMNON
   - (E) Keine der Antworten ist richtig.

7. Wann hat die Person, die auf Basilikum allergisch reagiert, Geburtstag?
   - (A) 9. Juni
   - (B) 20. April
   - (C) 24. Mai
   - (D) 15. April
   - (E) Keine der Antworten ist richtig.

8. Welche Allergien hat die Person mit dem Namen WEFMUM?
   - (A) Basilikum, Sonnenblume
   - (B) Rifamycine, Jod
   - (C) Barbiturate
   - (D) Erdnüsse, Kiwi, Barbiturate
   - (E) Keine der Antworten ist richtig.

9. Welche Blutgruppe hat die Person, die am 9. Juni Geburtstag hat?
   - (A) A
   - (B) B
   - (C) AB
   - (D) 0
   - (E) Keine der Antworten ist richtig.

10. Auf welchem Bild ist die Person zu sehen, die keine Medikamente einnimmt und auf Erdnüsse allergisch reagiert?

    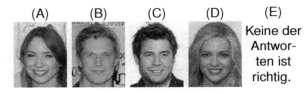
    (A) (B) (C) (D) (E) Keine der Antworten ist richtig.

11. Wann hat die Person mit dem Namen MAFCUP Geburtstag?
    - (A) 15. April
    - (B) 24. Mai
    - (C) 5. April
    - (D) 9. Juni
    - (E) Keine der Antworten ist richtig.

12. Wie viele Personen nehmen Medikamente ein?
    - (A) 7
    - (B) 6
    - (C) 5
    - (D) 4
    - (E) Keine der Antworten ist richtig.

13. In welchem Land wurde der Ausweis der abgebildeten Person ausgestellt?
    - (A) Frankreich
    - (B) Vatikan
    - (C) Myanmar
    - (D) Panama
    - (E) Keine der Antworten ist richtig.

14. Welche Allergien hat die Person mit der Ziffer 9 an erster Stelle der Ausweisnummer?
    (A) Jod
    (B) Kakao, Soja, Jod
    (C) Erdnüsse, Kiwi, Barbiturate
    (D) Rifamycine, Jod
    (E) Keine der Antworten ist richtig.

15. Welche Ausweisnummer hat die Person mit Blutgruppe 0?
    (A) 78736
    (B) 70122
    (C) 36729
    (D) 12123
    (E) Keine der Antworten ist richtig.

16. In welchem Land wurde der Ausweis der Person mit dem Namen HUSWEZ ausgestellt?
    (A) Uganda
    (B) Singapur
    (C) Myanmar
    (D) Kroatien
    (E) Keine der Antworten ist richtig.

17. In welchem Land wurde der Ausweis der Person mit der Ausweisnummer 70122 ausgestellt?
    (A) Kroatien
    (B) Myanmar
    (C) Nepal
    (D) Vatikan
    (E) Keine der Antworten ist richtig.

18. Wie heißt die abgebildete Person?
    (A) DUJDIM
    (B) DUBJUL
    (C) LOHCUV
    (D) HUSWEZ
    (E) Keine der Antworten ist richtig.

19. Wann hat die Person Geburtstag, die auf Barbiturate allergisch reagiert und die Ziffer 2 an vierter Stelle der Ausweisnummer hat?
    (A) 15. April
    (B) 24. Mai
    (C) 16. Dezember
    (D) 20. April
    (E) Keine der Antworten ist richtig.

20. Wann hat die Person, deren Ausweis im Land Panama ausgestellt wurde, Geburtstag?
    (A) 5. April
    (B) 9. Juni
    (C) 20. April
    (D) 24. Mai
    (E) Keine der Antworten ist richtig.

21. Wie lauten die Ausweisnummern der Personen mit Blutgruppe AB?
    (A) 84573, 36729
    (B) 93994, 78736, 12123
    (C) 36729, 84573, 78736, 74061
    (D) 93994, 36729
    (E) Keine der Antworten ist richtig.

22. Wie heißt die Person, die am 15. April Geburtstag hat?
    (A) WEFMUM
    (B) LOHCUV
    (C) HIMNON
    (D) MAFCUP
    (E) Keine der Antworten ist richtig.

23. Welche Ausweisnummer hat die Person, deren Ausweis im Land Frankreich ausgestellt wurde?
    (A) 74061
    (B) 84573
    (C) 42403
    (D) 78736
    (E) Keine der Antworten ist richtig.

24. Welche Allergien hat die Person mit dem Namen DUBJUL?
    (A) Jod, Soja
    (B) Sonnenblume, Soja
    (C) Kakao, Soja, Jod
    (D) Sonnenblume, Jod, Soja
    (E) Keine der Antworten ist richtig.

25. In welchem Land wurde der Ausweis der abgebildeten Person ausgestellt?
    (A) Vatikan
    (B) Panama
    (C) Nepal
    (D) Myanmar
    (E) Keine der Antworten ist richtig.

Testsimulation 25: Merkphase

ALLERGIEAUSWEIS

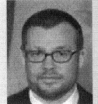
Name: LONLOF
Geburtstag: 25. Dezember
Medikamenteneinnahme: nein
Blutgruppe: AB
Bekannte Allergien: Kakao
Ausweisnummer: 00527
Ausstellungsland: Ungarn

ALLERGIEAUSWEIS

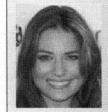
Name: CACTOZ
Geburtstag: 30. November
Medikamenteneinnahme: ja
Blutgruppe: AB
Bekannte Allergien: Liguster, Ibuprofen
Ausweisnummer: 12085
Ausstellungsland: Indonesien

ALLERGIEAUSWEIS

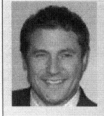
Name: FOSZAP
Geburtstag: 11. Oktober
Medikamenteneinnahme: ja
Blutgruppe: A
Bekannte Allergien: Pilze, Kakao, Oliven
Ausweisnummer: 71653
Ausstellungsland: Syrien

ALLERGIEAUSWEIS

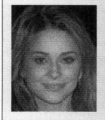
Name: DELZIR
Geburtstag: 14. März
Medikamenteneinnahme: nein
Blutgruppe: AB
Bekannte Allergien: Oliven, Kakao, Zeder
Ausweisnummer: 20587
Ausstellungsland: Guatemala

ALLERGIEAUSWEIS

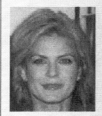

Name: FENRUK
Geburtstag: 21. November
Medikamenteneinnahme: ja
Blutgruppe: A
Bekannte Allergien: Kakao, Pilze
Ausweisnummer: 03158
Ausstellungsland: Osttimor

ALLERGIEAUSWEIS

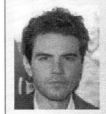

Name: FOSTOP
Geburtstag: 6. April
Medikamenteneinnahme: ja
Blutgruppe: A
Bekannte Allergien: Kohl, Pilze, Amoxicillin
Ausweisnummer: 06780
Ausstellungsland: Schweden

ALLERGIEAUSWEIS

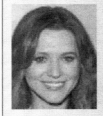

Name: ZESMON
Geburtstag: 14. September
Medikamenteneinnahme: ja
Blutgruppe: B
Bekannte Allergien: Oliven, Karotte
Ausweisnummer: 84959
Ausstellungsland: Marokko

ALLERGIEAUSWEIS

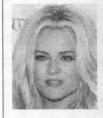

Name: MIZVAK
Geburtstag: 12. Februar
Medikamenteneinnahme: nein
Blutgruppe: A
Bekannte Allergien: Liguster
Ausweisnummer: 21433
Ausstellungsland: Thailand

Testsimulation 25: Abrufphase

1. Wann haben die Personen mit Blutgruppe AB Geburtstag?
   (A) 12. Februar, 6. April
   (B) 6. April, 14. März, 21. November
   (C) 14. März, 25. Dezember
   (D) 25. Dezember, 14. März, 30. November
   (E) Keine der Antworten ist richtig.

2. In welchem Land wurde der Ausweis der Person mit der Ausweisnummer 21433 ausgestellt?
   (A) Osttimor
   (B) Thailand
   (C) Indonesien
   (D) Ungarn
   (E) Keine der Antworten ist richtig.

3. Welche Blutgruppe hat die Person mit dem Namen LONLOF?
   (A) A
   (B) B
   (C) AB
   (D) 0
   (E) Keine der Antworten ist richtig.

4. Wann haben die Personen, die auf Pilze allergisch reagieren, Geburtstag?
   (A) 11. Oktober, 6. April, 21. November
   (B) 25. Dezember, 12. Februar
   (C) 14. September, 6. April, 14. März
   (D) 14. September, 6. April
   (E) Keine der Antworten ist richtig.

5. Welche Allergien hat die Person mit dem Namen MIZVAK?
   (A) Oliven, Ibuprofen
   (B) Liguster
   (C) Liguster, Pilze
   (D) Liguster, Karotte
   (E) Keine der Antworten ist richtig.

6. In welchem Land wurde der Ausweis der Person, die am 14. September Geburtstag hat, ausgestellt?
   (A) Indonesien
   (B) Thailand
   (C) Osttimor
   (D) Marokko
   (E) Keine der Antworten ist richtig.

7. Auf welchem Bild ist die Person mit der Ausweisnummer 12085 zu sehen?

   (A)   (B)   (C)   (D)   (E)
   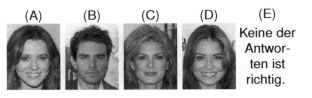
   Keine der Antworten ist richtig.

8. Wie heißt die Person, deren Ausweis im Land Marokko ausgestellt wurde?
   (A) ZESMON
   (B) DELZIR
   (C) FOSTOP
   (D) FOSZAP
   (E) Keine der Antworten ist richtig.

9. Auf welchem Bild ist die Person zu sehen, die am 25. Dezember Geburtstag hat?

   (A)   (B)   (C)   (D)   (E)
   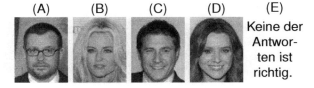
   Keine der Antworten ist richtig.

10. In welchem Land wurde der Ausweis der Person mit dem Namen FOSZAP ausgestellt?
    (A) Guatemala
    (B) Schweden
    (C) Thailand
    (D) Osttimor
    (E) Keine der Antworten ist richtig.

11. Welche Allergien hat die Person, deren Ausweis im Land Guatemala ausgestellt wurde?
    (A) Oliven
    (B) Kohl, Pilze, Amoxicillin
    (C) Oliven, Kakao, Zeder
    (D) Karotte
    (E) Keine der Antworten ist richtig.

12. Wie heißen die Personen mit Blutgruppe A?
    (A) FENRUK, FOSTOP, MIZVAK, FOSZAP
    (B) MIZVAK, ZESMON, LONLOF
    (C) FOSZAP, FENRUK, FOSTOP, DELZIR
    (D) MIZVAK, FENRUK, FOSTOP
    (E) Keine der Antworten ist richtig.

13. Wann hat die Person, deren Ausweis im Land Indonesien ausgestellt wurde, Geburtstag?
    (A) 14. März
    (B) 30. November
    (C) 21. November
    (D) 12. Februar
    (E) Keine der Antworten ist richtig.

14. Welche Allergien hat die Person mit dem Namen FENRUK?

    (A) Kakao, Pilze
    (B) Kohl, Pilze, Amoxicillin
    (C) Oliven, Karotte
    (D) Oliven
    (E) Keine der Antworten ist richtig.

15. Wann hat die Person mit der Ausweisnummer 20587 Geburtstag?

    (A) 21. November
    (B) 12. Februar
    (C) 14. März
    (D) 11. Oktober
    (E) Keine der Antworten ist richtig.

16. Welche Allergien hat die Person mit dem Namen FOSTOP?

    (A) Oliven, Kakao, Zeder
    (B) Kohl, Pilze, Amoxicillin
    (C) Liguster
    (D) Pilze, Kakao, Oliven
    (E) Keine der Antworten ist richtig.

17. Welche Ausweisnummer hat die Person, deren Ausweis im Land Syrien ausgestellt wurde?

    (A) 84959
    (B) 71653
    (C) 00527
    (D) 21433
    (E) Keine der Antworten ist richtig.

18. Wann hat die abgebildete Person Geburtstag?

    (A) 12. Februar
    (B) 6. April
    (C) 14. September
    (D) 25. Dezember
    (E) Keine der Antworten ist richtig.

    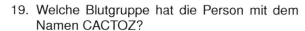

19. Welche Blutgruppe hat die Person mit dem Namen CACTOZ?

    (A) 0
    (B) AB
    (C) B
    (D) A
    (E) Keine der Antworten ist richtig.

20. Auf welchem Bild ist die Person zu sehen, die keine Medikamente einnimmt und auf Liguster allergisch reagiert?

    (A) (B) (C) (D) (E) Keine der Antworten ist richtig.

21. Wann hat die Person, deren Ausweis im Land Thailand ausgestellt wurde, Geburtstag?

    (A) 25. Dezember
    (B) 11. Oktober
    (C) 14. September
    (D) 12. Februar
    (E) Keine der Antworten ist richtig.

22. Wie viele Personen nehmen Medikamente ein?

    (A) 2
    (B) 3
    (C) 4
    (D) 5
    (E) Keine der Antworten ist richtig.

23. Welche Ausweisnummer hat die Person mit Blutgruppe B?

    (A) 84959
    (B) 03158
    (C) 12085
    (D) 71653
    (E) Keine der Antworten ist richtig.

24. Welche Ausweisnummer hat die Person, die keine Medikamente einnimmt und auf Oliven und Kakao allergisch reagiert?

    (A) 71653
    (B) 20587
    (C) 06780
    (D) 00527
    (E) Keine der Antworten ist richtig.

25. Welche Allergien hat die abgebildete Person?

    (A) Liguster
    (B) Ibuprofen, Kakao, Zeder
    (C) Kakao
    (D) Pilze, Ibuprofen
    (E) Keine der Antworten ist richtig.

Testsimulation 26: Merkphase

ALLERGIEAUSWEIS

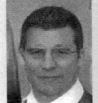

Name: VAMSOM
Geburtstag: 25. Oktober
Medikamenteneinnahme: nein
Blutgruppe: AB
Bekannte Allergien: Soja
Ausweisnummer: 95016
Ausstellungsland: Namibia

ALLERGIEAUSWEIS

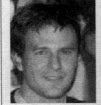

Name: REJMEH
Geburtstag: 23. Jänner
Medikamenteneinnahme: nein
Blutgruppe: 0
Bekannte Allergien: Kastanien, Acetaminophen
Ausweisnummer: 79520
Ausstellungsland: Kasachstan

ALLERGIEAUSWEIS

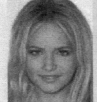

Name: LUMZEB
Geburtstag: 10. Mai
Medikamenteneinnahme: nein
Blutgruppe: A
Bekannte Allergien: Leinsamen, Raps, Wermut
Ausweisnummer: 39178
Ausstellungsland: Albanien

ALLERGIEAUSWEIS

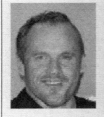

Name: FODKAK
Geburtstag: 17. Dezember
Medikamenteneinnahme: nein
Blutgruppe: 0
Bekannte Allergien: Raps, Erdbeeren
Ausweisnummer: 80643
Ausstellungsland: Simbabwe

ALLERGIEAUSWEIS

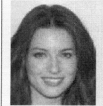
Name: LADGUG
Geburtstag: 13. Juni
Medikamenteneinnahme: nein
Blutgruppe: 0
Bekannte Allergien: Soja
Ausweisnummer: 01948
Ausstellungsland: Portugal

ALLERGIEAUSWEIS

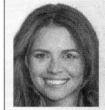
Name: JEBLAH
Geburtstag: 2. Jänner
Medikamenteneinnahme: ja
Blutgruppe: B
Bekannte Allergien: Raps, Wermut
Ausweisnummer: 55453
Ausstellungsland: Tschechische Republik

ALLERGIEAUSWEIS

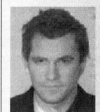
Name: SIHNOW
Geburtstag: 25. November
Medikamenteneinnahme: nein
Blutgruppe: B
Bekannte Allergien: Wermut, Raps, Acetaminophen
Ausweisnummer: 94405
Ausstellungsland: Taiwan

ALLERGIEAUSWEIS

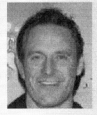
Name: GEWNAV
Geburtstag: 18. März
Medikamenteneinnahme: ja
Blutgruppe: A
Bekannte Allergien: Roggen, Krustentiere, Raps
Ausweisnummer: 13511
Ausstellungsland: Hongkong

Testsimulation 26: Abrufphase

1. Welche Ausweisnummer hat die Person mit dem Namen LUMZEB?
   - (A) 01948
   - (B) 13511
   - (C) 39178
   - (D) 80643
   - (E) Keine der Antworten ist richtig.

2. In welchem Land wurde der Ausweis der Person mit dem Namen REJMEH ausgestellt?
   - (A) Kasachstan
   - (B) Hongkong
   - (C) Portugal
   - (D) Namibia
   - (E) Keine der Antworten ist richtig.

3. Welche Allergien hat die Person mit Blutgruppe AB?
   - (A) Raps, Erdbeeren
   - (B) Kastanien, Acetaminophen
   - (C) Soja
   - (D) Leinsamen, Raps, Wermut
   - (E) Keine der Antworten ist richtig.

4. Auf welchem Bild ist die Person mit der Ausweisnummer 01948 zu sehen?

   (A)   (B)   (C)   (D)   (E) Keine der Antworten ist richtig.

   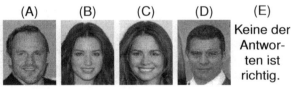

5. Wie heißt die Person, die am 10. Mai Geburtstag hat?
   - (A) VAMSOM
   - (B) JEBLAH
   - (C) LUMZEB
   - (D) LADGUG
   - (E) Keine der Antworten ist richtig.

6. Wie heißen die Personen mit Blutgruppe A?
   - (A) VAMSOM, SIHNOW
   - (B) FODKAK, GEWNAV
   - (C) GEWNAV, LUMZEB
   - (D) VAMSOM, LUMZEB, SIHNOW
   - (E) Keine der Antworten ist richtig.

7. Auf welchem Bild ist die Person zu sehen, die auf Erdbeeren und Raps allergisch reagiert?

   (A)   (B)   (C)   (D)   (E) Keine der Antworten ist richtig.

   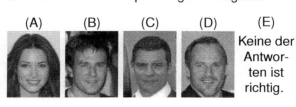

8. In welchem Land wurde der Ausweis der Person, die am 13. Juni Geburtstag hat, ausgestellt?
   - (A) Taiwan
   - (B) Portugal
   - (C) Tschechische Republik
   - (D) Albanien
   - (E) Keine der Antworten ist richtig.

9. Welche Allergien hat die Person mit der Ausweisnummer 55453?
   - (A) Raps, Erdbeeren
   - (B) Kastanien, Acetaminophen
   - (C) Soja, Krustentiere, Raps
   - (D) Raps, Wermut
   - (E) Keine der Antworten ist richtig.

10. Wie heißt die Person, deren Ausweis im Land Namibia ausgestellt wurde?
    - (A) LADGUG
    - (B) VAMSOM
    - (C) JEBLAH
    - (D) SIHNOW
    - (E) Keine der Antworten ist richtig.

11. Wie viele Personen haben die Blutgruppe B?
    - (A) 4
    - (B) 3
    - (C) 2
    - (D) 1
    - (E) Keine der Antworten ist richtig.

12. Wann haben die Personen, die auf Wermut allergisch reagieren, Geburtstag?
    - (A) 18. März, 17. Dezember, 13. Juni
    - (B) 25. November, 13. Juni
    - (C) 23. Jänner, 25. November, 18. März
    - (D) 25. November, 10. Mai, 2. Jänner
    - (E) Keine der Antworten ist richtig.

13. Auf welchem Bild ist die Person mit der Ziffer 1 an letzter Stelle der Ausweisnummer zu sehen?

    (A)   (B)   (C)   (D)   (E) Keine der Antworten ist richtig.

    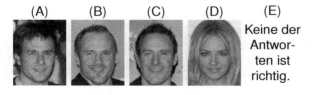

14. Wann hat die Person mit dem Namen VAMSOM Geburtstag?
    - (A) 2. Jänner
    - (B) 25. Oktober
    - (C) 18. März
    - (D) 17. Dezember
    - (E) Keine der Antworten ist richtig.

Testsimulation 26

15. Welche Blutgruppe hat die Person mit der Ziffer 0 an vierter Stelle der Ausweisnummer?
    - (A) A
    - (B) B
    - (C) AB
    - (D) 0
    - (E) Keine der Antworten ist richtig.

16. In welchem Land wurde der Ausweis der Person, die am 23. Jänner Geburtstag hat, ausgestellt?
    - (A) Kasachstan
    - (B) Simbabwe
    - (C) Tschechische Republik
    - (D) Albanien
    - (E) Keine der Antworten ist richtig.

17. Wie viele Personen reagieren allergisch auf Raps?
    - (A) 2
    - (B) 3
    - (C) 4
    - (D) 5
    - (E) Keine der Antworten ist richtig.

18. In welchem Land wurde der Ausweis der Person, die auf Roggen allergisch reagiert, ausgestellt?
    - (A) Albanien
    - (B) Hongkong
    - (C) Portugal
    - (D) Tschechische Republik
    - (E) Keine der Antworten ist richtig.

19. Welche Ausweisnummer hat die Person, die am 2. Jänner Geburtstag hat?
    - (A) 55453
    - (B) 13511
    - (C) 79520
    - (D) 94405
    - (E) Keine der Antworten ist richtig.

20. In welchen Ländern wurden die Ausweise der Personen, die Medikamente einnehmen, ausgestellt?
    - (A) Hongkong, Tschechische Republik
    - (B) Hongkong, Kasachstan, Portugal
    - (C) Taiwan, Kasachstan
    - (D) Hongkong, Taiwan
    - (E) Keine der Antworten ist richtig.

21. Welche Blutgruppe hat die abgebildete Person?
    - (A) 0
    - (B) AB
    - (C) B
    - (D) A
    - (E) Keine der Antworten ist richtig.

22. Wann hat die Person, deren Ausweis im Land Albanien ausgestellt wurde, Geburtstag?
    - (A) 2. Jänner
    - (B) 10. Mai
    - (C) 23. Jänner
    - (D) 13. Juni
    - (E) Keine der Antworten ist richtig.

23. Wie heißt die Person mit Blutgruppe 0, die auf Soja allergisch reagiert?
    - (A) LUMZEB
    - (B) JEBLAH
    - (C) LADGUG
    - (D) REJMEH
    - (E) Keine der Antworten ist richtig.

24. In welchem Land wurde der Ausweis der Person mit Blutgruppe 0, die auf Acetaminophen allergisch reagiert, ausgestellt?
    - (A) Kasachstan
    - (B) Taiwan
    - (C) Albanien
    - (D) Tschechische Republik
    - (E) Keine der Antworten ist richtig.

25. Wann hat die Person mit dem Namen FODKAK Geburtstag?
    - (A) 2. Jänner
    - (B) 18. März
    - (C) 17. Dezember
    - (D) 23. Jänner
    - (E) Keine der Antworten ist richtig.

Testsimulation 27: Merkphase

ALLERGIEAUSWEIS

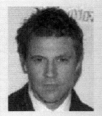
Name: LONHIJ
Geburtstag: 23. Jänner
Medikamenteneinnahme: nein
Blutgruppe: A
Bekannte Allergien: Bienen, Zypresse, Paprika
Ausweisnummer: 76569
Ausstellungsland: Bosnien und Herzegowina

ALLERGIEAUSWEIS

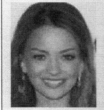
Name: JUNMAH
Geburtstag: 4. September
Medikamenteneinnahme: nein
Blutgruppe: B
Bekannte Allergien: Oliven, Jod, Zypresse
Ausweisnummer: 03199
Ausstellungsland: Sri Lanka

ALLERGIEAUSWEIS

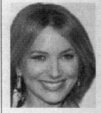
Name: SASWUC
Geburtstag: 22. Juli
Medikamenteneinnahme: ja
Blutgruppe: AB
Bekannte Allergien: Schweinefleisch
Ausweisnummer: 60868
Ausstellungsland: Marokko

ALLERGIEAUSWEIS

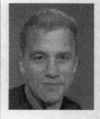
Name: BOBRAR
Geburtstag: 15. Juni
Medikamenteneinnahme: ja
Blutgruppe: B
Bekannte Allergien: Holunder
Ausweisnummer: 72964
Ausstellungsland: Portugal

ALLERGIEAUSWEIS

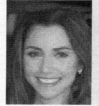

Name: TOMSIP
Geburtstag: 24. April
Medikamenteneinnahme: ja
Blutgruppe: A
Bekannte Allergien: Limone, Bienen
Ausweisnummer: 25009
Ausstellungsland: Libanon

ALLERGIEAUSWEIS

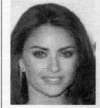

Name: BOCLIZ
Geburtstag: 5. April
Medikamenteneinnahme: ja
Blutgruppe: B
Bekannte Allergien: Espen, Schweinefleisch
Ausweisnummer: 90783
Ausstellungsland: Dschibuti

ALLERGIEAUSWEIS

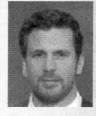

Name: GEZKOP
Geburtstag: 18. September
Medikamenteneinnahme: ja
Blutgruppe: 0
Bekannte Allergien: Oliven, Scholle, Jod
Ausweisnummer: 36137
Ausstellungsland: Kongo

ALLERGIEAUSWEIS

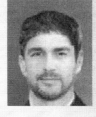

Name: GOSNUC
Geburtstag: 5. August
Medikamenteneinnahme: ja
Blutgruppe: B
Bekannte Allergien: Zypresse, Oliven
Ausweisnummer: 50520
Ausstellungsland: Mexiko

Testsimulation 27: Abrufphase

1. Wann haben die Personen, die auf Schweinefleisch allergisch reagieren, Geburtstag?
   (A) 5. April, 22. Juli
   (B) 22. Juli, 5. August, 23. Jänner
   (C) 5. April, 18. September
   (D) 15. Juni, 5. April
   (E) Keine der Antworten ist richtig.

2. Wie heißt die Person, die auf Holunder allergisch reagiert?
   (A) BOCLIZ
   (B) BOBRAR
   (C) JUNMAH
   (D) GEZKOP
   (E) Keine der Antworten ist richtig.

3. Wann hat die Person, deren Ausweis im Land Dschibuti ausgestellt wurde, Geburtstag?
   (A) 5. April
   (B) 5. August
   (C) 15. Juni
   (D) 23. Jänner
   (E) Keine der Antworten ist richtig.

4. Wie heißen die Personen, die keine Medikamente einnehmen?
   (A) JUNMAH, LONHIJ
   (B) BOCLIZ, GEZKOP, SASWUC
   (C) GEZKOP, LONHIJ
   (D) GOSNUC, GEZKOP, LONHIJ
   (E) Keine der Antworten ist richtig.

5. Welche Ausweisnummer hat die Person, die am 15. Juni Geburtstag hat?
   (A) 25009
   (B) 50520
   (C) 72964
   (D) 60868
   (E) Keine der Antworten ist richtig.

6. Welche Allergien hat die Person, deren Ausweis im Land Libanon ausgestellt wurde?
   (A) Limone, Bienen
   (B) Espen, Schweinefleisch
   (C) Paprika, Scholle, Jod
   (D) Holunder
   (E) Keine der Antworten ist richtig.

7. Wie lauten die Ausweisnummern der Personen mit Blutgruppe A?
   (A) 72964, 76569, 25009
   (B) 76569, 25009
   (C) 76569, 72964
   (D) 36137, 50520, 72964
   (E) Keine der Antworten ist richtig.

8. Auf welchem Bild ist die Person zu sehen, die Medikamente einnimmt und auf Bienen allergisch reagiert?

   (A)   (B)   (C)   (D)   (E) Keine der Antworten ist richtig.

   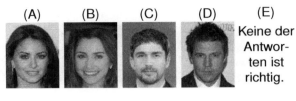

9. Wie viele Personen haben die Blutgruppe B?
   (A) 6
   (B) 5
   (C) 4
   (D) 3
   (E) Keine der Antworten ist richtig.

10. Wann hat die Person mit der Ausweisnummer 60868 Geburtstag?
    (A) 4. September
    (B) 5. April
    (C) 22. Juli
    (D) 23. Jänner
    (E) Keine der Antworten ist richtig.

11. In welchem Land wurde der Ausweis der Person mit Blutgruppe AB ausgestellt?
    (A) Dschibuti
    (B) Marokko
    (C) Sri Lanka
    (D) Bosnien und Herzegowina
    (E) Keine der Antworten ist richtig.

12. Welche Ausweisnummer hat die abgebildete Person?
    (A) 03199
    (B) 25009
    (C) 72964
    (D) 50520
    (E) Keine der Antworten ist richtig.

13. Wie heißt die Person, deren Ausweis im Land Marokko ausgestellt wurde?
    (A) GEZKOP
    (B) LONHIJ
    (C) BOCLIZ
    (D) SASWUC
    (E) Keine der Antworten ist richtig.

14. Wie heißt die Person mit der Ausweisnummer 03199?
    (A) BOBRAR
    (B) JUNMAH
    (C) TOMSIP
    (D) GEZKOP
    (E) Keine der Antworten ist richtig.

15. In welchem Land wurde der Ausweis der Person mit dem Namen GEZKOP ausgestellt?
    (A) Sri Lanka
    (B) Bosnien und Herzegowina
    (C) Dschibuti
    (D) Kongo
    (E) Keine der Antworten ist richtig.

16. Welche Allergien hat die abgebildete Person?
    (A) Schweinefleisch
    (B) Oliven, Scholle, Jod
    (C) Schweinefleisch, Oliven
    (D) Oliven, Jod, Zypresse
    (E) Keine der Antworten ist richtig.

17. In welchem Land wurde der Ausweis der Person mit der Ziffer 5 an zweiter Stelle der Ausweisnummer ausgestellt?
    (A) Mexiko
    (B) Libanon
    (C) Sri Lanka
    (D) Portugal
    (E) Keine der Antworten ist richtig.

18. Wie heißt die Person, die am 22. Juli Geburtstag hat?
    (A) GEZKOP
    (B) SASWUC
    (C) GOSNUC
    (D) LONHIJ
    (E) Keine der Antworten ist richtig.

19. Welche Allergien hat die Person mit Blutgruppe 0?
    (A) Oliven, Scholle, Jod
    (B) Limone
    (C) Espen, Jod, Zypresse
    (D) Zypresse, Oliven
    (E) Keine der Antworten ist richtig.

20. Welche Allergien hat die Person, deren Ausweis im Land Bosnien und Herzegowina ausgestellt wurde?
    (A) Oliven, Scholle, Jod
    (B) Bienen, Zypresse, Paprika
    (C) Oliven, Jod, Zypresse
    (D) Zypresse
    (E) Keine der Antworten ist richtig.

21. Wie heißt die Person, die am 18. September Geburtstag hat?
    (A) LONHIJ
    (B) GEZKOP
    (C) GOSNUC
    (D) BOBRAR
    (E) Keine der Antworten ist richtig.

22. Welche Blutgruppe hat die Person, die Medikamente einnimmt und auf Oliven und Zypresse allergisch reagiert?
    (A) A
    (B) B
    (C) AB
    (D) 0
    (E) Keine der Antworten ist richtig.

23. Wann hat die Person, deren Ausweis im Land Portugal ausgestellt wurde, Geburtstag?
    (A) 24. April
    (B) 22. Juli
    (C) 5. August
    (D) 15. Juni
    (E) Keine der Antworten ist richtig.

24. Wie heißt die Person mit der Ausweisnummer 36137?
    (A) BOCLIZ
    (B) GEZKOP
    (C) LONHIJ
    (D) SASWUC
    (E) Keine der Antworten ist richtig.

25. Auf welchem Bild ist die Person zu sehen, die am 5. August Geburtstag hat?

    (A) (B) (C) (D) (E) Keine der Antworten ist richtig.

Testsimulation 28: Merkphase

ALLERGIEAUSWEIS

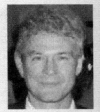
Name: SONWOM
Geburtstag: 12. November
Medikamenteneinnahme: nein
Blutgruppe: AB
Bekannte Allergien: Kastanien, Hafer
Ausweisnummer: 50333
Ausstellungsland: Vereinigte Staaten von Amerika

ALLERGIEAUSWEIS

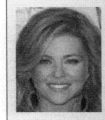
Name: WONMIR
Geburtstag: 21. Oktober
Medikamenteneinnahme: ja
Blutgruppe: AB
Bekannte Allergien: Kastanien
Ausweisnummer: 05528
Ausstellungsland: Estland

ALLERGIEAUSWEIS

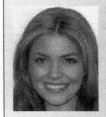
Name: MINRAC
Geburtstag: 28. August
Medikamenteneinnahme: ja
Blutgruppe: AB
Bekannte Allergien: Minze
Ausweisnummer: 41770
Ausstellungsland: Vatikan

ALLERGIEAUSWEIS

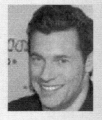
Name: MONJOT
Geburtstag: 24. Dezember
Medikamenteneinnahme: ja
Blutgruppe: A
Bekannte Allergien: Petersilie, Lactoglobulin
Ausweisnummer: 42025
Ausstellungsland: Spanien

ALLERGIEAUSWEIS

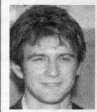
Name: PAHGAG
Geburtstag: 15. August
Medikamenteneinnahme: nein
Blutgruppe: B
Bekannte Allergien: Hunde, Gelatine, Kastanien
Ausweisnummer: 10076
Ausstellungsland: Pakistan

ALLERGIEAUSWEIS

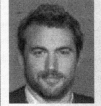
Name: GOLNED
Geburtstag: 31. Mai
Medikamenteneinnahme: ja
Blutgruppe: A
Bekannte Allergien: Kastanien, Ambrosien
Ausweisnummer: 88674
Ausstellungsland: Thailand

ALLERGIEAUSWEIS

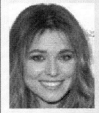
Name: COTCUJ
Geburtstag: 5. Juli
Medikamenteneinnahme: nein
Blutgruppe: 0
Bekannte Allergien: Petersilie, Hafer, Hunde
Ausweisnummer: 72402
Ausstellungsland: Schweiz

ALLERGIEAUSWEIS

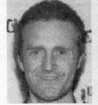
Name: WOBRIL
Geburtstag: 13. Juli
Medikamenteneinnahme: nein
Blutgruppe: B
Bekannte Allergien: Hunde, Liguster, Scholle
Ausweisnummer: 01686
Ausstellungsland: Bangladesch

Testsimulation 28: Abrufphase

1. Welche Ausweisnummer hat die Person, deren Ausweis im Land Thailand ausgestellt wurde?
   - (A) 05528
   - (B) 50333
   - (C) 41770
   - (D) 42025
   - (E) Keine der Antworten ist richtig.

2. In welchem Land wurde der Ausweis der Person, die am 31. Mai Geburtstag hat, ausgestellt?
   - (A) Schweiz
   - (B) Thailand
   - (C) Spanien
   - (D) Bangladesch
   - (E) Keine der Antworten ist richtig.

3. Welche Allergien hat die abgebildete Person?
   - (A) Hunde, Gelatine, Kastanien
   - (B) Kastanien, Hafer
   - (C) Minze
   - (D) Hunde, Liguster, Scholle
   - (E) Keine der Antworten ist richtig.

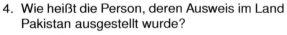

4. Wie heißt die Person, deren Ausweis im Land Pakistan ausgestellt wurde?
   - (A) MINRAC
   - (B) WONMIR
   - (C) PAHGAG
   - (D) MONJOT
   - (E) Keine der Antworten ist richtig.

5. Wann hat die Person mit der Ausweisnummer 42025 Geburtstag?
   - (A) 21. Oktober
   - (B) 24. Dezember
   - (C) 12. November
   - (D) 5. Juli
   - (E) Keine der Antworten ist richtig.

6. Wie heißt die Person, die auf Minze allergisch reagiert?
   - (A) WOBRIL
   - (B) MINRAC
   - (C) MONJOT
   - (D) SONWOM
   - (E) Keine der Antworten ist richtig.

7. Auf welchem Bild ist die Person mit dem Namen SONWOM zu sehen?

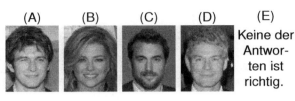

   (A) (B) (C) (D) (E) Keine der Antworten ist richtig.

8. Welche Allergien hat die Person mit dem Namen WONMIR?
   - (A) Kastanien, Hafer
   - (B) Petersilie, Hafer, Hunde
   - (C) Gelatine, Lactoglobulin
   - (D) Kastanien
   - (E) Keine der Antworten ist richtig.

9. Welche Allergien hat die Person, die am 15. August Geburtstag hat?
   - (A) Petersilie, Hafer, Hunde
   - (B) Hunde
   - (C) Hunde, Gelatine, Kastanien
   - (D) Kastanien, Lactoglobulin
   - (E) Keine der Antworten ist richtig.

10. In welchem Land wurde der Ausweis der abgebildeten Person ausgestellt?
    - (A) Spanien
    - (B) Bangladesch
    - (C) Estland
    - (D) Schweiz
    - (E) Keine der Antworten ist richtig.

11. Welche Ausweisnummer hat die Person, die am 5. Juli Geburtstag hat?
    - (A) 72402
    - (B) 50333
    - (C) 42025
    - (D) 05528
    - (E) Keine der Antworten ist richtig.

12. In welchem Land wurde der Ausweis der abgebildeten Person ausgestellt?
    - (A) Bangladesch
    - (B) Pakistan
    - (C) Vereinigte Staaten von Amerika
    - (D) Vatikan
    - (E) Keine der Antworten ist richtig.

13. Wie viele Personen nehmen Medikamente ein?
    (A) 5
    (B) 4
    (C) 3
    (D) 2
    (E) Keine der Antworten ist richtig.

14. Auf welchem Bild ist die Person mit Blutgruppe A, die auf Petersilie allergisch reagiert zu sehen?

    (A) (B) (C) (D) (E) Keine der Antworten ist richtig.

15. Wie heißt die Person, die am 12. November Geburtstag hat?
    (A) MINRAC
    (B) WONMIR
    (C) SONWOM
    (D) MONJOT
    (E) Keine der Antworten ist richtig.

16. Wie lauten die Ausweisnummern der Personen mit Blutgruppe AB?
    (A) 88674, 10076, 05528
    (B) 10076, 41770
    (C) 10076, 01686, 50333, 88674
    (D) 05528, 50333, 41770
    (E) Keine der Antworten ist richtig.

17. In welchen Ländern wurden die Ausweise der Personen, die auf Hunde allergisch reagieren, ausgestellt?
    (A) Bangladesch, Pakistan, Thailand
    (B) Bangladesch, Pakistan, Schweiz
    (C) Schweiz, Pakistan
    (D) Spanien, Estland, Schweiz
    (E) Keine der Antworten ist richtig.

18. Wann hat die Person mit dem Namen PAHGAG Geburtstag?
    (A) 24. Dezember
    (B) 12. November
    (C) 15. August
    (D) 28. August
    (E) Keine der Antworten ist richtig.

19. In welchem Land wurde der Ausweis der Person mit der Ausweisnummer 72402 ausgestellt?
    (A) Schweiz
    (B) Bangladesch
    (C) Thailand
    (D) Vatikan
    (E) Keine der Antworten ist richtig.

20. Wann hat die Person mit Blutgruppe A, die auf Kastanien allergisch reagiert, Geburtstag?
    (A) 31. Mai
    (B) 24. Dezember
    (C) 5. Juli
    (D) 21. Oktober
    (E) Keine der Antworten ist richtig.

21. Wie heißt die Person mit der Ziffer 1 an erster Stelle der Ausweisnummer?
    (A) MINRAC
    (B) PAHGAG
    (C) COTCUJ
    (D) WONMIR
    (E) Keine der Antworten ist richtig.

22. Wann hat die Person mit der Ausweisnummer 50333 Geburtstag?
    (A) 21. Oktober
    (B) 24. Dezember
    (C) 12. November
    (D) 28. August
    (E) Keine der Antworten ist richtig.

23. Wie heißt die Person mit Blutgruppe 0?
    (A) WONMIR
    (B) WOBRIL
    (C) MINRAC
    (D) COTCUJ
    (E) Keine der Antworten ist richtig.

24. Welche Allergien hat die Person, deren Ausweis im Land Vereinigte Staaten von Amerika ausgestellt wurde?
    (A) Minze
    (B) Petersilie
    (C) Kastanien, Hafer
    (D) Kastanien, Ambrosien
    (E) Keine der Antworten ist richtig.

25. Wie viele Personen haben die Blutgruppe B?
    (A) 4
    (B) 3
    (C) 2
    (D) 1
    (E) Keine der Antworten ist richtig.

Testsimulation 29: Merkphase

ALLERGIEAUSWEIS

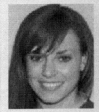

Name: BOLRAL
Geburtstag: 26. Oktober
Medikamenteneinnahme: ja
Blutgruppe: AB
Bekannte Allergien: Sulfite, Kiwi
Ausweisnummer: 84080
Ausstellungsland: Bhutan

ALLERGIEAUSWEIS

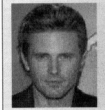

Name: TETDUR
Geburtstag: 13. Oktober
Medikamenteneinnahme: ja
Blutgruppe: B
Bekannte Allergien: Raps
Ausweisnummer: 25433
Ausstellungsland: Slowenien

ALLERGIEAUSWEIS

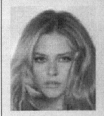

Name: GOHVUF
Geburtstag: 24. November
Medikamenteneinnahme: nein
Blutgruppe: AB
Bekannte Allergien: Palladium, Kiwi, Sulfite
Ausweisnummer: 54966
Ausstellungsland: Liberia

ALLERGIEAUSWEIS

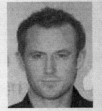

Name: ZOJTIW
Geburtstag: 1. April
Medikamenteneinnahme: nein
Blutgruppe: 0
Bekannte Allergien: Sulfite, Kiwi
Ausweisnummer: 89147
Ausstellungsland: Singapur

ALLERGIEAUSWEIS

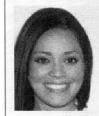

Name: TEZTEV
Geburtstag: 7. Juli
Medikamenteneinnahme: ja
Blutgruppe: 0
Bekannte Allergien: Sulfite, Liguster, Lachs
Ausweisnummer: 95179
Ausstellungsland: Ungarn

ALLERGIEAUSWEIS

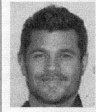

Name: COSKIV
Geburtstag: 3. Juni
Medikamenteneinnahme: nein
Blutgruppe: AB
Bekannte Allergien: Sulfite, Roggen
Ausweisnummer: 15221
Ausstellungsland: Griechenland

ALLERGIEAUSWEIS

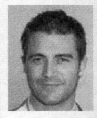

Name: JAJVAH
Geburtstag: 12. März
Medikamenteneinnahme: nein
Blutgruppe: A
Bekannte Allergien: Knoblauch, Erdbeeren, Lachs
Ausweisnummer: 60710
Ausstellungsland: Gambia

ALLERGIEAUSWEIS

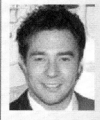

Name: ZAWJOT
Geburtstag: 2. September
Medikamenteneinnahme: ja
Blutgruppe: 0
Bekannte Allergien: Lachs
Ausweisnummer: 52626
Ausstellungsland: Kamerun

Testsimulation 29: Abrufphase

1. Wann hat die Person mit dem Namen TEZTEV Geburtstag?
   - (A) 1. April
   - (B) 24. November
   - (C) 2. September
   - (D) 7. Juli
   - (E) Keine der Antworten ist richtig.

2. Wann haben die Personen mit Blutgruppe AB Geburtstag?
   - (A) 24. November, 7. Juli, 26. Oktober
   - (B) 13. Oktober, 26. Oktober
   - (C) 24. November, 26. Oktober, 3. Juni
   - (D) 26. Oktober, 1. April, 24. November
   - (E) Keine der Antworten ist richtig.

3. In welchem Land wurde der Ausweis der Person mit dem Namen GOHVUF ausgestellt?
   - (A) Ungarn
   - (B) Liberia
   - (C) Bhutan
   - (D) Griechenland
   - (E) Keine der Antworten ist richtig.

4. Welche Ausweisnummer hat die Person, die Medikamente einnimmt und auf Sulfite und Kiwi allergisch reagiert?
   - (A) 25433
   - (B) 84080
   - (C) 15221
   - (D) 60710
   - (E) Keine der Antworten ist richtig.

5. Wie heißt die Person, die am 3. Juni Geburtstag hat?
   - (A) ZAWJOT
   - (B) ZOJTIW
   - (C) COSKIV
   - (D) BOLRAL
   - (E) Keine der Antworten ist richtig.

6. In welchem Land wurde der Ausweis der Person mit Blutgruppe 0, die auf Kiwi und Sulfite allergisch reagiert, ausgestellt?
   - (A) Singapur
   - (B) Liberia
   - (C) Griechenland
   - (D) Slowenien
   - (E) Keine der Antworten ist richtig.

7. Welche Ausweisnummer hat die Person, die am 26. Oktober Geburtstag hat?
   - (A) 84080
   - (B) 25433
   - (C) 89147
   - (D) 15221
   - (E) Keine der Antworten ist richtig.

8. In welchem Land wurde der Ausweis der abgebildeten Person ausgestellt?
   - (A) Gambia
   - (B) Bhutan
   - (C) Liberia
   - (D) Singapur
   - (E) Keine der Antworten ist richtig.

9. Auf welchem Bild ist die Person zu sehen, die auf Raps allergisch reagiert?

   (A) (B) (C) (D) (E) Keine der Antworten ist richtig.

   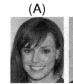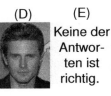

10. In welchem Land wurde der Ausweis der Person, die am 1. April Geburtstag hat, ausgestellt?
    - (A) Kamerun
    - (B) Singapur
    - (C) Liberia
    - (D) Ungarn
    - (E) Keine der Antworten ist richtig.

11. Wie heißt die Person mit der Ziffer 0 an zweiter Stelle der Ausweisnummer?
    - (A) COSKIV
    - (B) BOLRAL
    - (C) JAJVAH
    - (D) GOHVUF
    - (E) Keine der Antworten ist richtig.

12. Wie viele Personen haben die Blutgruppe B?
    - (A) 4
    - (B) 3
    - (C) 2
    - (D) 1
    - (E) Keine der Antworten ist richtig.

13. Welche Allergien hat die Person, deren Ausweis im Land Kamerun ausgestellt wurde?
    - (A) Sulfite, Roggen
    - (B) Knoblauch, Erdbeeren, Lachs
    - (C) Lachs
    - (D) Sulfite, Kiwi
    - (E) Keine der Antworten ist richtig.

14. Wie heißen die Personen, die keine Medikamente einnehmen?
    - (A) JAJVAH, COSKIV, GOHVUF, ZOJTIW
    - (B) JAJVAH, ZOJTIW, TEZTEV, COSKIV
    - (C) TEZTEV, ZOJTIW, ZAWJOT, JAJVAH
    - (D) GOHVUF, ZAWJOT, ZOJTIW, BOLRAL
    - (E) Keine der Antworten ist richtig.

15. Welche Allergien hat die Person mit der Ziffer 3 an letzter Stelle der Ausweisnummer?

    (A) Lachs, Kiwi
    (B) Sulfite, Roggen
    (C) Sulfite, Kiwi
    (D) Raps
    (E) Keine der Antworten ist richtig.

16. Wann hat die Person, deren Ausweis im Land Liberia ausgestellt wurde, Geburtstag?

    (A) 7. Juli
    (B) 24. November
    (C) 26. Oktober
    (D) 1. April
    (E) Keine der Antworten ist richtig.

17. Welche Blutgruppe hat die Person mit dem Namen ZOJTIW?

    (A) A
    (B) B
    (C) AB
    (D) 0
    (E) Keine der Antworten ist richtig.

18. Welche Ausweisnummer hat die Person, deren Ausweis im Land Slowenien ausgestellt wurde?

    (A) 84080
    (B) 89147
    (C) 25433
    (D) 60710
    (E) Keine der Antworten ist richtig.

19. Wie viele Personen reagieren allergisch auf Sulfite?

    (A) 2
    (B) 3
    (C) 4
    (D) 5
    (E) Keine der Antworten ist richtig.

20. Welche Ausweisnummer hat die Person mit dem Namen COSKIV?

    (A) 84080
    (B) 95179
    (C) 54966
    (D) 15221
    (E) Keine der Antworten ist richtig.

21. Auf welchem Bild ist die Person zu sehen, die am 13. Oktober Geburtstag hat?

    (A)   (B)   (C)   (D)   (E) Keine der Antworten ist richtig.

22. Welche Allergien hat die Person, deren Ausweis im Land Bhutan ausgestellt wurde?

    (A) Raps, Roggen
    (B) Knoblauch, Erdbeeren, Lachs
    (C) Raps, Erdbeeren, Lachs
    (D) Sulfite, Kiwi
    (E) Keine der Antworten ist richtig.

23. Wie heißt die abgebildete Person?

    (A) JAJVAH
    (B) ZOJTIW
    (C) TETDUR
    (D) GOHVUF
    (E) Keine der Antworten ist richtig.

24. Wie lauten die Ausweisnummern der Personen, die auf Lachs allergisch reagieren?

    (A) 25433, 54966
    (B) 89147, 25433
    (C) 52626, 95179, 89147, 54966
    (D) 60710, 95179, 52626
    (E) Keine der Antworten ist richtig.

25. Wann hat die Person mit Blutgruppe A Geburtstag?

    (A) 12. März
    (B) 1. April
    (C) 24. November
    (D) 3. Juni
    (E) Keine der Antworten ist richtig.

Testsimulation 30: Merkphase

ALLERGIEAUSWEIS

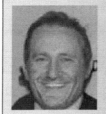

Name: HEKWAB
Geburtstag: 4. April
Medikamenteneinnahme: ja
Blutgruppe: B
Bekannte Allergien: Kiwi, Leinsamen, Limone
Ausweisnummer: 90053
Ausstellungsland: Costa Rica

ALLERGIEAUSWEIS

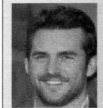

Name: BILHIG
Geburtstag: 20. Mai
Medikamenteneinnahme: ja
Blutgruppe: B
Bekannte Allergien: Leinsamen, Erdbeeren
Ausweisnummer: 70599
Ausstellungsland: Indonesien

ALLERGIEAUSWEIS

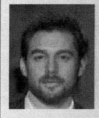

Name: JATROT
Geburtstag: 22. August
Medikamenteneinnahme: nein
Blutgruppe: 0
Bekannte Allergien: Erdbeeren
Ausweisnummer: 98120
Ausstellungsland: Sambia

ALLERGIEAUSWEIS

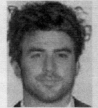

Name: FURBEN
Geburtstag: 16. Oktober
Medikamenteneinnahme: ja
Blutgruppe: 0
Bekannte Allergien: Äpfel, Kontrastmittel, Kiwi
Ausweisnummer: 18222
Ausstellungsland: Schweden

ALLERGIEAUSWEIS

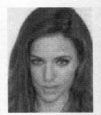

Name: GUMSAC
Geburtstag: 26. April
Medikamenteneinnahme: ja
Blutgruppe: A
Bekannte Allergien: Leinsamen, Erdbeeren
Ausweisnummer: 74623
Ausstellungsland: Oman

ALLERGIEAUSWEIS

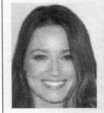

Name: DOGBUS
Geburtstag: 6. Dezember
Medikamenteneinnahme: nein
Blutgruppe: 0
Bekannte Allergien: Wermut
Ausweisnummer: 19156
Ausstellungsland: Botswana

ALLERGIEAUSWEIS

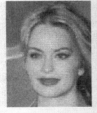

Name: CIBZEV
Geburtstag: 1. November
Medikamenteneinnahme: nein
Blutgruppe: B
Bekannte Allergien: Scholle, Wespen, Äpfel
Ausweisnummer: 05255
Ausstellungsland: Südafrika

ALLERGIEAUSWEIS

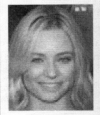

Name: PECPEB
Geburtstag: 2. Juni
Medikamenteneinnahme: ja
Blutgruppe: A
Bekannte Allergien: Kontrastmittel, Liguster
Ausweisnummer: 71037
Ausstellungsland: Bangladesch

Testsimulation 30: Abrufphase

1. Wie viele Personen haben die Blutgruppe A?
   - (A) 1
   - (B) 2
   - (C) 3
   - (D) 4
   - (E) Keine der Antworten ist richtig.

2. In welchen Ländern wurden die Ausweise der Personen, die zugleich auf Erdbeeren und Leinsamen allergisch reagieren, ausgestellt?
   - (A) Bangladesch, Indonesien
   - (B) Oman, Indonesien
   - (C) Sambia, Indonesien
   - (D) Südafrika, Schweden
   - (E) Keine der Antworten ist richtig.

3. Wann hat die Person mit der Ziffer 5 an zweiter Stelle der Ausweisnummer Geburtstag?
   - (A) 2. Juni
   - (B) 4. April
   - (C) 6. Dezember
   - (D) 1. November
   - (E) Keine der Antworten ist richtig.

4. Welche Allergien hat die Person mit dem Namen FURBEN?
   - (A) Äpfel, Kontrastmittel, Kiwi
   - (B) Erdbeeren
   - (C) Kontrastmittel, Liguster
   - (D) Scholle, Wespen, Äpfel
   - (E) Keine der Antworten ist richtig.

5. In welchem Land wurde der Ausweis der abgebildeten Person ausgestellt?
   - (A) Indonesien
   - (B) Bangladesch
   - (C) Costa Rica
   - (D) Oman
   - (E) Keine der Antworten ist richtig.

6. Wann hat die Person, die auf Limone allergisch reagiert, Geburtstag?
   - (A) 26. April
   - (B) 4. April
   - (C) 1. November
   - (D) 2. Juni
   - (E) Keine der Antworten ist richtig.

7. In welchen Ländern wurden die Ausweise der Personen mit Blutgruppe 0 ausgestellt?
   - (A) Oman, Costa Rica
   - (B) Costa Rica, Bangladesch
   - (C) Bangladesch, Oman
   - (D) Südafrika, Oman, Indonesien
   - (E) Keine der Antworten ist richtig.

8. Auf welchem Bild ist die Person mit dem Namen GUMSAC zu sehen?

   (A) (B) (C) (D) 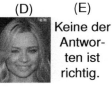 (E) Keine der Antworten ist richtig.

9. Wann hat die Person, die auf Wespen, Äpfel und Scholle allergisch reagiert, Geburtstag?
   - (A) 16. Oktober
   - (B) 1. November
   - (C) 4. April
   - (D) 20. Mai
   - (E) Keine der Antworten ist richtig.

10. Wie viele Personen nehmen Medikamente ein?
    - (A) 5
    - (B) 6
    - (C) 7
    - (D) 8
    - (E) Keine der Antworten ist richtig.

11. Welche Ausweisnummer hat die Person, deren Ausweis im Land Sambia ausgestellt wurde?
    - (A) 05255
    - (B) 71037
    - (C) 70599
    - (D) 98120
    - (E) Keine der Antworten ist richtig.

12. Welche Blutgruppe hat die Person, die keine Medikamente einnimmt und auf Erdbeeren allergisch reagiert?
    - (A) A
    - (B) B
    - (C) AB
    - (D) 0
    - (E) Keine der Antworten ist richtig.

13. Wann hat die abgebildete Person Geburtstag?
    - (A) 26. April
    - (B) 4. April
    - (C) 20. Mai
    - (D) 16. Oktober
    - (E) Keine der Antworten ist richtig.

14. Wann hat die Person mit der Ausweisnummer 90053 Geburtstag?
    (A) 2. Juni
    (B) 4. April
    (C) 1. November
    (D) 22. August
    (E) Keine der Antworten ist richtig.

15. Welche Ausweisnummer hat die Person mit dem Namen PECPEB?
    (A) 74623
    (B) 98120
    (C) 71037
    (D) 90053
    (E) Keine der Antworten ist richtig.

16. Wie heißen die Personen mit Blutgruppe B?
    (A) FURBEN, DOGBUS, JATROT
    (B) BILHIG, HEKWAB, CIBZEV
    (C) GUMSAC, DOGBUS, PECPEB, HEKWAB
    (D) GUMSAC, FURBEN, JATROT
    (E) Keine der Antworten ist richtig.

17. Welche Allergien hat die Person, deren Ausweis im Land Schweden ausgestellt wurde?
    (A) Scholle, Wespen, Äpfel
    (B) Wermut, Wespen, Äpfel
    (C) Äpfel, Erdbeeren
    (D) Äpfel, Kontrastmittel, Kiwi
    (E) Keine der Antworten ist richtig.

18. In welchem Land wurde der Ausweis der Person, die am 16. Oktober Geburtstag hat, ausgestellt?
    (A) Indonesien
    (B) Botswana
    (C) Schweden
    (D) Sambia
    (E) Keine der Antworten ist richtig.

19. Welche Allergien hat die Person mit dem Namen JATROT?
    (A) Leinsamen, Erdbeeren
    (B) Erdbeeren
    (C) Wermut
    (D) Limone, Wespen, Äpfel
    (E) Keine der Antworten ist richtig.

20. In welchem Land wurde der Ausweis der Person mit der Ausweisnummer 19156 ausgestellt?
    (A) Costa Rica
    (B) Schweden
    (C) Bangladesch
    (D) Botswana
    (E) Keine der Antworten ist richtig.

21. Auf welchem Bild ist die Person zu sehen, die am 26. April Geburtstag hat?

    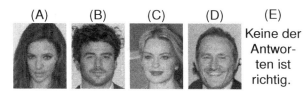

    (A) (B) (C) (D) (E) Keine der Antworten ist richtig.

22. Wie heißt die Person mit der Ziffer 4 an zweiter Stelle der Ausweisnummer?
    (A) BILHIG
    (B) GUMSAC
    (C) HEKWAB
    (D) DOGBUS
    (E) Keine der Antworten ist richtig.

23. Welche Allergien hat die Person, die am 2. Juni Geburtstag hat?
    (A) Erdbeeren
    (B) Scholle, Wespen, Äpfel
    (C) Kontrastmittel, Liguster
    (D) Leinsamen, Erdbeeren
    (E) Keine der Antworten ist richtig.

24. In welchem Land wurde der Ausweis der Person mit dem Namen BILHIG ausgestellt?
    (A) Oman
    (B) Botswana
    (C) Indonesien
    (D) Sambia
    (E) Keine der Antworten ist richtig.

25. Welche Blutgruppe hat die abgebildete Person?
    (A) 0
    (B) AB
    (C) B
    (D) A
    (E) Keine der Antworten ist richtig.

Testsimulation 31: Merkphase

ALLERGIEAUSWEIS

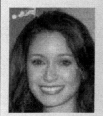

Name: ROLKIP
Geburtstag: 15. August
Medikamenteneinnahme: nein
Blutgruppe: AB
Bekannte Allergien: Bromelain, Reis, Limone
Ausweisnummer: 66544
Ausstellungsland: Rumänien

ALLERGIEAUSWEIS

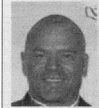

Name: RONKAG
Geburtstag: 15. Juni
Medikamenteneinnahme: ja
Blutgruppe: 0
Bekannte Allergien: Bromelain, Fungizide
Ausweisnummer: 21498
Ausstellungsland: Israel

ALLERGIEAUSWEIS

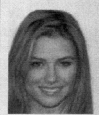

Name: KUWVAJ
Geburtstag: 8. Mai
Medikamenteneinnahme: nein
Blutgruppe: B
Bekannte Allergien: Yohimbin, Reis, Orange
Ausweisnummer: 76700
Ausstellungsland: Grönland

ALLERGIEAUSWEIS

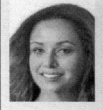

Name: JIFSUV
Geburtstag: 4. Februar
Medikamenteneinnahme: ja
Blutgruppe: 0
Bekannte Allergien: Schimmel, Yohimbin
Ausweisnummer: 65561
Ausstellungsland: Japan

ALLERGIEAUSWEIS

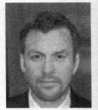

Name: HUTMIV
Geburtstag: 5. Februar
Medikamenteneinnahme: nein
Blutgruppe: A
Bekannte Allergien: Orange
Ausweisnummer: 13147
Ausstellungsland: Jamaika

ALLERGIEAUSWEIS

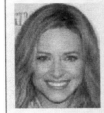

Name: GOMLIT
Geburtstag: 18. September
Medikamenteneinnahme: ja
Blutgruppe: A
Bekannte Allergien: Reis, Guave
Ausweisnummer: 29156
Ausstellungsland: Neuseeland

ALLERGIEAUSWEIS

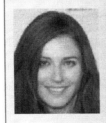

Name: FAWNAH
Geburtstag: 24. Jänner
Medikamenteneinnahme: ja
Blutgruppe: B
Bekannte Allergien: Reis
Ausweisnummer: 98726
Ausstellungsland: Finnland

ALLERGIEAUSWEIS

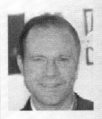

Name: PASPIZ
Geburtstag: 18. März
Medikamenteneinnahme: ja
Blutgruppe: AB
Bekannte Allergien: Reis, Schimmel, Limone
Ausweisnummer: 83548
Ausstellungsland: Deutschland

Testsimulation 31: Abrufphase

1. Wann hat die Person, die auf Reis, Schimmel und Limone allergisch reagiert, Geburtstag?
   - (A) 5. Februar
   - (B) 18. September
   - (C) 18. März
   - (D) 24. Jänner
   - (E) Keine der Antworten ist richtig.

2. Welche Blutgruppe hat die Person mit dem Namen PASPIZ?
   - (A) 0
   - (B) AB
   - (C) B
   - (D) A
   - (E) Keine der Antworten ist richtig.

3. Auf welchem Bild ist die Person mit der Ausweisnummer 83548 zu sehen?

   (A) (B) (C) (D) (E) Keine der Antworten ist richtig.

4. In welchen Ländern wurden die Ausweise der Personen, die keine Medikamente einnehmen, ausgestellt?
   - (A) Israel, Finnland, Deutschland
   - (B) Rumänien, Neuseeland, Grönland
   - (C) Japan, Neuseeland, Grönland
   - (D) Rumänien, Grönland, Jamaika
   - (E) Keine der Antworten ist richtig.

5. Wie viele Personen haben die Blutgruppe B?
   - (A) 1
   - (B) 2
   - (C) 3
   - (D) 4
   - (E) Keine der Antworten ist richtig.

6. Welche Ausweisnummer hat die Person, deren Ausweis im Land Neuseeland ausgestellt wurde?
   - (A) 98726
   - (B) 29156
   - (C) 13147
   - (D) 76700
   - (E) Keine der Antworten ist richtig.

7. Wie viele Personen reagieren allergisch auf Reis?
   - (A) 7
   - (B) 6
   - (C) 5
   - (D) 4
   - (E) Keine der Antworten ist richtig.

8. Wie heißt die Person, die am 18. März Geburtstag hat?
   - (A) FAWNAH
   - (B) KUWVAJ
   - (C) JIFSUV
   - (D) PASPIZ
   - (E) Keine der Antworten ist richtig.

9. In welchem Land wurde der Ausweis der abgebildeten Person ausgestellt?
   - (A) Japan
   - (B) Deutschland
   - (C) Neuseeland
   - (D) Rumänien
   - (E) Keine der Antworten ist richtig.

10. Wann haben die Personen mit Blutgruppe A Geburtstag?
    - (A) 18. März, 4. Februar, 15. Juni
    - (B) 4. Februar, 24. Jänner, 8. Mai
    - (C) 18. September, 15. Juni
    - (D) 4. Februar, 5. Februar, 18. März
    - (E) Keine der Antworten ist richtig.

11. Wie heißt die Person, die auf Bromelain und Limone allergisch reagiert?
    - (A) GOMLIT
    - (B) RONKAG
    - (C) ROLKIP
    - (D) JIFSUV
    - (E) Keine der Antworten ist richtig.

12. In welchem Land wurde der Ausweis der Person, die am 15. August Geburtstag hat, ausgestellt?
    - (A) Jamaika
    - (B) Neuseeland
    - (C) Deutschland
    - (D) Rumänien
    - (E) Keine der Antworten ist richtig.

13. Auf welchem Bild ist die Person mit Blutgruppe 0, die auf Bromelain allergisch reagiert zu sehen?

    (A) (B) (C) (D) (E) Keine der Antworten ist richtig.

14. Wie heißt die Person mit der Ausweisnummer 66544?
    (A) HUTMIV
    (B) JIFSUV
    (C) ROLKIP
    (D) PASPIZ
    (E) Keine der Antworten ist richtig.

15. Wann haben die Personen mit Blutgruppe AB Geburtstag?
    (A) 18. März, 15. August
    (B) 8. Mai, 15. August, 15. Juni
    (C) 18. März, 4. Februar
    (D) 15. August, 5. Februar
    (E) Keine der Antworten ist richtig.

16. Welche Allergien hat die Person mit dem Namen RONKAG?
    (A) Schimmel, Yohimbin
    (B) Orange, Yohimbin
    (C) Bromelain, Fungizide
    (D) Orange
    (E) Keine der Antworten ist richtig.

17. Auf welchem Bild ist die Person mit der Ziffer 1 an erster Stelle der Ausweisnummer zu sehen?

    (A) (B) (C) (D) (E) Keine der Antworten ist richtig.

18. Wie heißen die Personen, die auf Orange allergisch reagieren?
    (A) FAWNAH, ROLKIP
    (B) RONKAG, PASPIZ
    (C) HUTMIV, ROLKIP
    (D) KUWVAJ, HUTMIV
    (E) Keine der Antworten ist richtig.

19. Welche Allergien hat die Person mit der Ausweisnummer 29156?
    (A) Bromelain, Reis, Limone
    (B) Reis, Schimmel, Limone
    (C) Reis, Guave
    (D) Bromelain, Fungizide
    (E) Keine der Antworten ist richtig.

20. In welchem Land wurde der Ausweis der Person, die am 18. September Geburtstag hat, ausgestellt?
    (A) Neuseeland
    (B) Finnland
    (C) Israel
    (D) Rumänien
    (E) Keine der Antworten ist richtig.

21. Wie heißt die Person, deren Ausweis im Land Jamaika ausgestellt wurde?
    (A) ROLKIP
    (B) RONKAG
    (C) HUTMIV
    (D) JIFSUV
    (E) Keine der Antworten ist richtig.

22. Wann hat die Person mit der Ausweisnummer 65561 Geburtstag?
    (A) 4. Februar
    (B) 18. März
    (C) 24. Jänner
    (D) 18. September
    (E) Keine der Antworten ist richtig.

23. Welche Blutgruppe hat die Person mit dem Namen JIFSUV?
    (A) 0
    (B) AB
    (C) B
    (D) A
    (E) Keine der Antworten ist richtig.

24. In welchem Land wurde der Ausweis der Person, die am 4. Februar Geburtstag hat, ausgestellt?
    (A) Deutschland
    (B) Japan
    (C) Rumänien
    (D) Israel
    (E) Keine der Antworten ist richtig.

25. In welchem Land wurde der Ausweis der Person mit Blutgruppe 0, die auf Schimmel allergisch reagiert, ausgestellt?
    (A) Grönland
    (B) Japan
    (C) Rumänien
    (D) Finnland
    (E) Keine der Antworten ist richtig.

Testsimulation 32: Merkphase

ALLERGIEAUSWEIS

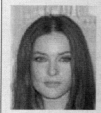
Name: SUFBAN
Geburtstag: 17. Oktober
Medikamenteneinnahme: nein
Blutgruppe: 0
Bekannte Allergien: Leinsamen, Pinienkerne
Ausweisnummer: 55724
Ausstellungsland: Indien

ALLERGIEAUSWEIS

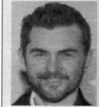
Name: WUJGIK
Geburtstag: 21. April
Medikamenteneinnahme: nein
Blutgruppe: A
Bekannte Allergien: Lactoglobulin
Ausweisnummer: 30269
Ausstellungsland: Ghana

ALLERGIEAUSWEIS

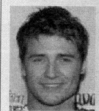
Name: BUPVON
Geburtstag: 17. November
Medikamenteneinnahme: ja
Blutgruppe: A
Bekannte Allergien: Lactoglobulin, Hummeln, Jod
Ausweisnummer: 36377
Ausstellungsland: Simbabwe

ALLERGIEAUSWEIS

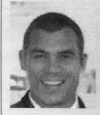
Name: RICZAM
Geburtstag: 19. März
Medikamenteneinnahme: ja
Blutgruppe: 0
Bekannte Allergien: Walnüsse, Knoblauch
Ausweisnummer: 34010
Ausstellungsland: Katar

ALLERGIEAUSWEIS

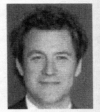

Name: VUNTOG
Geburtstag: 27. Dezember
Medikamenteneinnahme: nein
Blutgruppe: A
Bekannte Allergien: Lactoglobulin, Jod, Hunde
Ausweisnummer: 45254
Ausstellungsland: Schweden

ALLERGIEAUSWEIS

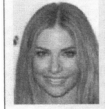

Name: MAMSIK
Geburtstag: 3. Jänner
Medikamenteneinnahme: nein
Blutgruppe: 0
Bekannte Allergien: Walnüsse, Knoblauch, Hunde
Ausweisnummer: 39445
Ausstellungsland: Kanada

ALLERGIEAUSWEIS

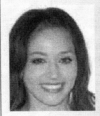

Name: VOBFIT
Geburtstag: 5. Mai
Medikamenteneinnahme: nein
Blutgruppe: AB
Bekannte Allergien: Pinienkerne, Salicylsäure
Ausweisnummer: 75075
Ausstellungsland: Madagaskar

ALLERGIEAUSWEIS

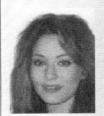

Name: SIKGAD
Geburtstag: 12. November
Medikamenteneinnahme: ja
Blutgruppe: B
Bekannte Allergien: Papain
Ausweisnummer: 35110
Ausstellungsland: Osttimor

Testsimulation 32: Abrufphase

1. Wann hat die Person mit Blutgruppe 0, die auf Pinienkerne allergisch reagiert, Geburtstag?
   - (A) 19. März
   - (B) 17. November
   - (C) 17. Oktober
   - (D) 27. Dezember
   - (E) Keine der Antworten ist richtig.

2. Wie heißt die Person, deren Ausweis im Land Madagaskar ausgestellt wurde?
   - (A) VUNTOG
   - (B) VOBFIT
   - (C) SUFBAN
   - (D) RICZAM
   - (E) Keine der Antworten ist richtig.

3. Auf welchem Bild ist die Person zu sehen, die am 5. Mai Geburtstag hat?

   (A)   (B)   (C)   (D)   (E) Keine der Antworten ist richtig.

4. Welche Blutgruppe hat die Person mit dem Namen RICZAM?
   - (A) 0
   - (B) AB
   - (C) B
   - (D) A
   - (E) Keine der Antworten ist richtig.

5. Wie viele Personen reagieren allergisch auf Leinsamen?
   - (A) 4
   - (B) 3
   - (C) 2
   - (D) 1
   - (E) Keine der Antworten ist richtig.

6. In welchem Land wurde der Ausweis der abgebildeten Person ausgestellt?
   - (A) Indien
   - (B) Ghana
   - (C) Katar
   - (D) Kanada
   - (E) Keine der Antworten ist richtig.

7. Welche Ausweisnummer hat die Person mit dem Namen VUNTOG?
   - (A) 34010
   - (B) 55724
   - (C) 45254
   - (D) 36377
   - (E) Keine der Antworten ist richtig.

8. Wie viele Personen reagieren allergisch auf Lactoglobulin?
   - (A) 4
   - (B) 3
   - (C) 2
   - (D) 1
   - (E) Keine der Antworten ist richtig.

9. In welchem Land wurde der Ausweis der Person, die am 21. April Geburtstag hat, ausgestellt?
   - (A) Ghana
   - (B) Schweden
   - (C) Madagaskar
   - (D) Simbabwe
   - (E) Keine der Antworten ist richtig.

10. Welche Ausweisnummer hat die Person mit dem Namen WUJGIK?
    - (A) 30269
    - (B) 35110
    - (C) 39445
    - (D) 45254
    - (E) Keine der Antworten ist richtig.

11. In welchen Ländern wurden die Ausweise der Personen, die Medikamente einnehmen, ausgestellt?
    - (A) Osttimor, Simbabwe
    - (B) Simbabwe, Katar, Osttimor
    - (C) Katar, Kanada, Schweden, Indien
    - (D) Indien, Madagaskar, Osttimor
    - (E) Keine der Antworten ist richtig.

12. Welche Ausweisnummer hat die abgebildete Person?
    - (A) 30269
    - (B) 75075
    - (C) 36377
    - (D) 55724
    - (E) Keine der Antworten ist richtig.

13. Wie heißt die Person, deren Ausweis im Land Schweden ausgestellt wurde?
    - (A) BUPVON
    - (B) VOBFIT
    - (C) WUJGIK
    - (D) VUNTOG
    - (E) Keine der Antworten ist richtig.

14. In welchem Land wurde der Ausweis der Person, die am 17. November Geburtstag hat, ausgestellt?
    (A) Katar
    (B) Simbabwe
    (C) Osttimor
    (D) Kanada
    (E) Keine der Antworten ist richtig.

15. Wie heißt die Person mit Blutgruppe B?
    (A) VOBFIT
    (B) BUPVON
    (C) SIKGAD
    (D) MAMSIK
    (E) Keine der Antworten ist richtig.

16. Welche Blutgruppe hat die Person, die keine Medikamente einnimmt und auf Knoblauch allergisch reagiert?
    (A) A
    (B) B
    (C) AB
    (D) 0
    (E) Keine der Antworten ist richtig.

17. Auf welchem Bild ist die Person zu sehen, die auf Papain allergisch reagiert?

    (A) (B) (C) (D) (E) Keine der Antworten ist richtig.

18. Welche Ausweisnummer hat die Person, die am 27. Dezember Geburtstag hat?
    (A) 34010
    (B) 45254
    (C) 36377
    (D) 30269
    (E) Keine der Antworten ist richtig.

19. Welche Allergien hat die abgebildete Person?
    (A) Leinsamen, Pinienkerne
    (B) Lactoglobulin
    (C) Papain, Jod, Hunde
    (D) Pinienkerne, Salicylsäure
    (E) Keine der Antworten ist richtig.

20. Welche Ausweisnummer hat die Person, deren Ausweis im Land Katar ausgestellt wurde?
    (A) 34010
    (B) 45254
    (C) 39445
    (D) 55724
    (E) Keine der Antworten ist richtig.

21. Welche Allergien hat die Person mit dem Namen SIKGAD?
    (A) Leinsamen, Knoblauch, Hunde
    (B) Walnüsse, Knoblauch, Hunde
    (C) Papain
    (D) Papain, Pinienkerne
    (E) Keine der Antworten ist richtig.

22. Welche Allergien hat die Person mit Blutgruppe AB?
    (A) Pinienkerne, Salicylsäure
    (B) Papain, Knoblauch, Hunde
    (C) Papain, Knoblauch
    (D) Lactoglobulin, Hummeln, Jod
    (E) Keine der Antworten ist richtig.

23. Wann hat die Person mit dem Namen MAMSIK Geburtstag?
    (A) 12. November
    (B) 27. Dezember
    (C) 19. März
    (D) 3. Jänner
    (E) Keine der Antworten ist richtig.

24. Wie lauten die Ausweisnummern der Personen mit Blutgruppe A?
    (A) 36377, 35110
    (B) 75075, 34010, 39445, 55724
    (C) 35110, 30269
    (D) 30269, 36377, 45254
    (E) Keine der Antworten ist richtig.

25. In welchem Land wurde der Ausweis der Person, die am 12. November Geburtstag hat, ausgestellt?
    (A) Simbabwe
    (B) Ghana
    (C) Osttimor
    (D) Schweden
    (E) Keine der Antworten ist richtig.

Testsimulation 33: Merkphase

ALLERGIEAUSWEIS

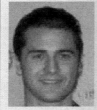

Name: VIHCIH
Geburtstag: 1. September
Medikamenteneinnahme: ja
Blutgruppe: AB
Bekannte Allergien: Limone, Piment, Polyester
Ausweisnummer: 28701
Ausstellungsland: Japan

ALLERGIEAUSWEIS

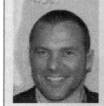

Name: VIVWEP
Geburtstag: 1. Jänner
Medikamenteneinnahme: nein
Blutgruppe: A
Bekannte Allergien: Hafer, Limone, Lactalbumin
Ausweisnummer: 45874
Ausstellungsland: Neuseeland

ALLERGIEAUSWEIS

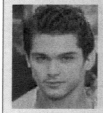

Name: KANGUH
Geburtstag: 28. Mai
Medikamenteneinnahme: ja
Blutgruppe: 0
Bekannte Allergien: Hainbuche, Fungizide
Ausweisnummer: 23460
Ausstellungsland: Andorra

ALLERGIEAUSWEIS

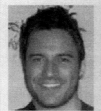

Name: JOWLAS
Geburtstag: 24. November
Medikamenteneinnahme: ja
Blutgruppe: A
Bekannte Allergien: Polyester, Piment
Ausweisnummer: 24130
Ausstellungsland: Somalia

ALLERGIEAUSWEIS

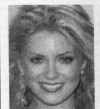
Name: DENHUS
Geburtstag: 23. März
Medikamenteneinnahme: nein
Blutgruppe: AB
Bekannte Allergien: Limone, Koriander, Senf
Ausweisnummer: 83203
Ausstellungsland: Venezuela

ALLERGIEAUSWEIS

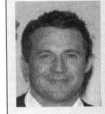
Name: FIPGAR
Geburtstag: 23. Juni
Medikamenteneinnahme: nein
Blutgruppe: B
Bekannte Allergien: Fungizide
Ausweisnummer: 08561
Ausstellungsland: Vatikan

ALLERGIEAUSWEIS

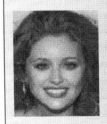
Name: BUMREL
Geburtstag: 22. Dezember
Medikamenteneinnahme: nein
Blutgruppe: AB
Bekannte Allergien: Senf
Ausweisnummer: 12880
Ausstellungsland: Vietnam

ALLERGIEAUSWEIS

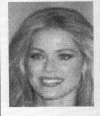
Name: SAPCUC
Geburtstag: 12. März
Medikamenteneinnahme: nein
Blutgruppe: 0
Bekannte Allergien: Koriander, Senf
Ausweisnummer: 93361
Ausstellungsland: Sierra Leone

Testsimulation 33: Abrufphase

1. Wie heißt die Person, die am 23. Juni Geburtstag hat?
   - (A) VIVWEP
   - (B) VIHCIH
   - (C) FIPGAR
   - (D) SAPCUC
   - (E) Keine der Antworten ist richtig.

2. In welchem Land wurde der Ausweis der abgebildeten Person ausgestellt?
   - (A) Neuseeland
   - (B) Sierra Leone
   - (C) Vatikan
   - (D) Japan
   - (E) Keine der Antworten ist richtig.

3. Welche Allergien hat die Person mit der Ziffer 8 an vierter Stelle der Ausweisnummer?
   - (A) Limone
   - (B) Koriander, Senf
   - (C) Senf
   - (D) Hafer, Limone, Lactalbumin
   - (E) Keine der Antworten ist richtig.

4. Wie heißen die Personen, die Medikamente einnehmen?
   - (A) KANGUH, JOWLAS, VIHCIH
   - (B) VIVWEP, JOWLAS
   - (C) VIHCIH, SAPCUC
   - (D) VIHCIH, BUMREL
   - (E) Keine der Antworten ist richtig.

5. Wie heißt die Person, deren Ausweis im Land Andorra ausgestellt wurde?
   - (A) KANGUH
   - (B) FIPGAR
   - (C) BUMREL
   - (D) JOWLAS
   - (E) Keine der Antworten ist richtig.

6. Wann haben die Personen, die auf Senf allergisch reagieren, Geburtstag?
   - (A) 24. November, 23. Juni, 23. März
   - (B) 1. Jänner, 23. Juni, 28. Mai
   - (C) 23. März, 1. September
   - (D) 12. März, 23. März, 22. Dezember
   - (E) Keine der Antworten ist richtig.

7. Auf welchem Bild ist die Person zu sehen, deren Ausweis im Land Somalia ausgestellt wurde?

   (A) (B) (C) (D) 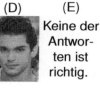 (E) Keine der Antworten ist richtig.

8. Wann hat die Person Geburtstag, die auf Fungizide allergisch reagiert und die Ziffer 2 an erster Stelle der Ausweisnummer hat?
   - (A) 1. Jänner
   - (B) 1. September
   - (C) 24. November
   - (D) 28. Mai
   - (E) Keine der Antworten ist richtig.

9. Welche Ausweisnummer hat die Person, deren Ausweis im Land Japan ausgestellt wurde?
   - (A) 28701
   - (B) 93361
   - (C) 12880
   - (D) 08561
   - (E) Keine der Antworten ist richtig.

10. Wie viele Personen reagieren allergisch auf Koriander?
    - (A) 5
    - (B) 4
    - (C) 3
    - (D) 2
    - (E) Keine der Antworten ist richtig.

11. Wann hat die Person, deren Ausweis im Land Vietnam ausgestellt wurde, Geburtstag?
    - (A) 23. Juni
    - (B) 24. November
    - (C) 1. September
    - (D) 22. Dezember
    - (E) Keine der Antworten ist richtig.

12. Wann hat die Person mit der Ausweisnummer 93361 Geburtstag?
    - (A) 1. September
    - (B) 24. November
    - (C) 23. März
    - (D) 12. März
    - (E) Keine der Antworten ist richtig.

13. Wie viele Personen haben die Blutgruppe AB?
    (A) 5
    (B) 4
    (C) 3
    (D) 2
    (E) Keine der Antworten ist richtig.

14. Welche Ausweisnummer hat die Person, deren Ausweis im Land Neuseeland ausgestellt wurde?
    (A) 23460
    (B) 45874
    (C) 28701
    (D) 08561
    (E) Keine der Antworten ist richtig.

15. Wie heißt die Person, die auf Lactalbumin allergisch reagiert?
    (A) KANGUH
    (B) VIVWEP
    (C) DENHUS
    (D) VIHCIH
    (E) Keine der Antworten ist richtig.

16. Welche Blutgruppe hat die Person, deren Ausweis im Land Sierra Leone ausgestellt wurde?
    (A) 0
    (B) AB
    (C) B
    (D) A
    (E) Keine der Antworten ist richtig.

17. Wann hat die Person, die keine Medikamente einnimmt und auf Fungizide allergisch reagiert, Geburtstag?
    (A) 28. Mai
    (B) 23. Juni
    (C) 22. Dezember
    (D) 24. November
    (E) Keine der Antworten ist richtig.

18. Wie heißt die Person mit Blutgruppe B?
    (A) JOWLAS
    (B) FIPGAR
    (C) VIVWEP
    (D) KANGUH
    (E) Keine der Antworten ist richtig.

19. Welche Ausweisnummer hat die abgebildete Person?
    (A) 23460
    (B) 93361
    (C) 28701
    (D) 83203
    (E) Keine der Antworten ist richtig.

20. Welche Allergien hat die Person mit dem Namen SAPCUC?
    (A) Hainbuche, Piment
    (B) Koriander, Senf
    (C) Hafer, Limone, Lactalbumin
    (D) Senf, Fungizide
    (E) Keine der Antworten ist richtig.

21. Auf welchem Bild ist die Person zu sehen, die auf Piment, Limone und Polyester allergisch reagiert?

    (A)   (B)   (C)   (D)   (E) Keine der Antworten ist richtig.

    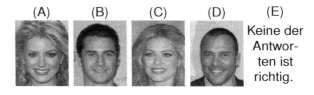

22. Welche Blutgruppe hat die Person, die am 22. Dezember Geburtstag hat?
    (A) 0
    (B) AB
    (C) B
    (D) A
    (E) Keine der Antworten ist richtig.

23. Auf welchem Bild ist die Person mit dem Namen FIPGAR zu sehen?

    (A)   (B)   (C)   (D)   (E) Keine der Antworten ist richtig.

    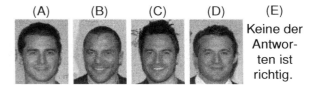

24. In welchem Land wurde der Ausweis der Person, die am 24. November Geburtstag hat, ausgestellt?
    (A) Japan
    (B) Vietnam
    (C) Sierra Leone
    (D) Somalia
    (E) Keine der Antworten ist richtig.

25. Wie heißen die Personen mit Blutgruppe 0?
    (A) JOWLAS, VIVWEP, BUMREL
    (B) VIHCIH, VIVWEP
    (C) SAPCUC, KANGUH
    (D) DENHUS, VIVWEP, JOWLAS
    (E) Keine der Antworten ist richtig.

Testsimulation 34: Merkphase

ALLERGIEAUSWEIS

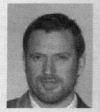

Name: BATPUM
Geburtstag: 9. April
Medikamenteneinnahme: ja
Blutgruppe: B
Bekannte Allergien: Ambrosien, Karotte, Soja
Ausweisnummer: 02925
Ausstellungsland: Oman

ALLERGIEAUSWEIS

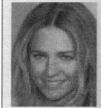

Name: ZURKAJ
Geburtstag: 17. Oktober
Medikamenteneinnahme: nein
Blutgruppe: 0
Bekannte Allergien: Karotte, Kiefer, Jod
Ausweisnummer: 87305
Ausstellungsland: Gambia

ALLERGIEAUSWEIS

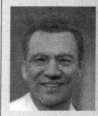

Name: LEZCUF
Geburtstag: 23. Dezember
Medikamenteneinnahme: ja
Blutgruppe: B
Bekannte Allergien: Soja
Ausweisnummer: 90037
Ausstellungsland: Madagaskar

ALLERGIEAUSWEIS

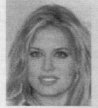

Name: HICWIF
Geburtstag: 25. Februar
Medikamenteneinnahme: ja
Blutgruppe: AB
Bekannte Allergien: Kontrastmittel, Jod
Ausweisnummer: 29497
Ausstellungsland: Estland

ALLERGIEAUSWEIS

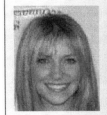
Name: KIFMEB
Geburtstag: 4. August
Medikamenteneinnahme: ja
Blutgruppe: A
Bekannte Allergien: Wermut
Ausweisnummer: 37834
Ausstellungsland: Island

ALLERGIEAUSWEIS

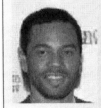
Name: MIWFOP
Geburtstag: 15. Juni
Medikamenteneinnahme: nein
Blutgruppe: B
Bekannte Allergien: Wermut, Karotte, Spinat
Ausweisnummer: 07135
Ausstellungsland: Gabun

ALLERGIEAUSWEIS

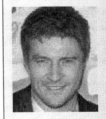
Name: VEKCIP
Geburtstag: 11. Dezember
Medikamenteneinnahme: ja
Blutgruppe: 0
Bekannte Allergien: Erdnüsse, Zypresse
Ausweisnummer: 16023
Ausstellungsland: Saudi-Arabien

ALLERGIEAUSWEIS

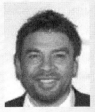
Name: GOWLOK
Geburtstag: 24. Dezember
Medikamenteneinnahme: nein
Blutgruppe: 0
Bekannte Allergien: Spinat, Ambrosien
Ausweisnummer: 56879
Ausstellungsland: Paraguay

Testsimulation 34: Abrufphase

1. Auf welchem Bild ist die Person mit der Ziffer 7 an vierter Stelle der Ausweisnummer zu sehen?

   (A) (B) (C) (D) (E) Keine der Antworten ist richtig.

   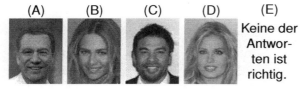

2. Wann haben die Personen mit Blutgruppe B Geburtstag?
   (A) 23. Dezember, 17. Oktober, 9. April
   (B) 25. Februar, 9. April, 4. August
   (C) 15. Juni, 9. April, 23. Dezember
   (D) 25. Februar, 9. April
   (E) Keine der Antworten ist richtig.

3. In welchem Land wurde der Ausweis der Person mit dem Namen GOWLOK ausgestellt?
   (A) Gabun
   (B) Paraguay
   (C) Saudi-Arabien
   (D) Oman
   (E) Keine der Antworten ist richtig.

4. Wann hat die Person, die Medikamente einnimmt und auf Wermut allergisch reagiert, Geburtstag?
   (A) 4. August
   (B) 15. Juni
   (C) 9. April
   (D) 23. Dezember
   (E) Keine der Antworten ist richtig.

5. Wie heißt die abgebildete Person?
   (A) MIWFOP
   (B) BATPUM
   (C) LEZCUF
   (D) KIFMEB
   (E) Keine der Antworten ist richtig.

6. Welche Blutgruppe hat die Person mit der Ausweisnummer 90037?
   (A) A
   (B) B
   (C) AB
   (D) 0
   (E) Keine der Antworten ist richtig.

7. Wann hat die Person, deren Ausweis im Land Oman ausgestellt wurde, Geburtstag?
   (A) 9. April
   (B) 4. August
   (C) 17. Oktober
   (D) 25. Februar
   (E) Keine der Antworten ist richtig.

8. Auf welchem Bild ist die Person mit Blutgruppe 0, die auf Spinat allergisch reagiert zu sehen?

   (A) (B) (C) (D) (E) Keine der Antworten ist richtig.

   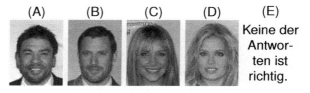

9. Welche Allergien hat die Person, die am 11. Dezember Geburtstag hat?
   (A) Kiefer
   (B) Kontrastmittel, Jod
   (C) Soja, Karotte, Spinat
   (D) Erdnüsse, Zypresse
   (E) Keine der Antworten ist richtig.

10. Wann hat die Person mit dem Namen ZURKAJ Geburtstag?
    (A) 11. Dezember
    (B) 9. April
    (C) 4. August
    (D) 17. Oktober
    (E) Keine der Antworten ist richtig.

11. Welche Allergien hat die Person, deren Ausweis im Land Saudi-Arabien ausgestellt wurde?
    (A) Erdnüsse, Jod
    (B) Erdnüsse, Zypresse
    (C) Spinat, Ambrosien
    (D) Wermut, Jod
    (E) Keine der Antworten ist richtig.

12. In welchem Land wurde der Ausweis der Person mit dem Namen KIFMEB ausgestellt?
    (A) Estland
    (B) Paraguay
    (C) Island
    (D) Madagaskar
    (E) Keine der Antworten ist richtig.

13. Wie viele Personen reagieren allergisch auf Erdnüsse?
    (A) 4
    (B) 3
    (C) 2
    (D) 1
    (E) Keine der Antworten ist richtig.

14. Wann hat die Person mit der Ausweisnummer 07135 Geburtstag?
    (A) 17. Oktober
    (B) 11. Dezember
    (C) 23. Dezember
    (D) 15. Juni
    (E) Keine der Antworten ist richtig.

15. Wie heißt die Person, deren Ausweis im Land Estland ausgestellt wurde?
    (A) ZURKAJ
    (B) HICWIF
    (C) BATPUM
    (D) VEKCIP
    (E) Keine der Antworten ist richtig.

16. Welche Ausweisnummer hat die Person, die auf Jod, Kiefer und Karotte allergisch reagiert?
    (A) 16023
    (B) 56879
    (C) 02925
    (D) 87305
    (E) Keine der Antworten ist richtig.

17. In welchem Land wurde der Ausweis der Person mit Blutgruppe AB ausgestellt?
    (A) Saudi-Arabien
    (B) Estland
    (C) Paraguay
    (D) Island
    (E) Keine der Antworten ist richtig.

18. Welche Ausweisnummer hat die Person mit dem Namen BATPUM?
    (A) 29497
    (B) 02925
    (C) 37834
    (D) 90037
    (E) Keine der Antworten ist richtig.

19. Auf welchem Bild ist die Person mit dem Namen LEZCUF zu sehen?

    (A) (B) (C) (D) (E) Keine der Antworten ist richtig.

20. Wann hat die Person, die auf Wermut und Karotte allergisch reagiert, Geburtstag?
    (A) 15. Juni
    (B) 17. Oktober
    (C) 11. Dezember
    (D) 24. Dezember
    (E) Keine der Antworten ist richtig.

21. Wie heißen die Personen, die keine Medikamente einnehmen?
    (A) GOWLOK, ZURKAJ
    (B) LEZCUF, MIWFOP
    (C) GOWLOK, MIWFOP, ZURKAJ
    (D) VEKCIP, GOWLOK
    (E) Keine der Antworten ist richtig.

22. In welchem Land wurde der Ausweis der Person mit Blutgruppe A ausgestellt?
    (A) Island
    (B) Saudi-Arabien
    (C) Oman
    (D) Estland
    (E) Keine der Antworten ist richtig.

23. Wann hat die Person mit der Ziffer 2 an erster Stelle der Ausweisnummer Geburtstag?
    (A) 17. Oktober
    (B) 15. Juni
    (C) 11. Dezember
    (D) 25. Februar
    (E) Keine der Antworten ist richtig.

24. Welche Blutgruppe hat die Person, deren Ausweis im Land Gabun ausgestellt wurde?
    (A) A
    (B) B
    (C) AB
    (D) 0
    (E) Keine der Antworten ist richtig.

25. Wie viele Personen reagieren allergisch auf Karotte?
    (A) 2
    (B) 3
    (C) 4
    (D) 5
    (E) Keine der Antworten ist richtig.

Testsimulation 35: Merkphase

ALLERGIEAUSWEIS

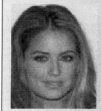

Name: VASHUK
Geburtstag: 27. November
Medikamenteneinnahme: nein
Blutgruppe: B
Bekannte Allergien: Mandarinen, Tetracycline
Ausweisnummer: 71249
Ausstellungsland: Ukraine

ALLERGIEAUSWEIS

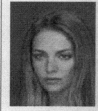

Name: RIRPAG
Geburtstag: 6. Mai
Medikamenteneinnahme: ja
Blutgruppe: 0
Bekannte Allergien: Mandarinen
Ausweisnummer: 04288
Ausstellungsland: Liberia

ALLERGIEAUSWEIS

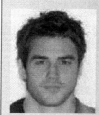

Name: NERWAR
Geburtstag: 12. Oktober
Medikamenteneinnahme: ja
Blutgruppe: AB
Bekannte Allergien: Majoran
Ausweisnummer: 19020
Ausstellungsland: Taiwan

ALLERGIEAUSWEIS

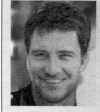

Name: KEVWAF
Geburtstag: 14. November
Medikamenteneinnahme: ja
Blutgruppe: A
Bekannte Allergien: Mandarinen, Tetracycline
Ausweisnummer: 17143
Ausstellungsland: Botswana

ALLERGIEAUSWEIS

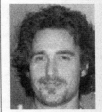

Name: GELFOZ
Geburtstag: 3. November
Medikamenteneinnahme: ja
Blutgruppe: B
Bekannte Allergien: Krustentiere, Zuckerrübe
Ausweisnummer: 86707
Ausstellungsland: Guatemala

ALLERGIEAUSWEIS

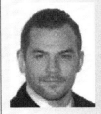

Name: GAWFES
Geburtstag: 5. Oktober
Medikamenteneinnahme: ja
Blutgruppe: AB
Bekannte Allergien: Kakao, Majoran, Lactalbumin
Ausweisnummer: 64055
Ausstellungsland: Andorra

ALLERGIEAUSWEIS

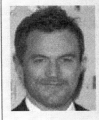

Name: SELJOR
Geburtstag: 10. Mai
Medikamenteneinnahme: nein
Blutgruppe: 0
Bekannte Allergien: Kakao, Zuckerrübe, Majoran
Ausweisnummer: 11080
Ausstellungsland: Finnland

ALLERGIEAUSWEIS

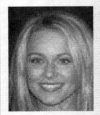

Name: REBKOL
Geburtstag: 9. Juni
Medikamenteneinnahme: ja
Blutgruppe: 0
Bekannte Allergien: Majoran, Mandarinen, Erlen
Ausweisnummer: 10287
Ausstellungsland: Nigeria

Testsimulation 35: Abrufphase

1. Wann hat die Person, deren Ausweis im Land Nigeria ausgestellt wurde, Geburtstag?
   - (A) 3. November
   - (B) 12. Oktober
   - (C) 14. November
   - (D) 9. Juni
   - (E) Keine der Antworten ist richtig.

2. Wie lauten die Ausweisnummern der Personen, die auf Majoran allergisch reagieren?
   - (A) 19020, 64055, 10287, 11080
   - (B) 86707, 64055, 71249, 04288
   - (C) 04288, 86707, 11080
   - (D) 10287, 71249, 19020, 86707
   - (E) Keine der Antworten ist richtig.

3. In welchem Land wurde der Ausweis der abgebildeten Person ausgestellt?
   - (A) Taiwan
   - (B) Ukraine
   - (C) Liberia
   - (D) Andorra
   - (E) Keine der Antworten ist richtig.

4. Wann haben die Personen mit Blutgruppe 0 Geburtstag?
   - (A) 5. Oktober, 10. Mai
   - (B) 9. Juni, 10. Mai, 6. Mai
   - (C) 27. November, 12. Oktober
   - (D) 9. Juni, 27. November
   - (E) Keine der Antworten ist richtig.

5. Welche Allergien hat die Person, deren Ausweis im Land Botswana ausgestellt wurde?
   - (A) Zuckerrübe, Majoran, Lactalbumin
   - (B) Majoran
   - (C) Mandarinen, Tetracycline
   - (D) Krustentiere, Zuckerrübe
   - (E) Keine der Antworten ist richtig.

6. Wie viele Personen reagieren allergisch auf Mandarinen?
   - (A) 4
   - (B) 5
   - (C) 6
   - (D) 7
   - (E) Keine der Antworten ist richtig.

7. Welche Blutgruppe hat die Person, die auf Zuckerrübe allergisch reagiert und die Ziffer 7 an letzter Stelle der Ausweisnummer hat?
   - (A) 0
   - (B) AB
   - (C) B
   - (D) A
   - (E) Keine der Antworten ist richtig.

8. Wann hat die Person mit der Ausweisnummer 19020 Geburtstag?
   - (A) 3. November
   - (B) 6. Mai
   - (C) 12. Oktober
   - (D) 9. Juni
   - (E) Keine der Antworten ist richtig.

9. Welche Allergien hat die abgebildete Person?
   - (A) Mandarinen, Tetracycline
   - (B) Krustentiere, Majoran, Lactalbu
   - (C) Majoran
   - (D) Majoran, Mandarinen, Erlen
   - (E) Keine der Antworten ist richtig.

10. Wie heißt die Person, die am 14. November Geburtstag hat?
    - (A) SELJOR
    - (B) REBKOL
    - (C) NERWAR
    - (D) KEVWAF
    - (E) Keine der Antworten ist richtig.

11. Auf welchem Bild ist die Person mit der Ausweisnummer 11080 zu sehen?

    (A) (B) (C) (D) (E) Keine der Antworten ist richtig.

12. Welche Blutgruppe hat die Person, die keine Medikamente einnimmt und auf Mandarinen und Tetracycline allergisch reagiert?
    - (A) A
    - (B) B
    - (C) AB
    - (D) 0
    - (E) Keine der Antworten ist richtig.

13. Wann hat die Person, deren Ausweis im Land Finnland ausgestellt wurde, Geburtstag?
    - (A) 14. November
    - (B) 3. November
    - (C) 6. Mai
    - (D) 10. Mai
    - (E) Keine der Antworten ist richtig.

14. Wie heißt die Person mit der Ziffer 9 an letzter Stelle der Ausweisnummer?
    - (A) GELFOZ
    - (B) VASHUK
    - (C) KEVWAF
    - (D) REBKOL
    - (E) Keine der Antworten ist richtig.

15. In welchem Land wurde der Ausweis der Person mit dem Namen GAWFES ausgestellt?
    (A) Andorra
    (B) Taiwan
    (C) Ukraine
    (D) Nigeria
    (E) Keine der Antworten ist richtig.

16. Auf welchem Bild ist die Person zu sehen, die am 12. Oktober Geburtstag hat?

    (A) (B) (C) (D) (E) Keine der Antworten ist richtig.

17. In welchem Land wurde der Ausweis der Person mit dem Namen GELFOZ ausgestellt?
    (A) Finnland
    (B) Guatemala
    (C) Andorra
    (D) Nigeria
    (E) Keine der Antworten ist richtig.

18. Wie viele Personen nehmen Medikamente ein?
    (A) 5
    (B) 6
    (C) 7
    (D) 8
    (E) Keine der Antworten ist richtig.

19. Auf welchem Bild ist die Person mit dem Namen NERWAR zu sehen?

    (A) (B) (C) (D) (E) Keine der Antworten ist richtig.

20. Wie heißen die Personen mit Blutgruppe AB?
    (A) GELFOZ, GAWFES, KEVWAF
    (B) RIRPAG, NERWAR, SELJOR
    (C) KEVWAF, GAWFES
    (D) NERWAR, GAWFES
    (E) Keine der Antworten ist richtig.

21. In welchem Land wurde der Ausweis der Person mit der Ausweisnummer 64055 ausgestellt?
    (A) Guatemala
    (B) Andorra
    (C) Ukraine
    (D) Nigeria
    (E) Keine der Antworten ist richtig.

22. Wie heißt die Person, die am 9. Juni Geburtstag hat?
    (A) GAWFES
    (B) KEVWAF
    (C) REBKOL
    (D) VASHUK
    (E) Keine der Antworten ist richtig.

23. Welche Allergien hat die Person, deren Ausweis im Land Liberia ausgestellt wurde?
    (A) Mandarinen, Majoran, Lactalbumin
    (B) Mandarinen, Zuckerrübe
    (C) Kakao, Zuckerrübe, Majoran
    (D) Mandarinen
    (E) Keine der Antworten ist richtig.

24. Wann hat die Person mit dem Namen RIRPAG Geburtstag?
    (A) 3. November
    (B) 5. Oktober
    (C) 14. November
    (D) 6. Mai
    (E) Keine der Antworten ist richtig.

25. Welche Allergien hat die Person mit Blutgruppe A?
    (A) Majoran
    (B) Mandarinen, Tetracycline
    (C) Kakao, Majoran, Lactalbumin
    (D) Krustentiere, Zuckerrübe
    (E) Keine der Antworten ist richtig.

Testsimulation 36: Merkphase

ALLERGIEAUSWEIS

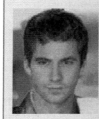

Name: VUKFUF
Geburtstag: 22. Oktober
Medikamenteneinnahme: nein
Blutgruppe: B
Bekannte Allergien: Raps, Motten
Ausweisnummer: 26808
Ausstellungsland: Laos

ALLERGIEAUSWEIS

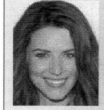

Name: ZOHNOP
Geburtstag: 6. April
Medikamenteneinnahme: ja
Blutgruppe: 0
Bekannte Allergien: Nickel, Jod
Ausweisnummer: 11068
Ausstellungsland: Libanon

ALLERGIEAUSWEIS

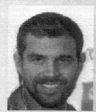

Name: KIJFOD
Geburtstag: 10. Juli
Medikamenteneinnahme: ja
Blutgruppe: AB
Bekannte Allergien: Raps, Salicylsäure, Nickel
Ausweisnummer: 73170
Ausstellungsland: Albanien

ALLERGIEAUSWEIS

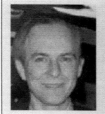

Name: PIZJUN
Geburtstag: 30. Mai
Medikamenteneinnahme: ja
Blutgruppe: 0
Bekannte Allergien: Erdbeeren, Estragon
Ausweisnummer: 74180
Ausstellungsland: Bangladesch

ALLERGIEAUSWEIS

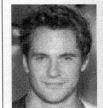
Name: KIMFUW
Geburtstag: 31. Juli
Medikamenteneinnahme: ja
Blutgruppe: 0
Bekannte Allergien: Nickel
Ausweisnummer: 93088
Ausstellungsland: Brunei

ALLERGIEAUSWEIS

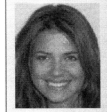
Name: JIFCIC
Geburtstag: 9. Juli
Medikamenteneinnahme: ja
Blutgruppe: B
Bekannte Allergien: Erdbeeren
Ausweisnummer: 53147
Ausstellungsland: Burundi

ALLERGIEAUSWEIS

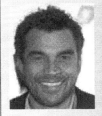
Name: SOTLEM
Geburtstag: 16. August
Medikamenteneinnahme: nein
Blutgruppe: B
Bekannte Allergien: Linde, Salicylsäure, Raps
Ausweisnummer: 78802
Ausstellungsland: Uganda

ALLERGIEAUSWEIS

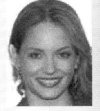
Name: CEPKEM
Geburtstag: 18. August
Medikamenteneinnahme: ja
Blutgruppe: A
Bekannte Allergien: Linde, Erdbeeren, Tomaten
Ausweisnummer: 40877
Ausstellungsland: Armenien

Testsimulation 36: Abrufphase

1. Wann haben die Personen mit Blutgruppe 0 Geburtstag?
   - (A) 6. April, 18. August
   - (B) 6. April, 31. Juli, 30. Mai
   - (C) 9. Juli, 30. Mai, 22. Oktober
   - (D) 22. Oktober, 6. April, 9. Juli
   - (E) Keine der Antworten ist richtig.

2. Welche Blutgruppe hat die Person, deren Ausweis im Land Bangladesch ausgestellt wurde?
   - (A) 0
   - (B) AB
   - (C) B
   - (D) A
   - (E) Keine der Antworten ist richtig.

3. In welchen Ländern wurden die Ausweise der Personen, die auf Erdbeeren allergisch reagieren, ausgestellt?
   - (A) Burundi, Bangladesch
   - (B) Libanon, Laos, Armenien, Burundi
   - (C) Laos, Burundi
   - (D) Armenien, Burundi, Bangladesch
   - (E) Keine der Antworten ist richtig.

4. Wie heißt die Person, die am 6. April Geburtstag hat?
   - (A) VUKFUF
   - (B) PIZJUN
   - (C) CEPKEM
   - (D) ZOHNOP
   - (E) Keine der Antworten ist richtig.

5. Wie viele Personen reagieren allergisch auf Estragon?
   - (A) 1
   - (B) 2
   - (C) 3
   - (D) 4
   - (E) Keine der Antworten ist richtig.

6. Welche Blutgruppe hat die Person mit dem Namen VUKFUF?
   - (A) 0
   - (B) AB
   - (C) B
   - (D) A
   - (E) Keine der Antworten ist richtig.

7. In welchem Land wurde der Ausweis der Person, die am 18. August Geburtstag hat, ausgestellt?
   - (A) Uganda
   - (B) Bangladesch
   - (C) Armenien
   - (D) Laos
   - (E) Keine der Antworten ist richtig.

8. Wie viele Personen nehmen Medikamente ein?
   - (A) 8
   - (B) 7
   - (C) 6
   - (D) 5
   - (E) Keine der Antworten ist richtig.

9. Welche Allergien hat die Person mit dem Namen JIFCIC?
   - (A) Erdbeeren
   - (B) Motten, Estragon
   - (C) Motten, Erdbeeren, Tomaten
   - (D) Estragon, Salicylsäure, Nickel
   - (E) Keine der Antworten ist richtig.

10. In welchem Land wurde der Ausweis der Person mit Blutgruppe AB ausgestellt?
    - (A) Uganda
    - (B) Laos
    - (C) Albanien
    - (D) Libanon
    - (E) Keine der Antworten ist richtig.

11. Welche Allergien hat die abgebildete Person?
    - (A) Nickel
    - (B) Erdbeeren, Estragon
    - (C) Erdbeeren, Jod
    - (D) Jod, Salicylsäure, Raps
    - (E) Keine der Antworten ist richtig.

12. Wie heißt die Person, die am 31. Juli Geburtstag hat?
    - (A) CEPKEM
    - (B) SOTLEM
    - (C) KIMFUW
    - (D) ZOHNOP
    - (E) Keine der Antworten ist richtig.

13. Auf welchem Bild ist die Person mit der Ziffer 6 an vierter Stelle der Ausweisnummer zu sehen?

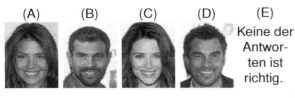

(A) (B) (C) (D) (E) Keine der Antworten ist richtig.

14. Wann haben die Personen mit der Ziffer 7 an erster Stelle der Ausweisnummer Geburtstag?
    (A) 6. April, 31. Juli
    (B) 16. August, 10. Juli, 30. Mai
    (C) 10. Juli, 31. Juli
    (D) 16. August, 6. April
    (E) Keine der Antworten ist richtig.

15. Welche Allergien hat die Person mit Blutgruppe A?
    (A) Linde, Erdbeeren, Tomaten
    (B) Linde
    (C) Raps, Motten
    (D) Erdbeeren
    (E) Keine der Antworten ist richtig.

16. Welche Ausweisnummer hat die Person, deren Ausweis im Land Laos ausgestellt wurde?
    (A) 26808
    (B) 78802
    (C) 74180
    (D) 40877
    (E) Keine der Antworten ist richtig.

17. Welche Ausweisnummer hat die abgebildete Person?
    (A) 78802
    (B) 93088
    (C) 11068
    (D) 26808
    (E) Keine der Antworten ist richtig.

18. Wie heißt die Person, deren Ausweis im Land Burundi ausgestellt wurde?
    (A) VUKFUF
    (B) KIJFOD
    (C) JIFCIC
    (D) PIZJUN
    (E) Keine der Antworten ist richtig.

19. Welche Ausweisnummer hat die Person, die keine Medikamente einnimmt und auf Salicylsäure und Raps allergisch reagiert?
    (A) 93088
    (B) 78802
    (C) 11068
    (D) 74180
    (E) Keine der Antworten ist richtig.

20. Wie heißt die Person, die am 16. August Geburtstag hat?
    (A) SOTLEM
    (B) ZOHNOP
    (C) PIZJUN
    (D) KIMFUW
    (E) Keine der Antworten ist richtig.

21. Wann haben die Personen, die auf Nickel allergisch reagieren, Geburtstag?
    (A) 6. April, 31. Juli, 10. Juli
    (B) 31. Juli, 16. August, 10. Juli
    (C) 22. Oktober, 18. August, 10. Juli
    (D) 30. Mai, 9. Juli
    (E) Keine der Antworten ist richtig.

22. Wie heißt die abgebildete Person?
    (A) PIZJUN
    (B) CEPKEM
    (C) ZOHNOP
    (D) VUKFUF
    (E) Keine der Antworten ist richtig.

23. Welche Allergien hat die Person, deren Ausweis im Land Brunei ausgestellt wurde?
    (A) Raps, Salicylsäure, Nickel
    (B) Erdbeeren
    (C) Nickel
    (D) Tomaten, Salicylsäure, Raps
    (E) Keine der Antworten ist richtig.

24. Welche Ausweisnummer hat die Person, die am 10. Juli Geburtstag hat?
    (A) 26808
    (B) 73170
    (C) 78802
    (D) 53147
    (E) Keine der Antworten ist richtig.

25. Wie heißt die Person, deren Ausweis im Land Uganda ausgestellt wurde?
    (A) CEPKEM
    (B) SOTLEM
    (C) VUKFUF
    (D) JIFCIC
    (E) Keine der Antworten ist richtig.

Testsimulation 37: Merkphase

ALLERGIEAUSWEIS

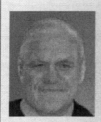

Name: VATRAN
Geburtstag: 30. Oktober
Medikamenteneinnahme: nein
Blutgruppe: A
Bekannte Allergien: Knoblauch, Koriander, Hafer
Ausweisnummer: 50638
Ausstellungsland: Monaco

ALLERGIEAUSWEIS

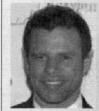

Name: NUWGIL
Geburtstag: 17. Dezember
Medikamenteneinnahme: ja
Blutgruppe: B
Bekannte Allergien: Oliven
Ausweisnummer: 44481
Ausstellungsland: Ägypten

ALLERGIEAUSWEIS

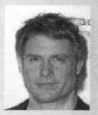

Name: MUMCAL
Geburtstag: 18. September
Medikamenteneinnahme: ja
Blutgruppe: 0
Bekannte Allergien: Koriander, Soja, Knoblauch
Ausweisnummer: 04652
Ausstellungsland: Somalia

ALLERGIEAUSWEIS

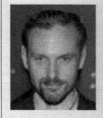

Name: WOFWOF
Geburtstag: 24. Februar
Medikamenteneinnahme: ja
Blutgruppe: 0
Bekannte Allergien: Lactalbumin, Latex
Ausweisnummer: 21805
Ausstellungsland: Laos

ALLERGIEAUSWEIS

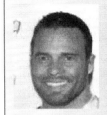

Name: VILVEV
Geburtstag: 15. August
Medikamenteneinnahme: nein
Blutgruppe: A
Bekannte Allergien: Oliven, Soja, Spinat
Ausweisnummer: 85828
Ausstellungsland: Ecuador

ALLERGIEAUSWEIS

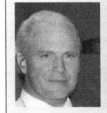

Name: VUJPOV
Geburtstag: 21. Juli
Medikamenteneinnahme: ja
Blutgruppe: B
Bekannte Allergien: Lactalbumin, Spinat
Ausweisnummer: 56137
Ausstellungsland: Kolumbien

ALLERGIEAUSWEIS

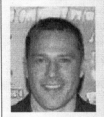

Name: FOCSOC
Geburtstag: 15. April
Medikamenteneinnahme: ja
Blutgruppe: 0
Bekannte Allergien: Latex, Zimt
Ausweisnummer: 92123
Ausstellungsland: Südkorea

ALLERGIEAUSWEIS

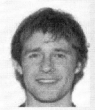

Name: HABNER
Geburtstag: 28. Juni
Medikamenteneinnahme: ja
Blutgruppe: AB
Bekannte Allergien: Soja
Ausweisnummer: 80409
Ausstellungsland: Madagaskar

Testsimulation 37: Abrufphase

1. Wie heißen die Personen mit Blutgruppe 0?
   - (A) WOFWOF, MUMCAL, FOCSOC
   - (B) NUWGIL, HABNER
   - (C) VUJPOV, NUWGIL, VATRAN
   - (D) FOCSOC, VILVEV
   - (E) Keine der Antworten ist richtig.

2. Wann haben die Personen, die auf Soja allergisch reagieren, Geburtstag?
   - (A) 28. Juni, 30. Oktober
   - (B) 15. August, 30. Oktober, 21. Juli
   - (C) 15. August, 18. September, 28. Juni
   - (D) 15. April, 30. Oktober, 24. Februar
   - (E) Keine der Antworten ist richtig.

3. Wie heißen die Personen mit Blutgruppe A?
   - (A) WOFWOF, VUJPOV
   - (B) HABNER, VATRAN, FOCSOC
   - (C) FOCSOC, VATRAN, VUJPOV
   - (D) VILVEV, VATRAN
   - (E) Keine der Antworten ist richtig.

4. In welchem Land wurde der Ausweis der Person, die am 21. Juli Geburtstag hat, ausgestellt?
   - (A) Ägypten
   - (B) Ecuador
   - (C) Monaco
   - (D) Kolumbien
   - (E) Keine der Antworten ist richtig.

5. Auf welchem Bild ist die Person mit dem Namen FOCSOC zu sehen?

   (A) (B) (C) (D) (E) Keine der Antworten ist richtig.

   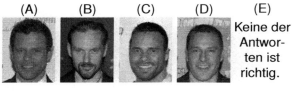

6. Welche Ausweisnummer hat die Person mit Blutgruppe B, die auf Lactalbumin allergisch reagiert?
   - (A) 85828
   - (B) 56137
   - (C) 21805
   - (D) 80409
   - (E) Keine der Antworten ist richtig.

7. Welche Ausweisnummer hat die Person, die am 24. Februar Geburtstag hat?
   - (A) 92123
   - (B) 50638
   - (C) 21805
   - (D) 04652
   - (E) Keine der Antworten ist richtig.

8. Welche Allergien hat die Person mit dem Namen VATRAN?
   - (A) Latex, Zimt
   - (B) Oliven, Soja, Spinat
   - (C) Lactalbumin, Latex
   - (D) Knoblauch, Koriander, Hafer
   - (E) Keine der Antworten ist richtig.

9. In welchen Ländern wurden die Ausweise der Personen, die keine Medikamente einnehmen, ausgestellt?
   - (A) Südkorea, Madagaskar
   - (B) Kolumbien, Somalia, Laos
   - (C) Südkorea, Somalia
   - (D) Monaco, Ecuador
   - (E) Keine der Antworten ist richtig.

10. Welche Allergien hat die Person mit der Ziffer 8 an vierter Stelle der Ausweisnummer?
    - (A) Zimt, Spinat
    - (B) Oliven
    - (C) Lactalbumin
    - (D) Koriander, Soja, Knoblauch
    - (E) Keine der Antworten ist richtig.

11. Wie heißt die Person, die am 18. September Geburtstag hat?
    - (A) FOCSOC
    - (B) NUWGIL
    - (C) VATRAN
    - (D) HABNER
    - (E) Keine der Antworten ist richtig.

12. In welchem Land wurde der Ausweis der Person mit der Ausweisnummer 04652 ausgestellt?
    - (A) Laos
    - (B) Somalia
    - (C) Ecuador
    - (D) Ägypten
    - (E) Keine der Antworten ist richtig.

13. Wie viele Personen reagieren allergisch auf Spinat?
    - (A) 4
    - (B) 3
    - (C) 2
    - (D) 1
    - (E) Keine der Antworten ist richtig.

14. In welchem Land wurde der Ausweis der Person mit der Ausweisnummer 92123 ausgestellt?
    (A) Ägypten
    (B) Ecuador
    (C) Laos
    (D) Südkorea
    (E) Keine der Antworten ist richtig.

15. Welche Ausweisnummer hat die Person, die am 17. Dezember Geburtstag hat?
    (A) 92123
    (B) 44481
    (C) 04652
    (D) 85828
    (E) Keine der Antworten ist richtig.

16. Wie heißt die abgebildete Person?
    (A) HABNER
    (B) VUJPOV
    (C) FOCSOC
    (D) VILVEV
    (E) Keine der Antworten ist richtig.

17. Welche Blutgruppe hat die Person, die Medikamente einnimmt und auf Oliven allergisch reagiert?
    (A) 0
    (B) AB
    (C) B
    (D) A
    (E) Keine der Antworten ist richtig.

18. Auf welchem Bild ist die Person zu sehen, deren Ausweis im Land Somalia ausgestellt wurde?

    (A)   (B)   (C)   (D)   (E) Keine der Antworten ist richtig.

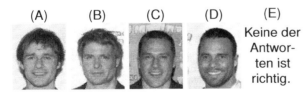

19. Wie viele Personen reagieren allergisch auf Zimt?
    (A) 1
    (B) 2
    (C) 3
    (D) 4
    (E) Keine der Antworten ist richtig.

20. Wann hat die Person, deren Ausweis im Land Ägypten ausgestellt wurde, Geburtstag?
    (A) 24. Februar
    (B) 15. April
    (C) 17. Dezember
    (D) 28. Juni
    (E) Keine der Antworten ist richtig.

21. Welche Ausweisnummer hat die Person mit Blutgruppe AB?
    (A) 85828
    (B) 50638
    (C) 56137
    (D) 80409
    (E) Keine der Antworten ist richtig.

22. Wie heißt die Person, deren Ausweis im Land Kolumbien ausgestellt wurde?
    (A) VATRAN
    (B) VUJPOV
    (C) WOFWOF
    (D) NUWGIL
    (E) Keine der Antworten ist richtig.

23. Wann hat die Person, deren Ausweis im Land Ecuador ausgestellt wurde, Geburtstag?
    (A) 17. Dezember
    (B) 24. Februar
    (C) 15. August
    (D) 28. Juni
    (E) Keine der Antworten ist richtig.

24. Wann hat die abgebildete Person Geburtstag?
    (A) 15. August
    (B) 17. Dezember
    (C) 15. April
    (D) 28. Juni
    (E) Keine der Antworten ist richtig.

25. Welche Allergien hat die Person mit dem Namen HABNER?
    (A) Knoblauch, Koriander, Hafer
    (B) Soja
    (C) Latex, Zimt
    (D) Koriander, Soja, Knoblauch
    (E) Keine der Antworten ist richtig.

Testsimulation 38: Merkphase

ALLERGIEAUSWEIS

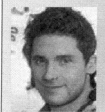

Name: VINJIJ
Geburtstag: 25. Februar
Medikamenteneinnahme: ja
Blutgruppe: B
Bekannte Allergien: Safran, Petersilie, Vanille
Ausweisnummer: 39556
Ausstellungsland: Marokko

ALLERGIEAUSWEIS

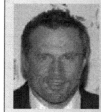

Name: CUNJOB
Geburtstag: 6. März
Medikamenteneinnahme: ja
Blutgruppe: 0
Bekannte Allergien: Vanille
Ausweisnummer: 60221
Ausstellungsland: Albanien

ALLERGIEAUSWEIS

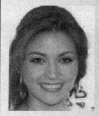

Name: NITCOZ
Geburtstag: 1. Juni
Medikamenteneinnahme: nein
Blutgruppe: AB
Bekannte Allergien: Piment, Pferde, Gerste
Ausweisnummer: 68444
Ausstellungsland: Japan

ALLERGIEAUSWEIS

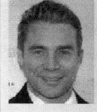

Name: ZOHCEP
Geburtstag: 9. Juni
Medikamenteneinnahme: nein
Blutgruppe: A
Bekannte Allergien: Safran
Ausweisnummer: 36424
Ausstellungsland: Panama

ALLERGIEAUSWEIS

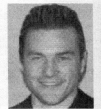

Name: NEMKOP
Geburtstag: 16. Juli
Medikamenteneinnahme: nein
Blutgruppe: AB
Bekannte Allergien: Vanille, Pferde
Ausweisnummer: 19728
Ausstellungsland: Hongkong

ALLERGIEAUSWEIS

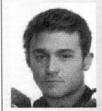

Name: WIVTIZ
Geburtstag: 29. Juli
Medikamenteneinnahme: ja
Blutgruppe: A
Bekannte Allergien: Vanille, Holunder, Piment
Ausweisnummer: 56219
Ausstellungsland: Österreich

ALLERGIEAUSWEIS

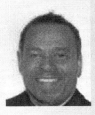

Name: NOJKAV
Geburtstag: 1. Mai
Medikamenteneinnahme: ja
Blutgruppe: 0
Bekannte Allergien: Hainbuche, Petersilie
Ausweisnummer: 23288
Ausstellungsland: Rumänien

ALLERGIEAUSWEIS

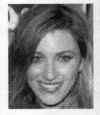

Name: MODNEP
Geburtstag: 28. Jänner
Medikamenteneinnahme: nein
Blutgruppe: AB
Bekannte Allergien: Vanille, Pferde
Ausweisnummer: 29374
Ausstellungsland: Algerien

Testsimulation 38: Abrufphase

1. Wann haben die Personen, die auf Pferde allergisch reagieren, Geburtstag?
   (A) 1. Juni, 16. Juli, 1. Mai
   (B) 1. Juni, 28. Jänner, 16. Juli
   (C) 16. Juli, 9. Juni, 25. Februar
   (D) 16. Juli, 29. Juli
   (E) Keine der Antworten ist richtig.

2. Welche Blutgruppe hat die Person mit der Ziffer 3 an zweiter Stelle der Ausweisnummer?
   (A) 0
   (B) AB
   (C) B
   (D) A
   (E) Keine der Antworten ist richtig.

3. Auf welchem Bild ist die Person zu sehen, die am 9. Juni Geburtstag hat?

   (A) (B) (C) (D) (E) Keine der Antworten ist richtig.

   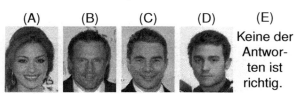

4. Wie heißt die Person mit Blutgruppe A, die auf Safran allergisch reagiert?
   (A) CUNJOB
   (B) ZOHCEP
   (C) NITCOZ
   (D) NOJKAV
   (E) Keine der Antworten ist richtig.

5. Wann hat die abgebildete Person Geburtstag?
   (A) 25. Februar
   (B) 28. Jänner
   (C) 16. Juli
   (D) 6. März
   (E) Keine der Antworten ist richtig.

6. Wie heißt die Person, die Medikamente einnimmt und auf Piment allergisch reagiert?
   (A) WIVTIZ
   (B) MODNEP
   (C) NOJKAV
   (D) CUNJOB
   (E) Keine der Antworten ist richtig.

7. Wie heißt die Person, die am 6. März Geburtstag hat?

   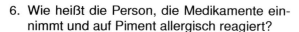

   (A) NOJKAV
   (B) ZOHCEP
   (C) CUNJOB
   (D) NITCOZ
   (E) Keine der Antworten ist richtig.

8. Welche Blutgruppe hat die Person, die auf Safran und Vanille allergisch reagiert?
   (A) 0
   (B) AB
   (C) B
   (D) A
   (E) Keine der Antworten ist richtig.

9. In welchem Land wurde der Ausweis der abgebildeten Person ausgestellt?
   (A) Algerien
   (B) Rumänien
   (C) Japan
   (D) Marokko
   (E) Keine der Antworten ist richtig.

10. In welchem Land wurde der Ausweis der Person, die auf Hainbuche und Petersilie allergisch reagiert, ausgestellt?
    (A) Hongkong
    (B) Panama
    (C) Albanien
    (D) Rumänien
    (E) Keine der Antworten ist richtig.

11. Wann hat die Person mit dem Namen NOJKAV Geburtstag?
    (A) 1. Juni
    (B) 28. Jänner
    (C) 1. Mai
    (D) 25. Februar
    (E) Keine der Antworten ist richtig.

12. In welchem Land wurde der Ausweis der Person mit der Ziffer 0 an zweiter Stelle der Ausweisnummer ausgestellt?
    (A) Hongkong
    (B) Panama
    (C) Marokko
    (D) Albanien
    (E) Keine der Antworten ist richtig.

13. Welche Allergien hat die Person mit dem Namen MODNEP?
    (A) Vanille
    (B) Vanille, Pferde
    (C) Piment, Pferde, Gerste
    (D) Pferde, Holunder, Piment
    (E) Keine der Antworten ist richtig.

14. Wann hat die Person mit Blutgruppe B Geburtstag?
    (A) 28. Jänner
    (B) 25. Februar
    (C) 1. Juni
    (D) 1. Mai
    (E) Keine der Antworten ist richtig.

15. In welchen Ländern wurden die Ausweise der Personen mit Blutgruppe 0 ausgestellt?
    (A) Marokko, Algerien, Japan
    (B) Österreich, Marokko
    (C) Albanien, Rumänien
    (D) Algerien, Hongkong
    (E) Keine der Antworten ist richtig.

16. Wie heißt die Person, deren Ausweis im Land Hongkong ausgestellt wurde?
    (A) WIVTIZ
    (B) ZOHCEP
    (C) NEMKOP
    (D) VINJIJ
    (E) Keine der Antworten ist richtig.

17. Welche Ausweisnummer hat die Person, die am 1. Juni Geburtstag hat?
    (A) 68444
    (B) 29374
    (C) 60221
    (D) 19728
    (E) Keine der Antworten ist richtig.

18. Wie heißen die Personen mit der Ziffer 3 an erster Stelle der Ausweisnummer?
    (A) ZOHCEP, NITCOZ, CUNJOB
    (B) ZOHCEP, VINJIJ
    (C) NEMKOP, WIVTIZ
    (D) WIVTIZ, ZOHCEP, NITCOZ
    (E) Keine der Antworten ist richtig.

19. Wie viele Personen haben die Blutgruppe AB?
    (A) 4
    (B) 3
    (C) 2
    (D) 1
    (E) Keine der Antworten ist richtig.

20. Auf welchem Bild ist die Person zu sehen, deren Ausweis im Land Albanien ausgestellt wurde?

    (A)   (B)   (C)   (D)   (E) Keine der Antworten ist richtig.

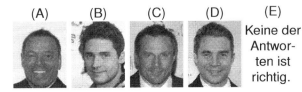

21. Wie viele Personen reagieren allergisch auf Vanille?
    (A) 4
    (B) 5
    (C) 6
    (D) 7
    (E) Keine der Antworten ist richtig.

22. Wie lauten die Ausweisnummern der Personen, die keine Medikamente einnehmen?
    (A) 68444, 56219, 19728, 39556
    (B) 29374, 36424, 19728, 68444
    (C) 68444, 23288, 29374, 56219
    (D) 68444, 56219, 36424
    (E) Keine der Antworten ist richtig.

23. Wie heißt die Person mit der Ziffer 8 an zweiter Stelle der Ausweisnummer?
    (A) VINJIJ
    (B) NITCOZ
    (C) NOJKAV
    (D) NEMKOP
    (E) Keine der Antworten ist richtig.

24. Auf welchem Bild ist die Person zu sehen, die am 25. Februar Geburtstag hat?

    (A)   (B)   (C)   (D)   (E) Keine der Antworten ist richtig.

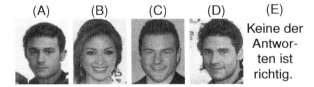

25. Welche Allergien hat die Person mit der Ziffer 5 an erster Stelle der Ausweisnummer?
    (A) Vanille
    (B) Safran, Petersilie, Vanille
    (C) Safran, Pferde
    (D) Vanille, Holunder, Piment
    (E) Keine der Antworten ist richtig.

Testsimulation 39: Merkphase

ALLERGIEAUSWEIS

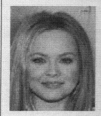
Name: TULSAL
Geburtstag: 25. Februar
Medikamenteneinnahme: ja
Blutgruppe: 0
Bekannte Allergien: Bohnen
Ausweisnummer: 56659
Ausstellungsland: Singapur

ALLERGIEAUSWEIS

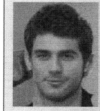
Name: ROWLOC
Geburtstag: 30. Oktober
Medikamenteneinnahme: nein
Blutgruppe: B
Bekannte Allergien: Reis, Nickel
Ausweisnummer: 35675
Ausstellungsland: Ägypten

ALLERGIEAUSWEIS

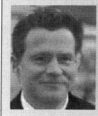
Name: JENPOR
Geburtstag: 14. Mai
Medikamenteneinnahme: nein
Blutgruppe: B
Bekannte Allergien: Kuhmilch, Kupfer, Äpfel
Ausweisnummer: 75175
Ausstellungsland: Vereinigte Arabische Emirate

ALLERGIEAUSWEIS

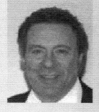
Name: TECZET
Geburtstag: 19. Juni
Medikamenteneinnahme: ja
Blutgruppe: 0
Bekannte Allergien: Knoblauch, Kuhmilch
Ausweisnummer: 41698
Ausstellungsland: El Salvador

ALLERGIEAUSWEIS

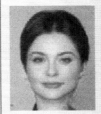
Name: SICTET
Geburtstag: 18. Mai
Medikamenteneinnahme: nein
Blutgruppe: AB
Bekannte Allergien: Sesam, Knoblauch, Tomaten
Ausweisnummer: 18204
Ausstellungsland: Kambodscha

ALLERGIEAUSWEIS

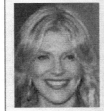
Name: CODNAF
Geburtstag: 9. Oktober
Medikamenteneinnahme: ja
Blutgruppe: A
Bekannte Allergien: Knoblauch
Ausweisnummer: 95531
Ausstellungsland: Kanada

ALLERGIEAUSWEIS

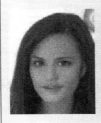
Name: MIBZOJ
Geburtstag: 10. Juli
Medikamenteneinnahme: nein
Blutgruppe: AB
Bekannte Allergien: Tomaten, Tartrazin, Äpfel
Ausweisnummer: 91787
Ausstellungsland: Vatikan

ALLERGIEAUSWEIS

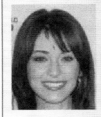
Name: FOKHUJ
Geburtstag: 23. Jänner
Medikamenteneinnahme: ja
Blutgruppe: A
Bekannte Allergien: Bohnen, Äpfel
Ausweisnummer: 65312
Ausstellungsland: China

Testsimulation 39: Abrufphase

1. Wie heißt die Person, die am 23. Jänner Geburtstag hat?
   - (A) FOKHUJ
   - (B) SICTET
   - (C) JENPOR
   - (D) MIBZOJ
   - (E) Keine der Antworten ist richtig.

2. Welche Blutgruppe hat die abgebildete Person?
   - (A) A
   - (B) B
   - (C) AB
   - (D) 0
   - (E) Keine der Antworten ist richtig.

3. Welche Ausweisnummer hat die abgebildete Person?
   - (A) 75175
   - (B) 91787
   - (C) 95531
   - (D) 41698
   - (E) Keine der Antworten ist richtig.

4. In welchem Land wurde der Ausweis der Person mit dem Namen JENPOR ausgestellt?
   - (A) Ägypten
   - (B) Vereinigte Arabische Emirate
   - (C) Kambodscha
   - (D) El Salvador
   - (E) Keine der Antworten ist richtig.

5. Welche Ausweisnummer hat die Person, die auf Nickel allergisch reagiert?
   - (A) 18204
   - (B) 91787
   - (C) 56659
   - (D) 35675
   - (E) Keine der Antworten ist richtig.

6. Wann hat die Person mit dem Namen ROWLOC Geburtstag?
   - (A) 14. Mai
   - (B) 30. Oktober
   - (C) 25. Februar
   - (D) 18. Mai
   - (E) Keine der Antworten ist richtig.

7. In welchem Land wurde der Ausweis der Person mit Blutgruppe 0, die auf Bohnen allergisch reagiert, ausgestellt?
   - (A) Singapur
   - (B) Ägypten
   - (C) Vatikan
   - (D) El Salvador
   - (E) Keine der Antworten ist richtig.

8. Wie heißen die Personen, die Medikamente einnehmen?
   - (A) FOKHUJ, CODNAF, TULSAL, TECZET
   - (B) SICTET, CODNAF, JENPOR
   - (C) ROWLOC, CODNAF, SICTET
   - (D) SICTET, ROWLOC, JENPOR, MIBZOJ
   - (E) Keine der Antworten ist richtig.

9. Wann hat die Person, deren Ausweis im Land Singapur ausgestellt wurde, Geburtstag?
   - (A) 19. Juni
   - (B) 25. Februar
   - (C) 23. Jänner
   - (D) 30. Oktober
   - (E) Keine der Antworten ist richtig.

10. Wie viele Personen haben die Blutgruppe A?
    - (A) 5
    - (B) 4
    - (C) 3
    - (D) 2
    - (E) Keine der Antworten ist richtig.

11. In welchem Land wurde der Ausweis der Person, die am 9. Oktober Geburtstag hat, ausgestellt?
    - (A) China
    - (B) Kambodscha
    - (C) Vatikan
    - (D) Kanada
    - (E) Keine der Antworten ist richtig.

12. Welche Allergien hat die abgebildete Person?
    - (A) Sesam, Knoblauch, Tomaten
    - (B) Bohnen, Tartrazin, Äpfel
    - (C) Kuhmilch, Kupfer, Äpfel
    - (D) Reis, Nickel
    - (E) Keine der Antworten ist richtig.

13. Welche Blutgruppe hat die Person, deren Ausweis im Land Vereinigte Arabische Emirate ausgestellt wurde?
    - (A) A
    - (B) B
    - (C) AB
    - (D) 0
    - (E) Keine der Antworten ist richtig.

14. Wie viele Personen reagieren allergisch auf Reis?
    - (A) 4
    - (B) 3
    - (C) 2
    - (D) 1
    - (E) Keine der Antworten ist richtig.

15. Welche Allergien hat die Person mit der Ausweisnummer 18204?

    (A) Sesam, Knoblauch, Tomaten
    (B) Kuhmilch, Kupfer, Äpfel
    (C) Bohnen
    (D) Knoblauch, Kuhmilch
    (E) Keine der Antworten ist richtig.

16. Wie heißt die Person mit der Ausweisnummer 75175?

    (A) FOKHUJ
    (B) SICTET
    (C) MIBZOJ
    (D) JENPOR
    (E) Keine der Antworten ist richtig.

17. Wann hat die Person mit Blutgruppe 0, die auf Knoblauch allergisch reagiert, Geburtstag?

    (A) 19. Juni
    (B) 23. Jänner
    (C) 14. Mai
    (D) 30. Oktober
    (E) Keine der Antworten ist richtig.

18. Welche Ausweisnummer hat die Person mit dem Namen FOKHUJ?

    (A) 95531
    (B) 18204
    (C) 75175
    (D) 65312
    (E) Keine der Antworten ist richtig.

19. Welche Allergien hat die Person mit der Ziffer 8 an vierter Stelle der Ausweisnummer?

    (A) Tomaten, Tartrazin, Äpfel
    (B) Knoblauch
    (C) Knoblauch, Kuhmilch
    (D) Bohnen
    (E) Keine der Antworten ist richtig.

20. Wann haben die Personen mit Blutgruppe B Geburtstag?

    (A) 23. Jänner, 19. Juni, 18. Mai
    (B) 19. Juni, 30. Oktober
    (C) 10. Juli, 14. Mai
    (D) 30. Oktober, 14. Mai
    (E) Keine der Antworten ist richtig.

21. Wie heißt die Person, deren Ausweis im Land Kambodscha ausgestellt wurde?

    (A) SICTET
    (B) TECZET
    (C) CODNAF
    (D) MIBZOJ
    (E) Keine der Antworten ist richtig.

22. Wann haben die Personen mit Blutgruppe AB Geburtstag?

    (A) 25. Februar, 23. Jänner
    (B) 19. Juni, 14. Mai
    (C) 23. Jänner, 25. Februar, 30. Oktober
    (D) 10. Juli, 18. Mai
    (E) Keine der Antworten ist richtig.

23. Wann hat die Person, deren Ausweis im Land Ägypten ausgestellt wurde, Geburtstag?

    (A) 25. Februar
    (B) 19. Juni
    (C) 14. Mai
    (D) 23. Jänner
    (E) Keine der Antworten ist richtig.

24. Welche Allergien hat die Person mit dem Namen MIBZOJ?

    (A) Knoblauch
    (B) Kuhmilch
    (C) Sesam, Knoblauch, Tomaten
    (D) Tomaten, Tartrazin, Äpfel
    (E) Keine der Antworten ist richtig.

25. Auf welchem Bild ist die Person zu sehen, deren Ausweis im Land Kanada ausgestellt wurde?

    (A) (B) (C) (D) (E) Keine der Antworten ist richtig.

    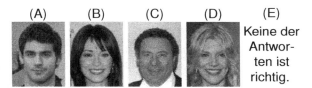

Testsimulation 40: Merkphase

ALLERGIEAUSWEIS

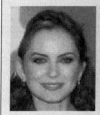
Name: GODHOD
Geburtstag: 13. Dezember
Medikamenteneinnahme: nein
Blutgruppe: B
Bekannte Allergien: Eiche
Ausweisnummer: 87838
Ausstellungsland: Madagaskar

ALLERGIEAUSWEIS

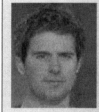
Name: ZUZRUP
Geburtstag: 12. Dezember
Medikamenteneinnahme: nein
Blutgruppe: A
Bekannte Allergien: Hühnerfleisch
Ausweisnummer: 91350
Ausstellungsland: Togo

ALLERGIEAUSWEIS

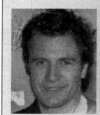
Name: WIZMOP
Geburtstag: 25. März
Medikamenteneinnahme: nein
Blutgruppe: 0
Bekannte Allergien: Amaranth, Krustentiere
Ausweisnummer: 18725
Ausstellungsland: Burundi

ALLERGIEAUSWEIS

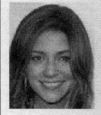
Name: FULGAB
Geburtstag: 24. Oktober
Medikamenteneinnahme: nein
Blutgruppe: B
Bekannte Allergien: Majoran, Lachs, Ahorn
Ausweisnummer: 21957
Ausstellungsland: Litauen

ALLERGIEAUSWEIS

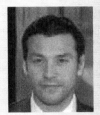
Name: GOKLOH
Geburtstag: 23. Jänner
Medikamenteneinnahme: ja
Blutgruppe: B
Bekannte Allergien: Kamille, Lachs, Birke
Ausweisnummer: 34613
Ausstellungsland: Schweden

ALLERGIEAUSWEIS

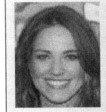
Name: GIVLAR
Geburtstag: 29. April
Medikamenteneinnahme: nein
Blutgruppe: AB
Bekannte Allergien: Pinienkerne, Sulfite
Ausweisnummer: 69740
Ausstellungsland: Oman

ALLERGIEAUSWEIS

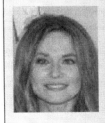
Name: DUKPOW
Geburtstag: 5. August
Medikamenteneinnahme: ja
Blutgruppe: AB
Bekannte Allergien: Ahorn, Eiche, Kamille
Ausweisnummer: 41248
Ausstellungsland: Algerien

ALLERGIEAUSWEIS

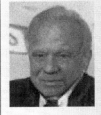
Name: JEBKAR
Geburtstag: 19. Jänner
Medikamenteneinnahme: nein
Blutgruppe: A
Bekannte Allergien: Kamille, Pinienkerne
Ausweisnummer: 67890
Ausstellungsland: Syrien

Testsimulation 40: Abrufphase

1. Wie heißt die Person, deren Ausweis im Land Litauen ausgestellt wurde?
   - (A) FULGAB
   - (B) JEBKAR
   - (C) ZUZRUP
   - (D) GIVLAR
   - (E) Keine der Antworten ist richtig.

2. Welche Blutgruppe hat die Person, die am 24. Oktober Geburtstag hat?
   - (A) A
   - (B) B
   - (C) AB
   - (D) 0
   - (E) Keine der Antworten ist richtig.

3. Wann hat die Person mit dem Namen WIZMOP Geburtstag?
   - (A) 29. April
   - (B) 25. März
   - (C) 19. Jänner
   - (D) 12. Dezember
   - (E) Keine der Antworten ist richtig.

4. Welche Ausweisnummer hat die abgebildete Person?
   - (A) 21957
   - (B) 34613
   - (C) 18725
   - (D) 91350
   - (E) Keine der Antworten ist richtig.

5. Wie heißt die Person, die am 23. Jänner Geburtstag hat?
   - (A) FULGAB
   - (B) GOKLOH
   - (C) ZUZRUP
   - (D) WIZMOP
   - (E) Keine der Antworten ist richtig.

6. Auf welchem Bild ist die Person mit Blutgruppe AB, die auf Eiche allergisch reagiert zu sehen?

   (A)  (B) (C) (D) (E) Keine der Antworten ist richtig.

7. In welchem Land wurde der Ausweis der Person mit dem Namen JEBKAR ausgestellt?
   - (A) Burundi
   - (B) Togo
   - (C) Syrien
   - (D) Algerien
   - (E) Keine der Antworten ist richtig.

8. Welche Blutgruppe hat die Person, die auf Sulfite und Pinienkerne allergisch reagiert?
   - (A) A
   - (B) B
   - (C) AB
   - (D) 0
   - (E) Keine der Antworten ist richtig.

9. Wann hat die Person, deren Ausweis im Land Syrien ausgestellt wurde, Geburtstag?
   - (A) 19. Jänner
   - (B) 5. August
   - (C) 29. April
   - (D) 23. Jänner
   - (E) Keine der Antworten ist richtig.

10. Wie heißt die Person, deren Ausweis im Land Schweden ausgestellt wurde?
    - (A) GOKLOH
    - (B) FULGAB
    - (C) GODHOD
    - (D) JEBKAR
    - (E) Keine der Antworten ist richtig.

11. Wann hat die Person mit Blutgruppe 0 Geburtstag?
    - (A) 25. März
    - (B) 23. Jänner
    - (C) 29. April
    - (D) 5. August
    - (E) Keine der Antworten ist richtig.

12. Welche Ausweisnummer hat die Person, die auf Amaranth und Krustentiere allergisch reagiert?
    - (A) 91350
    - (B) 34613
    - (C) 69740
    - (D) 41248
    - (E) Keine der Antworten ist richtig.

13. In welchem Land wurde der Ausweis der abgebildeten Person ausgestellt?
    - (A) Syrien
    - (B) Algerien
    - (C) Togo
    - (D) Oman
    - (E) Keine der Antworten ist richtig.

    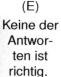

14. Welche Allergien hat die Person, die am 5. August Geburtstag hat?
    - (A) Kamille, Pinienkerne
    - (B) Amaranth, Krustentiere
    - (C) Krustentiere, Pinienkerne
    - (D) Ahorn, Eiche, Kamille
    - (E) Keine der Antworten ist richtig.

15. Wie heißen die Personen mit Blutgruppe B?
    (A) GIVLAR, FULGAB, ZUZRUP
    (B) DUKPOW, JEBKAR
    (C) GOKLOH, GODHOD, FULGAB
    (D) GODHOD, GIVLAR, WIZMOP, DUKPOW
    (E) Keine der Antworten ist richtig.

16. Auf welchem Bild ist die Person mit der Ausweisnummer 41248 zu sehen?

    (A) (B) (C) (D) (E) Keine der Antworten ist richtig.

17. Wie viele Personen reagieren allergisch auf Pinienkerne?
    (A) 4
    (B) 3
    (C) 2
    (D) 1
    (E) Keine der Antworten ist richtig.

18. In welchem Land wurde der Ausweis der Person mit dem Namen GIVLAR ausgestellt?
    (A) Madagaskar
    (B) Syrien
    (C) Oman
    (D) Litauen
    (E) Keine der Antworten ist richtig.

19. Welche Ausweisnummer hat die Person, die keine Medikamente einnimmt und auf Eiche allergisch reagiert?
    (A) 91350
    (B) 41248
    (C) 87838
    (D) 18725
    (E) Keine der Antworten ist richtig.

20. Wie heißt die Person, deren Ausweis im Land Madagaskar ausgestellt wurde?
    (A) WIZMOP
    (B) FULGAB
    (C) DUKPOW
    (D) GODHOD
    (E) Keine der Antworten ist richtig.

21. Welche Allergien hat die abgebildete Person?
    (A) Ahorn, Eiche, Kamille
    (B) Hühnerfleisch
    (C) Kamille, Lachs, Birke
    (D) Kamille, Pinienkerne
    (E) Keine der Antworten ist richtig.

22. Welche Ausweisnummer hat die Person, deren Ausweis im Land Algerien ausgestellt wurde?
    (A) 18725
    (B) 21957
    (C) 41248
    (D) 34613
    (E) Keine der Antworten ist richtig.

23. Wie lauten die Ausweisnummern der Personen, die auf Lachs allergisch reagieren?
    (A) 87838, 41248, 69740
    (B) 21957, 34613
    (C) 87838, 34613
    (D) 67890, 34613, 91350
    (E) Keine der Antworten ist richtig.

24. Wann haben die Personen, die Medikamente einnehmen, Geburtstag?
    (A) 23. Jänner, 5. August
    (B) 24. Oktober, 13. Dezember, 29. April
    (C) 13. Dezember, 5. August
    (D) 5. August, 12. Dezember
    (E) Keine der Antworten ist richtig.

25. Wann haben die Personen mit Blutgruppe A Geburtstag?
    (A) 19. Jänner, 23. Jänner
    (B) 12. Dezember, 19. Jänner
    (C) 25. März, 19. Jänner
    (D) 23. Jänner, 25. März
    (E) Keine der Antworten ist richtig.

Testsimulation 41: Merkphase

ALLERGIEAUSWEIS

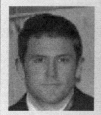

Name: SONJIT
Geburtstag: 25. Mai
Medikamenteneinnahme: ja
Blutgruppe: AB
Bekannte Allergien: Knoblauch, Schwertfisch
Ausweisnummer: 69905
Ausstellungsland: Myanmar

ALLERGIEAUSWEIS

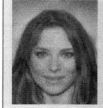

Name: LUWROL
Geburtstag: 20. Juni
Medikamenteneinnahme: nein
Blutgruppe: B
Bekannte Allergien: Pilze, Polyester, Zypresse
Ausweisnummer: 10988
Ausstellungsland: Schweden

ALLERGIEAUSWEIS

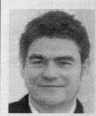

Name: REVDUT
Geburtstag: 27. Juni
Medikamenteneinnahme: ja
Blutgruppe: A
Bekannte Allergien: Pilze, Espen
Ausweisnummer: 85105
Ausstellungsland: Burundi

ALLERGIEAUSWEIS

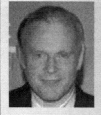

Name: SEFTEG
Geburtstag: 21. Juni
Medikamenteneinnahme: nein
Blutgruppe: AB
Bekannte Allergien: Hummeln, Espen, Koriander
Ausweisnummer: 21574
Ausstellungsland: China

ALLERGIEAUSWEIS

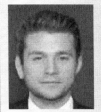
Name: HULPAN
Geburtstag: 3. August
Medikamenteneinnahme: nein
Blutgruppe: B
Bekannte Allergien: Pilze, Koriander
Ausweisnummer: 27706
Ausstellungsland: Italien

ALLERGIEAUSWEIS

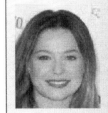
Name: GEJLEP
Geburtstag: 20. Juli
Medikamenteneinnahme: ja
Blutgruppe: A
Bekannte Allergien: Pilze
Ausweisnummer: 17293
Ausstellungsland: Vatikan

ALLERGIEAUSWEIS

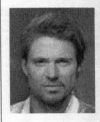
Name: CAKTAW
Geburtstag: 3. Juni
Medikamenteneinnahme: nein
Blutgruppe: 0
Bekannte Allergien: Amaranth, Zypresse, Weizen
Ausweisnummer: 32515
Ausstellungsland: Ukraine

ALLERGIEAUSWEIS

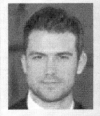
Name: MITBUK
Geburtstag: 3. Februar
Medikamenteneinnahme: ja
Blutgruppe: 0
Bekannte Allergien: Ambrosien
Ausweisnummer: 10625
Ausstellungsland: Russland

Testsimulation 41: Abrufphase

1. In welchem Land wurde der Ausweis der Person, die am 20. Juni Geburtstag hat, ausgestellt?
   (A) China
   (B) Ukraine
   (C) Burundi
   (D) Schweden
   (E) Keine der Antworten ist richtig.

2. Wie lauten die Ausweisnummern der Personen mit Blutgruppe B?
   (A) 10625, 27706
   (B) 21574, 69905, 10625
   (C) 85105, 21574, 10625
   (D) 10988, 69905, 17293
   (E) Keine der Antworten ist richtig.

3. Wann hat die Person, deren Ausweis im Land Italien ausgestellt wurde, Geburtstag?
   (A) 3. Februar
   (B) 3. August
   (C) 21. Juni
   (D) 20. Juni
   (E) Keine der Antworten ist richtig.

4. Wie heißen die Personen mit Blutgruppe AB?
   (A) MITBUK, HULPAN
   (B) SEFTEG, SONJIT
   (C) CAKTAW, REVDUT, SONJIT
   (D) GEJLEP, SEFTEG, CAKTAW
   (E) Keine der Antworten ist richtig.

5. Wann hat die Person, deren Ausweis im Land Vatikan ausgestellt wurde, Geburtstag?
   (A) 20. Juli
   (B) 21. Juni
   (C) 27. Juni
   (D) 25. Mai
   (E) Keine der Antworten ist richtig.

6. Auf welchem Bild ist die Person mit dem Namen SEFTEG zu sehen?

   (A) (B) (C) (D) (E) Keine der Antworten ist richtig.

7. Wie heißt die Person, die am 3. August Geburtstag hat?
   (A) MITBUK
   (B) SEFTEG
   (C) HULPAN
   (D) CAKTAW
   (E) Keine der Antworten ist richtig.

8. In welchem Land wurde der Ausweis der Person mit dem Namen CAKTAW ausgestellt?
   (A) Russland
   (B) Italien
   (C) Ukraine
   (D) Schweden
   (E) Keine der Antworten ist richtig.

9. Auf welchem Bild ist die Person mit Blutgruppe 0, die auf Zypresse allergisch reagiert zu sehen?

   (A) (B) (C) (D) (E) Keine der Antworten ist richtig.

10. Welche Ausweisnummer hat die Person, die am 27. Juni Geburtstag hat?
    (A) 10625
    (B) 85105
    (C) 10988
    (D) 27706
    (E) Keine der Antworten ist richtig.

11. Welche Ausweisnummer hat die Person mit dem Namen REVDUT?
    (A) 85105
    (B) 10988
    (C) 69905
    (D) 10625
    (E) Keine der Antworten ist richtig.

12. Welche Allergien hat die Person, deren Ausweis im Land Russland ausgestellt wurde?
    (A) Knoblauch, Espen
    (B) Pilze, Koriander
    (C) Koriander, Espen
    (D) Ambrosien
    (E) Keine der Antworten ist richtig.

13. Wie viele Personen haben die Blutgruppe A?
    (A) 1
    (B) 2
    (C) 3
    (D) 4
    (E) Keine der Antworten ist richtig.

14. Welche Allergien hat die abgebildete Person?
    (A) Hummeln, Zypresse, Weizen
    (B) Koriander
    (C) Knoblauch, Schwertfisch
    (D) Pilze, Espen
    (E) Keine der Antworten ist richtig.

15. Wann hat die Person mit der Ziffer 9 an zweiter Stelle der Ausweisnummer Geburtstag?
    (A) 20. Juni
    (B) 3. August
    (C) 25. Mai
    (D) 20. Juli
    (E) Keine der Antworten ist richtig.

16. Welche Allergien hat die Person mit der Ausweisnummer 10625?
    (A) Pilze, Espen
    (B) Ambrosien
    (C) Koriander
    (D) Amaranth, Koriander
    (E) Keine der Antworten ist richtig.

17. Wie heißt die Person mit der Ziffer 8 an erster Stelle der Ausweisnummer?
    (A) SEFTEG
    (B) MITBUK
    (C) LUWROL
    (D) REVDUT
    (E) Keine der Antworten ist richtig.

18. Welche Blutgruppe hat die Person, die keine Medikamente einnimmt und auf Espen allergisch reagiert?
    (A) A
    (B) B
    (C) AB
    (D) 0
    (E) Keine der Antworten ist richtig.

19. In welchem Land wurde der Ausweis der Person mit dem Namen HULPAN ausgestellt?
    (A) Myanmar
    (B) Vatikan
    (C) Italien
    (D) China
    (E) Keine der Antworten ist richtig.

20. Wie lauten die Ausweisnummern der Personen, die auf Pilze allergisch reagieren?
    (A) 85105, 27706, 32515, 10988
    (B) 10988, 85105, 27706, 17293
    (C) 10625, 27706, 32515, 85105
    (D) 21574, 27706, 85105
    (E) Keine der Antworten ist richtig.

21. Wie viele Personen nehmen Medikamente ein?
    (A) 5
    (B) 4
    (C) 3
    (D) 2
    (E) Keine der Antworten ist richtig.

22. Welche Allergien hat die Person, die am 3. Juni Geburtstag hat?
    (A) Ambrosien, Koriander
    (B) Pilze, Koriander
    (C) Amaranth, Zypresse, Weizen
    (D) Koriander
    (E) Keine der Antworten ist richtig.

23. Welche Allergien hat die Person, deren Ausweis im Land Ukraine ausgestellt wurde?
    (A) Ambrosien, Polyester, Zypresse
    (B) Pilze, Polyester, Zypresse
    (C) Amaranth, Zypresse, Weizen
    (D) Koriander, Schwertfisch
    (E) Keine der Antworten ist richtig.

24. Auf welchem Bild ist die Person zu sehen, die am 3. Februar Geburtstag hat?

    (A) (B) (C) (D) (E)
    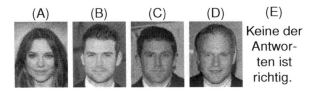
    (E) Keine der Antworten ist richtig.

25. In welchem Land wurde der Ausweis der Person mit dem Namen GEJLEP ausgestellt?
    (A) Vatikan
    (B) Burundi
    (C) China
    (D) Myanmar
    (E) Keine der Antworten ist richtig.

Testsimulation 42: Merkphase

ALLERGIEAUSWEIS

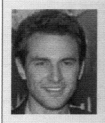

Name: MASPIL
Geburtstag: 7. Februar
Medikamenteneinnahme: ja
Blutgruppe: B
Bekannte Allergien: Chrom, Estragon, Koriander
Ausweisnummer: 51963
Ausstellungsland: Kenia

ALLERGIEAUSWEIS

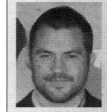

Name: KOCGOS
Geburtstag: 10. Juli
Medikamenteneinnahme: nein
Blutgruppe: AB
Bekannte Allergien: Erlen, Kakao
Ausweisnummer: 10750
Ausstellungsland: Libyen

ALLERGIEAUSWEIS

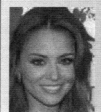

Name: BEMGUM
Geburtstag: 15. Dezember
Medikamenteneinnahme: nein
Blutgruppe: B
Bekannte Allergien: Schimmel, Estragon, Scholle
Ausweisnummer: 91441
Ausstellungsland: Israel

ALLERGIEAUSWEIS

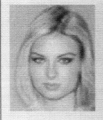

Name: FUFWON
Geburtstag: 19. Jänner
Medikamenteneinnahme: nein
Blutgruppe: A
Bekannte Allergien: Piment
Ausweisnummer: 61545
Ausstellungsland: Liberia

ALLERGIEAUSWEIS

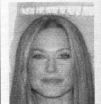
Name: PIKWOR
Geburtstag: 25. Mai
Medikamenteneinnahme: ja
Blutgruppe: AB
Bekannte Allergien: Koriander, Buche, Schimmel
Ausweisnummer: 03816
Ausstellungsland: Brasilien

ALLERGIEAUSWEIS

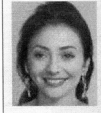
Name: SEFWUG
Geburtstag: 18. Jänner
Medikamenteneinnahme: nein
Blutgruppe: B
Bekannte Allergien: Koriander
Ausweisnummer: 16429
Ausstellungsland: Jamaika

ALLERGIEAUSWEIS

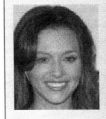
Name: GIFMET
Geburtstag: 28. April
Medikamenteneinnahme: ja
Blutgruppe: A
Bekannte Allergien: Krustentiere, Buche
Ausweisnummer: 27269
Ausstellungsland: Gabun

ALLERGIEAUSWEIS

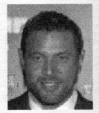
Name: PUVDEB
Geburtstag: 14. August
Medikamenteneinnahme: nein
Blutgruppe: 0
Bekannte Allergien: Erlen, Koriander
Ausweisnummer: 41129
Ausstellungsland: Neuseeland

Testsimulation 42: Abrufphase

1. Wann hat die Person, die auf Krustentiere allergisch reagiert, Geburtstag?
   - (A) 7. Februar
   - (B) 18. Jänner
   - (C) 14. August
   - (D) 28. April
   - (E) Keine der Antworten ist richtig.

2. In welchem Land wurde der Ausweis der abgebildeten Person ausgestellt?
   - (A) Neuseeland
   - (B) Liberia
   - (C) Israel
   - (D) Jamaika
   - (E) Keine der Antworten ist richtig.

3. Wie heißt die Person mit der Ziffer 5 an vierter Stelle der Ausweisnummer?
   - (A) SEFWUG
   - (B) FUFWON
   - (C) KOCGOS
   - (D) PUVDEB
   - (E) Keine der Antworten ist richtig.

4. Auf welchem Bild ist die Person mit Blutgruppe AB, die auf Schimmel allergisch reagiert zu sehen?

   (A) (B) (C) (D) (E) Keine der Antworten ist richtig.

   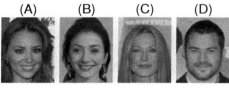

5. In welchem Land wurde der Ausweis der Person mit dem Namen BEMGUM ausgestellt?
   - (A) Israel
   - (B) Liberia
   - (C) Libyen
   - (D) Neuseeland
   - (E) Keine der Antworten ist richtig.

6. Welche Ausweisnummer hat die abgebildete Person?
   - (A) 16429
   - (B) 91441
   - (C) 27269
   - (D) 41129
   - (E) Keine der Antworten ist richtig.

7. Wann hat die Person mit dem Namen FUFWON Geburtstag?
   - (A) 7. Februar
   - (B) 19. Jänner
   - (C) 28. April
   - (D) 18. Jänner
   - (E) Keine der Antworten ist richtig.

8. Wie viele Personen haben die Blutgruppe A?
   - (A) 1
   - (B) 2
   - (C) 3
   - (D) 4
   - (E) Keine der Antworten ist richtig.

9. Wann hat die Person, die auf Schimmel, Scholle und Estragon allergisch reagiert, Geburtstag?
   - (A) 14. August
   - (B) 10. Juli
   - (C) 15. Dezember
   - (D) 18. Jänner
   - (E) Keine der Antworten ist richtig.

10. Welche Blutgruppe hat die Person, deren Ausweis im Land Jamaika ausgestellt wurde?
    - (A) 0
    - (B) AB
    - (C) B
    - (D) A
    - (E) Keine der Antworten ist richtig.

11. Wie heißt die Person, die am 28. April Geburtstag hat?
    - (A) KOCGOS
    - (B) GIFMET
    - (C) FUFWON
    - (D) BEMGUM
    - (E) Keine der Antworten ist richtig.

12. Welche Allergien hat die Person mit Blutgruppe 0?
    - (A) Erlen, Koriander
    - (B) Piment
    - (C) Koriander, Kakao
    - (D) Schimmel, Estragon, Koriander
    - (E) Keine der Antworten ist richtig.

13. Auf welchem Bild ist die Person mit Blutgruppe AB, die auf Erlen allergisch reagiert zu sehen?

    (A) (B) (C) (D) (E) Keine der Antworten ist richtig.

14. Wann hat die Person, deren Ausweis im Land Israel ausgestellt wurde, Geburtstag?
    (A) 14. August
    (B) 15. Dezember
    (C) 28. April
    (D) 25. Mai
    (E) Keine der Antworten ist richtig.

15. Welche Ausweisnummer hat die Person mit dem Namen MASPIL?
    (A) 61545
    (B) 16429
    (C) 27269
    (D) 51963
    (E) Keine der Antworten ist richtig.

16. Wie viele Personen haben die Blutgruppe B?
    (A) 1
    (B) 2
    (C) 3
    (D) 4
    (E) Keine der Antworten ist richtig.

17. Welche Ausweisnummer hat die Person, die am 15. Dezember Geburtstag hat?
    (A) 16429
    (B) 91441
    (C) 27269
    (D) 03816
    (E) Keine der Antworten ist richtig.

18. In welchen Ländern wurden die Ausweise der Personen mit der Ziffer 9 an letzter Stelle der Ausweisnummer ausgestellt?
    (A) Liberia, Kenia, Gabun
    (B) Brasilien, Israel
    (C) Neuseeland, Jamaika, Gabun
    (D) Neuseeland, Jamaika
    (E) Keine der Antworten ist richtig.

19. Auf welchem Bild ist die Person zu sehen, die am 25. Mai Geburtstag hat?

    (A) (B) (C) (D) (E) Keine der Antworten ist richtig.

20. Welche Allergien hat die Person mit dem Namen PIKWOR?
    (A) Erlen, Buche
    (B) Erlen, Kakao
    (C) Schimmel, Estragon, Scholle
    (D) Koriander, Buche, Schimmel
    (E) Keine der Antworten ist richtig.

21. In welchem Land wurde der Ausweis der Person mit dem Namen PUVDEB ausgestellt?
    (A) Neuseeland
    (B) Brasilien
    (C) Libyen
    (D) Gabun
    (E) Keine der Antworten ist richtig.

22. In welchen Ländern wurden die Ausweise der Personen, die Medikamente einnehmen, ausgestellt?
    (A) Kenia, Gabun, Jamaika, Israel
    (B) Gabun, Brasilien, Kenia
    (C) Neuseeland, Israel
    (D) Israel, Brasilien, Gabun
    (E) Keine der Antworten ist richtig.

23. Welche Allergien hat die Person mit dem Namen SEFWUG?
    (A) Krustentiere, Buche
    (B) Koriander
    (C) Schimmel, Estragon, Scholle
    (D) Koriander, Buche, Schimmel
    (E) Keine der Antworten ist richtig.

24. Wann hat die Person, die auf Piment allergisch reagiert, Geburtstag?
    (A) 19. Jänner
    (B) 14. August
    (C) 25. Mai
    (D) 7. Februar
    (E) Keine der Antworten ist richtig.

25. Welche Blutgruppe hat die Person mit der Ausweisnummer 91441?
    (A) A
    (B) B
    (C) AB
    (D) 0
    (E) Keine der Antworten ist richtig.

Testsimulation 43: Merkphase

ALLERGIEAUSWEIS

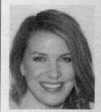

Name: ZUCWEL
Geburtstag: 3. Mai
Medikamenteneinnahme: ja
Blutgruppe: A
Bekannte Allergien: Sonnenblume, Kohl
Ausweisnummer: 43674
Ausstellungsland: Deutschland

ALLERGIEAUSWEIS

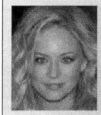

Name: PURMOG
Geburtstag: 29. Juli
Medikamenteneinnahme: nein
Blutgruppe: 0
Bekannte Allergien: Cobalt, Lupine
Ausweisnummer: 98951
Ausstellungsland: Nigeria

ALLERGIEAUSWEIS

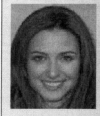

Name: GUGROM
Geburtstag: 7. September
Medikamenteneinnahme: nein
Blutgruppe: 0
Bekannte Allergien: Amaranth
Ausweisnummer: 71574
Ausstellungsland: Kenia

ALLERGIEAUSWEIS

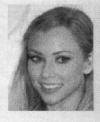

Name: MERNOM
Geburtstag: 21. Mai
Medikamenteneinnahme: ja
Blutgruppe: 0
Bekannte Allergien: Lupine
Ausweisnummer: 76644
Ausstellungsland: Andorra

ALLERGIEAUSWEIS

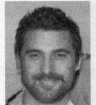

Name: RUGFUZ
Geburtstag: 2. Februar
Medikamenteneinnahme: nein
Blutgruppe: A
Bekannte Allergien: Vanille, Amaranth, Lupine
Ausweisnummer: 43392
Ausstellungsland: Kamerun

ALLERGIEAUSWEIS

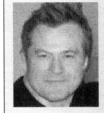

Name: ZEMPIS
Geburtstag: 11. Juni
Medikamenteneinnahme: nein
Blutgruppe: 0
Bekannte Allergien: Lupine, Cobalt, Amaranth
Ausweisnummer: 98028
Ausstellungsland: Kasachstan

ALLERGIEAUSWEIS

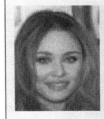

Name: FUVREB
Geburtstag: 16. November
Medikamenteneinnahme: ja
Blutgruppe: 0
Bekannte Allergien: Vanille, Thunfisch, Cobalt
Ausweisnummer: 52672
Ausstellungsland: Brasilien

ALLERGIEAUSWEIS

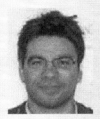

Name: CAPGOM
Geburtstag: 22. September
Medikamenteneinnahme: ja
Blutgruppe: AB
Bekannte Allergien: Cobalt, Thymian
Ausweisnummer: 13985
Ausstellungsland: Südkorea

Testsimulation 43: Abrufphase

1. Wie heißt die Person, deren Ausweis im Land Kasachstan ausgestellt wurde?
   - (A) GUGROM
   - (B) MERNOM
   - (C) ZEMPIS
   - (D) FUVREB
   - (E) Keine der Antworten ist richtig.

2. Wie heißen die Personen, die keine Medikamente einnehmen?
   - (A) ZUCWEL, PURMOG, RUGFUZ
   - (B) FUVREB, MERNOM, ZUCWEL
   - (C) ZEMPIS, FUVREB, ZUCWEL, PURMOG
   - (D) ZEMPIS, PURMOG, FUVREB, MERNOM
   - (E) Keine der Antworten ist richtig.

3. Welche Allergien hat die abgebildete Person?
   - (A) Amaranth
   - (B) Cobalt, Thymian
   - (C) Sonnenblume, Kohl
   - (D) Vanille, Thunfisch, Cobalt
   - (E) Keine der Antworten ist richtig.

4. Wann hat die Person mit dem Namen MERNOM Geburtstag?
   - (A) 16. November
   - (B) 21. Mai
   - (C) 29. Juli
   - (D) 11. Juni
   - (E) Keine der Antworten ist richtig.

5. Auf welchem Bild ist die Person zu sehen, deren Ausweis im Land Andorra ausgestellt wurde?

   (A) (B) (C) (D) (E) Keine der Antworten ist richtig.
   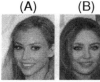   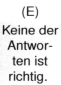

6. Welche Ausweisnummer hat die Person, die am 29. Juli Geburtstag hat?
   - (A) 52672
   - (B) 98028
   - (C) 43674
   - (D) 98951
   - (E) Keine der Antworten ist richtig.

7. Wie heißt die Person, deren Ausweis im Land Kamerun ausgestellt wurde?
   - (A) RUGFUZ
   - (B) FUVREB
   - (C) CAPGOM
   - (D) PURMOG
   - (E) Keine der Antworten ist richtig.

8. Welche Ausweisnummer hat die abgebildete Person?
   - (A) 71574
   - (B) 98028
   - (C) 98951
   - (D) 52672
   - (E) Keine der Antworten ist richtig.

9. Welche Allergien hat die Person, deren Ausweis im Land Deutschland ausgestellt wurde?
   - (A) Vanille, Thunfisch, Cobalt
   - (B) Lupine, Cobalt, Amaranth
   - (C) Sonnenblume, Kohl
   - (D) Amaranth
   - (E) Keine der Antworten ist richtig.

10. Welche Blutgruppe hat die Person, die Medikamente einnimmt und auf Vanille allergisch reagiert?
    - (A) A
    - (B) B
    - (C) AB
    - (D) 0
    - (E) Keine der Antworten ist richtig.

11. Wie viele Personen haben die Blutgruppe 0?
    - (A) 6
    - (B) 5
    - (C) 4
    - (D) 3
    - (E) Keine der Antworten ist richtig.

12. Wie heißt die Person, die am 16. November Geburtstag hat?
    - (A) PURMOG
    - (B) CAPGOM
    - (C) FUVREB
    - (D) ZEMPIS
    - (E) Keine der Antworten ist richtig.

13. Welche Blutgruppe hat die Person, die Medikamente einnimmt und auf Lupine allergisch reagiert?
    - (A) A
    - (B) B
    - (C) AB
    - (D) 0
    - (E) Keine der Antworten ist richtig.

14. Wann hat die Person, deren Ausweis im Land Nigeria ausgestellt wurde, Geburtstag?
    - (A) 2. Februar
    - (B) 7. September
    - (C) 21. Mai
    - (D) 29. Juli
    - (E) Keine der Antworten ist richtig.

15. Welche Allergien hat die abgebildete Person?
    (A) Sonnenblume, Kohl
    (B) Cobalt, Thymian
    (C) Amaranth
    (D) Cobalt
    (E) Keine der Antworten ist richtig.

16. Wie heißen die Personen mit der Ziffer 7 an vierter Stelle der Ausweisnummer?
    (A) RUGFUZ, FUVREB, ZUCWEL
    (B) PURMOG, MERNOM, GUGROM, RUGFUZ
    (C) ZUCWEL, FUVREB, GUGROM
    (D) ZEMPIS, PURMOG, GUGROM
    (E) Keine der Antworten ist richtig.

17. Welche Ausweisnummer hat die Person, die am 22. September Geburtstag hat?
    (A) 76644
    (B) 43392
    (C) 71574
    (D) 13985
    (E) Keine der Antworten ist richtig.

18. Wie heißen die Personen mit Blutgruppe A?
    (A) ZUCWEL, CAPGOM, MERNOM
    (B) ZUCWEL, RUGFUZ
    (C) RUGFUZ, CAPGOM
    (D) ZUCWEL, ZEMPIS, RUGFUZ
    (E) Keine der Antworten ist richtig.

19. In welchem Land wurde der Ausweis der Person, die am 7. September Geburtstag hat, ausgestellt?
    (A) Nigeria
    (B) Kamerun
    (C) Südkorea
    (D) Brasilien
    (E) Keine der Antworten ist richtig.

20. Wie lauten die Ausweisnummern der Personen, die auf Amaranth allergisch reagieren?
    (A) 43392, 98028, 76644
    (B) 76644, 43674
    (C) 71574, 43674, 13985
    (D) 71574, 98028, 43392
    (E) Keine der Antworten ist richtig.

21. In welchem Land wurde der Ausweis der Person, die am 11. Juni Geburtstag hat, ausgestellt?
    (A) Kasachstan
    (B) Brasilien
    (C) Andorra
    (D) Südkorea
    (E) Keine der Antworten ist richtig.

22. Wie heißt die Person mit Blutgruppe AB?
    (A) ZEMPIS
    (B) RUGFUZ
    (C) CAPGOM
    (D) ZUCWEL
    (E) Keine der Antworten ist richtig.

23. Welche Allergien hat die Person, die am 21. Mai Geburtstag hat?
    (A) Lupine
    (B) Vanille, Thunfisch, Cobalt
    (C) Cobalt, Thymian
    (D) Cobalt, Lupine
    (E) Keine der Antworten ist richtig.

24. Welche Allergien hat die Person mit der Ziffer 8 an vierter Stelle der Ausweisnummer?
    (A) Vanille, Amaranth, Lupine
    (B) Cobalt, Thymian
    (C) Vanille
    (D) Cobalt, Lupine
    (E) Keine der Antworten ist richtig.

25. Auf welchem Bild ist die Person zu sehen, deren Ausweis im Land Südkorea ausgestellt wurde?

    (A)   (B)   (C)   (D)   (E) Keine der Antworten ist richtig.

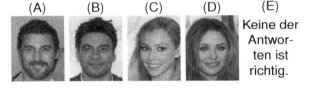

Testsimulation 44: Merkphase

ALLERGIEAUSWEIS

Name: SOBNIP
Geburtstag: 25. Mai
Medikamenteneinnahme: ja
Blutgruppe: AB
Bekannte Allergien: Gerste, Tomaten, Yohimbin
Ausweisnummer: 35522
Ausstellungsland: Dominikanische Republik

ALLERGIEAUSWEIS

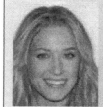

Name: WEPBAH
Geburtstag: 23. März
Medikamenteneinnahme: ja
Blutgruppe: 0
Bekannte Allergien: Cobalt, Hunde
Ausweisnummer: 27776
Ausstellungsland: Honduras

ALLERGIEAUSWEIS

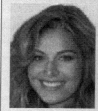

Name: SAMKUG
Geburtstag: 7. April
Medikamenteneinnahme: nein
Blutgruppe: AB
Bekannte Allergien: Yohimbin, Hunde, Kastanien
Ausweisnummer: 59052
Ausstellungsland: Jordanien

ALLERGIEAUSWEIS

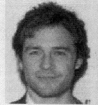

Name: GICJIH
Geburtstag: 15. Oktober
Medikamenteneinnahme: ja
Blutgruppe: 0
Bekannte Allergien: Kupfer, Hainbuche, Cobalt
Ausweisnummer: 78421
Ausstellungsland: Litauen

ALLERGIEAUSWEIS

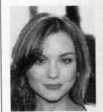

Name: BEHBOV
Geburtstag: 21. Mai
Medikamenteneinnahme: ja
Blutgruppe: B
Bekannte Allergien: Gerste, Tomaten
Ausweisnummer: 69103
Ausstellungsland: Namibia

ALLERGIEAUSWEIS

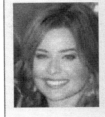

Name: KOHREC
Geburtstag: 3. September
Medikamenteneinnahme: nein
Blutgruppe: 0
Bekannte Allergien: Gerste, Erdnüsse
Ausweisnummer: 72880
Ausstellungsland: Guatemala

ALLERGIEAUSWEIS

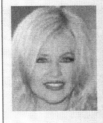

Name: HOLGEH
Geburtstag: 23. Mai
Medikamenteneinnahme: nein
Blutgruppe: B
Bekannte Allergien: Hainbuche
Ausweisnummer: 77637
Ausstellungsland: Pakistan

ALLERGIEAUSWEIS

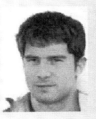

Name: LURDOL
Geburtstag: 4. Oktober
Medikamenteneinnahme: ja
Blutgruppe: B
Bekannte Allergien: Mango
Ausweisnummer: 13431
Ausstellungsland: Vatikan

Testsimulation 44: Abrufphase

1. Wie viele Personen haben die Blutgruppe 0?
   (A) 2
   (B) 3
   (C) 4
   (D) 5
   (E) Keine der Antworten ist richtig.

2. In welchem Land wurde der Ausweis der Person mit dem Namen HOLGEH ausgestellt?
   (A) Pakistan
   (B) Litauen
   (C) Jordanien
   (D) Vatikan
   (E) Keine der Antworten ist richtig.

3. Auf welchem Bild ist die Person mit dem Namen GICJIH zu sehen?

   (A) (B) (C) (D) (E) Keine der Antworten ist richtig.

4. Welche Allergien hat die Person mit dem Namen SOBNIP?
   (A) Gerste, Tomaten, Yohimbin
   (B) Hainbuche, Tomaten
   (C) Mango
   (D) Yohimbin, Hunde, Kastanien
   (E) Keine der Antworten ist richtig.

5. Welche Ausweisnummer hat die Person, die am 7. April Geburtstag hat?
   (A) 78421
   (B) 69103
   (C) 27776
   (D) 59052
   (E) Keine der Antworten ist richtig.

6. Wie heißt die Person mit Blutgruppe B, die auf Hainbuche allergisch reagiert?
   (A) BEHBOV
   (B) SAMKUG
   (C) WEPBAH
   (D) HOLGEH
   (E) Keine der Antworten ist richtig.

7. Auf welchem Bild ist die Person zu sehen, die am 15. Oktober Geburtstag hat?

   (A) (B) (C) (D) (E) Keine der Antworten ist richtig.

8. In welchen Ländern wurden die Ausweise der Personen, die keine Medikamente einnehmen, ausgestellt?
   (A) Namibia, Guatemala
   (B) Honduras, Namibia, Litauen
   (C) Pakistan, Jordanien, Guatemala
   (D) Jordanien, Dominikanische Republik
   (E) Keine der Antworten ist richtig.

9. Wie heißt die Person, die am 23. März Geburtstag hat?
   (A) SOBNIP
   (B) SAMKUG
   (C) WEPBAH
   (D) LURDOL
   (E) Keine der Antworten ist richtig.

10. In welchem Land wurde der Ausweis der abgebildeten Person ausgestellt?
    (A) Honduras
    (B) Dominikanische Republik
    (C) Pakistan
    (D) Vatikan
    (E) Keine der Antworten ist richtig.

11. Wie heißt die Person, die am 4. Oktober Geburtstag hat?
    (A) GICJIH
    (B) SOBNIP
    (C) LURDOL
    (D) BEHBOV
    (E) Keine der Antworten ist richtig.

12. Welche Ausweisnummer hat die Person, die auf Erdnüsse und Gerste allergisch reagiert?
    (A) 77637
    (B) 72880
    (C) 59052
    (D) 78421
    (E) Keine der Antworten ist richtig.

13. In welchem Land wurde der Ausweis der Person, die am 21. Mai Geburtstag hat, ausgestellt?
    (A) Jordanien
    (B) Dominikanische Republik
    (C) Namibia
    (D) Pakistan
    (E) Keine der Antworten ist richtig.

14. Welche Blutgruppe hat die Person, die auf Hunde, Kastanien und Yohimbin allergisch reagiert?

    (A) 0
    (B) AB
    (C) B
    (D) A
    (E) Keine der Antworten ist richtig.

15. Wann hat die Person mit dem Namen KOHREC Geburtstag?

    (A) 3. September
    (B) 23. Mai
    (C) 4. Oktober
    (D) 25. Mai
    (E) Keine der Antworten ist richtig.

16. Wie viele Personen haben die Blutgruppe AB?

    (A) 4
    (B) 3
    (C) 2
    (D) 1
    (E) Keine der Antworten ist richtig.

17. Welche Ausweisnummer hat die Person, die auf Kupfer, Cobalt und Hainbuche allergisch reagiert?

    (A) 78421
    (B) 59052
    (C) 69103
    (D) 27776
    (E) Keine der Antworten ist richtig.

18. Wann hat die Person, deren Ausweis im Land Dominikanische Republik ausgestellt wurde, Geburtstag?

    (A) 25. Mai
    (B) 7. April
    (C) 15. Oktober
    (D) 21. Mai
    (E) Keine der Antworten ist richtig.

19. Auf welchem Bild ist die Person mit dem Namen SAMKUG zu sehen?

    (A)   (B)   (C)   (D)   (E) Keine der Antworten ist richtig.

20. Welche Allergien hat die Person, die am 23. Mai Geburtstag hat?

    (A) Cobalt, Hunde
    (B) Gerste, Hunde
    (C) Gerste, Tomaten, Yohimbin
    (D) Hainbuche
    (E) Keine der Antworten ist richtig.

21. Welche Ausweisnummer hat die Person, deren Ausweis im Land Guatemala ausgestellt wurde?

    (A) 72880
    (B) 77637
    (C) 13431
    (D) 59052
    (E) Keine der Antworten ist richtig.

22. In welchem Land wurde der Ausweis der Person mit Blutgruppe B, die auf Gerste und Tomaten allergisch reagiert, ausgestellt?

    (A) Dominikanische Republik
    (B) Vatikan
    (C) Jordanien
    (D) Honduras
    (E) Keine der Antworten ist richtig.

23. Welche Ausweisnummer hat die abgebildete Person?

    (A) 72880
    (B) 27776
    (C) 59052
    (D) 77637
    (E) Keine der Antworten ist richtig.

24. Welche Blutgruppe hat die Person, deren Ausweis im Land Pakistan ausgestellt wurde?

    (A) A
    (B) B
    (C) AB
    (D) 0
    (E) Keine der Antworten ist richtig.

25. Welche Ausweisnummer hat die Person, die auf Cobalt und Hunde allergisch reagiert?

    (A) 72880
    (B) 77637
    (C) 27776
    (D) 69103
    (E) Keine der Antworten ist richtig.

Testsimulation 45: Merkphase

ALLERGIEAUSWEIS

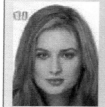

Name: WIWZUM
Geburtstag: 25. April
Medikamenteneinnahme: ja
Blutgruppe: 0
Bekannte Allergien: Bromelain, Erdnüsse, Minze
Ausweisnummer: 52048
Ausstellungsland: Philippinen

ALLERGIEAUSWEIS

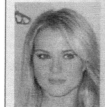

Name: PESHOK
Geburtstag: 27. Oktober
Medikamenteneinnahme: ja
Blutgruppe: 0
Bekannte Allergien: Pferde
Ausweisnummer: 15017
Ausstellungsland: Vereinigte Arabische Emirate

ALLERGIEAUSWEIS

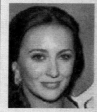

Name: SODMAR
Geburtstag: 6. Februar
Medikamenteneinnahme: nein
Blutgruppe: AB
Bekannte Allergien: Erdnüsse, Erdbeeren, Piment
Ausweisnummer: 31459
Ausstellungsland: Kanada

ALLERGIEAUSWEIS

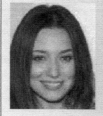

Name: WIJSAK
Geburtstag: 9. September
Medikamenteneinnahme: ja
Blutgruppe: B
Bekannte Allergien: Bromelain, Pferde
Ausweisnummer: 75258
Ausstellungsland: Niederlande

ALLERGIEAUSWEIS

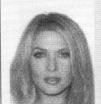
Name: JUGVIB
Geburtstag: 25. September
Medikamenteneinnahme: ja
Blutgruppe: AB
Bekannte Allergien: Bromelain, Erdnüsse
Ausweisnummer: 91597
Ausstellungsland: Botswana

ALLERGIEAUSWEIS

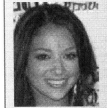
Name: SETMUS
Geburtstag: 7. Dezember
Medikamenteneinnahme: ja
Blutgruppe: A
Bekannte Allergien: Pferde, Piment, Linsen
Ausweisnummer: 07825
Ausstellungsland: Schweden

ALLERGIEAUSWEIS

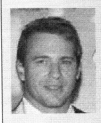
Name: GATGEV
Geburtstag: 24. Dezember
Medikamenteneinnahme: ja
Blutgruppe: AB
Bekannte Allergien: Schweinefleisch
Ausweisnummer: 88259
Ausstellungsland: Andorra

ALLERGIEAUSWEIS

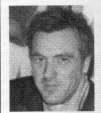
Name: JOTCEN
Geburtstag: 16. November
Medikamenteneinnahme: nein
Blutgruppe: B
Bekannte Allergien: Minze, Schweinefleisch
Ausweisnummer: 60426
Ausstellungsland: Indonesien

Testsimulation 45: Abrufphase

1. Wann hat die Person mit Blutgruppe A Geburtstag?
   - (A) 6. Februar
   - (B) 25. April
   - (C) 7. Dezember
   - (D) 16. November
   - (E) Keine der Antworten ist richtig.

2. In welchem Land wurde der Ausweis der Person, die auf Piment und Linsen allergisch reagiert, ausgestellt?
   - (A) Vereinigte Arabische Emirate
   - (B) Kanada
   - (C) Schweden
   - (D) Indonesien
   - (E) Keine der Antworten ist richtig.

3. Welche Blutgruppe hat die Person, die am 6. Februar Geburtstag hat?
   - (A) A
   - (B) B
   - (C) AB
   - (D) 0
   - (E) Keine der Antworten ist richtig.

4. Wie heißen die Personen mit der Ziffer 5 an vierter Stelle der Ausweisnummer?
   - (A) GATGEV, WIJSAK, SODMAR
   - (B) GATGEV, PESHOK, JUGVIB, JOTCEN
   - (C) JUGVIB, PESHOK, SETMUS
   - (D) JOTCEN, WIWZUM, GATGEV
   - (E) Keine der Antworten ist richtig.

5. In welchem Land wurde der Ausweis der Person mit dem Namen WIWZUM ausgestellt?
   - (A) Indonesien
   - (B) Botswana
   - (C) Philippinen
   - (D) Kanada
   - (E) Keine der Antworten ist richtig.

6. Welche Allergien hat die Person mit der Ziffer 4 an vierter Stelle der Ausweisnummer?
   - (A) Pferde, Erdnüsse
   - (B) Bromelain, Erdnüsse, Minze
   - (C) Erdbeeren, Erdnüsse
   - (D) Minze, Piment, Linsen
   - (E) Keine der Antworten ist richtig.

7. Wann hat die Person, deren Ausweis im Land Vereinigte Arabische Emirate ausgestellt wurde, Geburtstag?
   - (A) 27. Oktober
   - (B) 25. September
   - (C) 7. Dezember
   - (D) 24. Dezember
   - (E) Keine der Antworten ist richtig.

8. Wie viele Personen reagieren allergisch auf Pferde?
   - (A) 3
   - (B) 4
   - (C) 5
   - (D) 6
   - (E) Keine der Antworten ist richtig.

9. Wann hat die Person mit dem Namen SETMUS Geburtstag?
   - (A) 7. Dezember
   - (B) 24. Dezember
   - (C) 27. Oktober
   - (D) 9. September
   - (E) Keine der Antworten ist richtig.

10. Wann hat die Person, die keine Medikamente einnimmt und auf Piment allergisch reagiert, Geburtstag?
    - (A) 9. September
    - (B) 25. September
    - (C) 16. November
    - (D) 6. Februar
    - (E) Keine der Antworten ist richtig.

11. Auf welchem Bild ist die Person zu sehen, deren Ausweis im Land Andorra ausgestellt wurde?

    (A) (B) (C) (D) (E) Keine der Antworten ist richtig.

    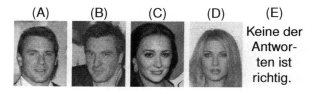

12. Welche Allergien hat die Person mit dem Namen GATGEV?
    - (A) Schweinefleisch
    - (B) Minze, Schweinefleisch
    - (C) Pferde, Piment, Linsen
    - (D) Erdnüsse, Pferde
    - (E) Keine der Antworten ist richtig.

13. In welchen Ländern wurden die Ausweise der Personen mit Blutgruppe AB ausgestellt?
    - (A) Andorra, Kanada, Botswana
    - (B) Philippinen, Kanada
    - (C) Botswana, Niederlande, Philippinen
    - (D) Andorra, Kanada
    - (E) Keine der Antworten ist richtig.

14. Welche Ausweisnummer hat die Person, deren Ausweis im Land Botswana ausgestellt wurde?
    (A) 88259
    (B) 31459
    (C) 15017
    (D) 07825
    (E) Keine der Antworten ist richtig.

15. Welche Allergien hat die Person mit dem Namen SODMAR?
    (A) Pferde, Erdnüsse
    (B) Erdnüsse, Erdbeeren, Piment
    (C) Schweinefleisch
    (D) Pferde
    (E) Keine der Antworten ist richtig.

16. Wann hat die Person, deren Ausweis im Land Indonesien ausgestellt wurde, Geburtstag?
    (A) 25. April
    (B) 25. September
    (C) 6. Februar
    (D) 16. November
    (E) Keine der Antworten ist richtig.

17. Welche Blutgruppe hat die Person mit der Ausweisnummer 60426?
    (A) 0
    (B) AB
    (C) B
    (D) A
    (E) Keine der Antworten ist richtig.

18. Auf welchem Bild ist die Person mit der Ziffer 1 an vierter Stelle der Ausweisnummer zu sehen?

    (A)   (B)   (C)   (D)   (E) Keine der Antworten ist richtig.

19. Welche Ausweisnummer hat die Person, deren Ausweis im Land Kanada ausgestellt wurde?
    (A) 88259
    (B) 31459
    (C) 52048
    (D) 60426
    (E) Keine der Antworten ist richtig.

20. Wie heißt die Person, die keine Medikamente einnimmt und auf Minze allergisch reagiert?
    (A) PESHOK
    (B) JOTCEN
    (C) JUGVIB
    (D) WIJSAK
    (E) Keine der Antworten ist richtig.

21. Wann haben die Personen mit Blutgruppe 0 Geburtstag?
    (A) 27. Oktober, 25. April
    (B) 6. Februar, 9. September
    (C) 16. November, 25. April
    (D) 25. September, 25. April, 6. Februar
    (E) Keine der Antworten ist richtig.

22. Auf welchem Bild ist die Person zu sehen, die auf Erdnüsse, Bromelain und Minze allergisch reagiert?

    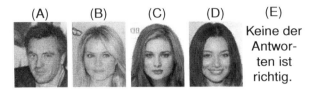

    (A) (B) (C) (D) (E) Keine der Antworten ist richtig.

23. Wie viele Personen nehmen Medikamente ein?
    (A) 4
    (B) 5
    (C) 6
    (D) 7
    (E) Keine der Antworten ist richtig.

24. Wie heißt die abgebildete Person?
    (A) GATGEV
    (B) JOTCEN
    (C) WIWZUM
    (D) PESHOK
    (E) Keine der Antworten ist richtig.

25. Wie heißt die Person, die am 27. Oktober Geburtstag hat?
    (A) JOTCEN
    (B) WIWZUM
    (C) PESHOK
    (D) WIJSAK
    (E) Keine der Antworten ist richtig.

Testsimulation 46: Merkphase

ALLERGIEAUSWEIS

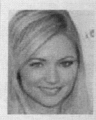
Name: KIMVUS
Geburtstag: 17. Februar
Medikamenteneinnahme: ja
Blutgruppe: B
Bekannte Allergien: Zypresse, Barbiturate
Ausweisnummer: 74763
Ausstellungsland: Bangladesch

ALLERGIEAUSWEIS

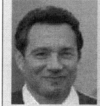
Name: WICLEZ
Geburtstag: 24. November
Medikamenteneinnahme: ja
Blutgruppe: B
Bekannte Allergien: Barbiturate
Ausweisnummer: 50849
Ausstellungsland: Bolivien

ALLERGIEAUSWEIS

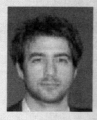
Name: CABPUP
Geburtstag: 18. September
Medikamenteneinnahme: ja
Blutgruppe: 0
Bekannte Allergien: Rindfleisch, Baumwolle
Ausweisnummer: 02279
Ausstellungsland: Montenegro

ALLERGIEAUSWEIS

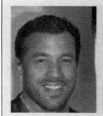
Name: DUPZAC
Geburtstag: 20. November
Medikamenteneinnahme: ja
Blutgruppe: 0
Bekannte Allergien: Thunfisch
Ausweisnummer: 00126
Ausstellungsland: Guinea

ALLERGIEAUSWEIS

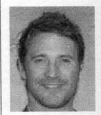

Name: DOVRAP
Geburtstag: 30. September
Medikamenteneinnahme: nein
Blutgruppe: A
Bekannte Allergien: Liguster, Thunfisch
Ausweisnummer: 95514
Ausstellungsland: Mexiko

ALLERGIEAUSWEIS

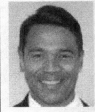

Name: FOPVAH
Geburtstag: 24. März
Medikamenteneinnahme: nein
Blutgruppe: 0
Bekannte Allergien: Zypresse, Fungizide, Pilze
Ausweisnummer: 10162
Ausstellungsland: Ungarn

ALLERGIEAUSWEIS

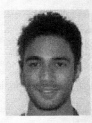

Name: GUTKOH
Geburtstag: 25. März
Medikamenteneinnahme: ja
Blutgruppe: B
Bekannte Allergien: Liguster, Pilze, Thunfisch
Ausweisnummer: 97063
Ausstellungsland: Peru

ALLERGIEAUSWEIS

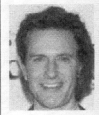

Name: ZURSOB
Geburtstag: 17. Mai
Medikamenteneinnahme: nein
Blutgruppe: 0
Bekannte Allergien: Vanille, Barbiturate, Pilze
Ausweisnummer: 08073
Ausstellungsland: Australien

Testsimulation 46: Abrufphase

1. In welchem Land wurde der Ausweis der Person, die am 24. März Geburtstag hat, ausgestellt?
   (A) Bangladesch
   (B) Peru
   (C) Ungarn
   (D) Montenegro
   (E) Keine der Antworten ist richtig.

2. Auf welchem Bild ist die Person zu sehen, die keine Medikamente einnimmt und auf Liguster allergisch reagiert?

   (A) (B) (C) (D) (E) Keine der Antworten ist richtig.

   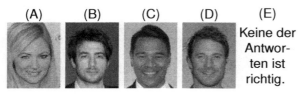

3. Wann hat die Person mit der Ziffer 2 an zweiter Stelle der Ausweisnummer Geburtstag?
   (A) 30. September
   (B) 24. März
   (C) 17. Mai
   (D) 18. September
   (E) Keine der Antworten ist richtig.

4. Welche Blutgruppe hat die abgebildete Person?
   (A) A
   (B) B
   (C) AB
   (D) 0
   (E) Keine der Antworten ist richtig.

5. Wie viele Personen reagieren allergisch auf Thunfisch?
   (A) 2
   (B) 3
   (C) 4
   (D) 5
   (E) Keine der Antworten ist richtig.

6. Welche Ausweisnummer hat die Person, deren Ausweis im Land Guinea ausgestellt wurde?
   (A) 74763
   (B) 97063
   (C) 50849
   (D) 00126
   (E) Keine der Antworten ist richtig.

7. Welche Allergien hat die Person mit dem Namen DOVRAP?
   (A) Pilze
   (B) Liguster, Thunfisch
   (C) Zypresse, Fungizide, Pilze
   (D) Baumwolle
   (E) Keine der Antworten ist richtig.

8. Auf welchem Bild ist die Person zu sehen, deren Ausweis im Land Bangladesch ausgestellt wurde?

   (A) (B) (C) (D) (E) Keine der Antworten ist richtig.

   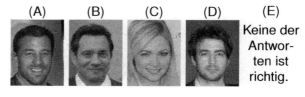

9. Wie heißen die Personen mit der Ziffer 3 an letzter Stelle der Ausweisnummer?
   (A) DOVRAP, FOPVAH, ZURSOB, GUTKOH
   (B) FOPVAH, GUTKOH, DOVRAP
   (C) GUTKOH, ZURSOB, KIMVUS
   (D) CABPUP, KIMVUS
   (E) Keine der Antworten ist richtig.

10. Welche Blutgruppe hat die Person, die am 25. März Geburtstag hat?
    (A) A
    (B) B
    (C) AB
    (D) 0
    (E) Keine der Antworten ist richtig.

11. In welchem Land wurde der Ausweis der Person, die auf Vanille und Pilze allergisch reagiert, ausgestellt?
    (A) Ungarn
    (B) Peru
    (C) Australien
    (D) Guinea
    (E) Keine der Antworten ist richtig.

12. Welche Allergien hat die Person mit der Ziffer 2 an vierter Stelle der Ausweisnummer?
    (A) Liguster, Pilze, Thunfisch
    (B) Zypresse, Barbiturate, Pilze
    (C) Thunfisch
    (D) Liguster, Thunfisch
    (E) Keine der Antworten ist richtig.

13. Wie heißt die Person mit Blutgruppe A?
    (A) GUTKOH
    (B) DOVRAP
    (C) DUPZAC
    (D) ZURSOB
    (E) Keine der Antworten ist richtig.

14. Welche Allergien hat die Person mit dem Namen GUTKOH?

    (A) Barbiturate
    (B) Rindfleisch, Baumwolle
    (C) Vanille, Barbiturate, Pilze
    (D) Liguster, Pilze, Thunfisch
    (E) Keine der Antworten ist richtig.

15. Wann hat die Person mit der Ausweisnummer 50849 Geburtstag?

    (A) 17. Mai
    (B) 24. März
    (C) 30. September
    (D) 24. November
    (E) Keine der Antworten ist richtig.

16. In welchem Land wurde der Ausweis der Person mit dem Namen WICLEZ ausgestellt?

    (A) Australien
    (B) Bangladesch
    (C) Bolivien
    (D) Peru
    (E) Keine der Antworten ist richtig.

17. Auf welchem Bild ist die Person mit Blutgruppe B, die auf Liguster allergisch reagiert zu sehen?

    (A) (B) (C) (D) (E) Keine der Antworten ist richtig.

18. Wie heißt die Person, deren Ausweis im Land Montenegro ausgestellt wurde?

    (A) GUTKOH
    (B) DOVRAP
    (C) ZURSOB
    (D) CABPUP
    (E) Keine der Antworten ist richtig.

19. Wann hat die Person, deren Ausweis im Land Bolivien ausgestellt wurde, Geburtstag?

    (A) 20. November
    (B) 25. März
    (C) 24. November
    (D) 18. September
    (E) Keine der Antworten ist richtig.

20. Wie heißen die Personen mit Blutgruppe 0?

    (A) DOVRAP, FOPVAH, DUPZAC
    (B) FOPVAH, ZURSOB, DUPZAC, CABPUP
    (C) GUTKOH, CABPUP, DUPZAC, WICLEZ
    (D) WICLEZ, ZURSOB, KIMVUS, CABPUP
    (E) Keine der Antworten ist richtig.

21. Welche Ausweisnummer hat die Person, die auf Zypresse und Fungizide allergisch reagiert?

    (A) 10162
    (B) 00126
    (C) 74763
    (D) 95514
    (E) Keine der Antworten ist richtig.

22. Wann hat die Person, deren Ausweis im Land Australien ausgestellt wurde, Geburtstag?

    (A) 18. September
    (B) 20. November
    (C) 17. Mai
    (D) 24. November
    (E) Keine der Antworten ist richtig.

23. Wie viele Personen nehmen Medikamente ein?

    (A) 4
    (B) 5
    (C) 6
    (D) 7
    (E) Keine der Antworten ist richtig.

24. Wie heißt die Person, die am 24. November Geburtstag hat?

    (A) DOVRAP
    (B) ZURSOB
    (C) WICLEZ
    (D) GUTKOH
    (E) Keine der Antworten ist richtig.

25. Wann hat die abgebildete Person Geburtstag?

    (A) 24. November
    (B) 17. Februar
    (C) 25. März
    (D) 17. Mai
    (E) Keine der Antworten ist richtig.

Testsimulation 47: Merkphase

ALLERGIEAUSWEIS

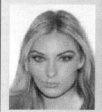

Name: FIMBER
Geburtstag: 18. Mai
Medikamenteneinnahme: nein
Blutgruppe: B
Bekannte Allergien: Tartrazin, Lachs, Sesam
Ausweisnummer: 02745
Ausstellungsland: Deutschland

ALLERGIEAUSWEIS

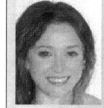

Name: SEKGAS
Geburtstag: 4. Juli
Medikamenteneinnahme: ja
Blutgruppe: A
Bekannte Allergien: Lachs, Schimmel
Ausweisnummer: 07841
Ausstellungsland: Indonesien

ALLERGIEAUSWEIS

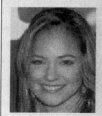

Name: NIPLEB
Geburtstag: 24. April
Medikamenteneinnahme: ja
Blutgruppe: A
Bekannte Allergien: Hagebutte
Ausweisnummer: 81341
Ausstellungsland: Kroatien

ALLERGIEAUSWEIS

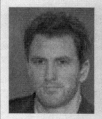

Name: CIDHIJ
Geburtstag: 8. Mai
Medikamenteneinnahme: ja
Blutgruppe: 0
Bekannte Allergien: Gold, Katzen
Ausweisnummer: 27435
Ausstellungsland: Hongkong

ALLERGIEAUSWEIS

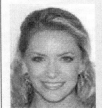

Name: BESPIK
Geburtstag: 15. April
Medikamenteneinnahme: nein
Blutgruppe: AB
Bekannte Allergien: Katzen, Sesam, Pilze
Ausweisnummer: 43575
Ausstellungsland: Bahrain

ALLERGIEAUSWEIS

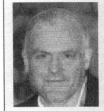

Name: KANMEJ
Geburtstag: 3. April
Medikamenteneinnahme: ja
Blutgruppe: 0
Bekannte Allergien: Hagebutte, Lachs, Sesam
Ausweisnummer: 01083
Ausstellungsland: Irak

ALLERGIEAUSWEIS

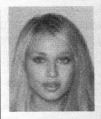

Name: TOPDAB
Geburtstag: 25. November
Medikamenteneinnahme: nein
Blutgruppe: A
Bekannte Allergien: Pilze, Thunfisch
Ausweisnummer: 55187
Ausstellungsland: Sri Lanka

ALLERGIEAUSWEIS

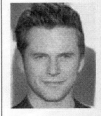

Name: PUTZAD
Geburtstag: 3. Juli
Medikamenteneinnahme: nein
Blutgruppe: 0
Bekannte Allergien: Gold
Ausweisnummer: 66375
Ausstellungsland: China

Testsimulation 47: Abrufphase

1. In welchem Land wurde der Ausweis der Person, die am 8. Mai Geburtstag hat, ausgestellt?
   - (A) Sri Lanka
   - (B) Indonesien
   - (C) Hongkong
   - (D) Deutschland
   - (E) Keine der Antworten ist richtig.

2. Wie heißt die Person mit Blutgruppe B?
   - (A) FIMBER
   - (B) KANMEJ
   - (C) BESPIK
   - (D) SEKGAS
   - (E) Keine der Antworten ist richtig.

3. Welche Ausweisnummer hat die Person, die am 18. Mai Geburtstag hat?
   - (A) 27435
   - (B) 07841
   - (C) 43575
   - (D) 02745
   - (E) Keine der Antworten ist richtig.

4. Welche Blutgruppe hat die Person mit dem Namen SEKGAS?
   - (A) 0
   - (B) AB
   - (C) B
   - (D) A
   - (E) Keine der Antworten ist richtig.

5. Auf welchem Bild ist die Person mit dem Namen BESPIK zu sehen?

   (A) (B) (C) (D) (E) Keine der Antworten ist richtig.

6. In welchem Land wurde der Ausweis der Person, die auf Schimmel und Lachs allergisch reagiert, ausgestellt?
   - (A) Indonesien
   - (B) China
   - (C) Sri Lanka
   - (D) Bahrain
   - (E) Keine der Antworten ist richtig.

7. Welche Ausweisnummer hat die abgebildete Person?
   - (A) 07841
   - (B) 66375
   - (C) 02745
   - (D) 55187
   - (E) Keine der Antworten ist richtig.

8. Welche Blutgruppe hat die Person, deren Ausweis im Land Irak ausgestellt wurde?
   - (A) 0
   - (B) AB
   - (C) B
   - (D) A
   - (E) Keine der Antworten ist richtig.

9. Wann haben die Personen mit der Ziffer 4 an vierter Stelle der Ausweisnummer Geburtstag?
   - (A) 4. Juli, 18. Mai, 24. April
   - (B) 3. Juli, 3. April, 25. November
   - (C) 25. November, 24. April
   - (D) 24. April, 3. Juli
   - (E) Keine der Antworten ist richtig.

10. Wie heißt die Person mit Blutgruppe AB?
    - (A) PUTZAD
    - (B) FIMBER
    - (C) BESPIK
    - (D) KANMEJ
    - (E) Keine der Antworten ist richtig.

11. Welche Allergien hat die Person, deren Ausweis im Land Deutschland ausgestellt wurde?
    - (A) Tartrazin, Lachs, Sesam
    - (B) Sesam
    - (C) Gold, Katzen
    - (D) Pilze, Thunfisch
    - (E) Keine der Antworten ist richtig.

12. Wann hat die Person mit dem Namen CIDHIJ Geburtstag?
    - (A) 4. Juli
    - (B) 3. April
    - (C) 8. Mai
    - (D) 3. Juli
    - (E) Keine der Antworten ist richtig.

13. Wie viele Personen reagieren allergisch auf Thunfisch?
    - (A) 4
    - (B) 3
    - (C) 2
    - (D) 1
    - (E) Keine der Antworten ist richtig.

14. Auf welchem Bild ist die Person mit dem Namen FIMBER zu sehen?

    (A)  (B) (C) (D) (E) Keine der Antworten ist richtig.

15. Wie heißen die Personen, die auf Sesam allergisch reagieren?
    (A) BESPIK, KANMEJ, FIMBER
    (B) NIPLEB, KANMEJ, TOPDAB
    (C) TOPDAB, BESPIK
    (D) FIMBER, NIPLEB
    (E) Keine der Antworten ist richtig.

16. In welchem Land wurde der Ausweis der abgebildeten Person ausgestellt?
    (A) Hongkong
    (B) Bahrain
    (C) Indonesien
    (D) Deutschland
    (E) Keine der Antworten ist richtig.

17. Wann hat die Person mit Blutgruppe 0, die auf Katzen allergisch reagiert, Geburtstag?
    (A) 3. April
    (B) 25. November
    (C) 8. Mai
    (D) 3. Juli
    (E) Keine der Antworten ist richtig.

18. Wie viele Personen nehmen Medikamente ein?
    (A) 4
    (B) 5
    (C) 6
    (D) 7
    (E) Keine der Antworten ist richtig.

19. Wie heißt die Person mit Blutgruppe A, die auf Pilze allergisch reagiert?
    (A) NIPLEB
    (B) CIDHIJ
    (C) TOPDAB
    (D) SEKGAS
    (E) Keine der Antworten ist richtig.

20. Welche Ausweisnummer hat die Person, deren Ausweis im Land Hongkong ausgestellt wurde?
    (A) 27435
    (B) 07841
    (C) 66375
    (D) 55187
    (E) Keine der Antworten ist richtig.

21. Wann hat die Person mit Blutgruppe A, die auf Hagebutte allergisch reagiert, Geburtstag?
    (A) 24. April
    (B) 15. April
    (C) 3. Juli
    (D) 18. Mai
    (E) Keine der Antworten ist richtig.

22. Welche Ausweisnummer hat die Person, deren Ausweis im Land China ausgestellt wurde?
    (A) 02745
    (B) 55187
    (C) 66375
    (D) 81341
    (E) Keine der Antworten ist richtig.

23. Welche Allergien hat die Person, die am 4. Juli Geburtstag hat?
    (A) Gold, Lachs, Sesam
    (B) Gold
    (C) Thunfisch, Sesam, Pilze
    (D) Lachs, Schimmel
    (E) Keine der Antworten ist richtig.

24. Welche Ausweisnummer hat die Person, deren Ausweis im Land Sri Lanka ausgestellt wurde?
    (A) 07841
    (B) 81341
    (C) 02745
    (D) 55187
    (E) Keine der Antworten ist richtig.

25. Auf welchem Bild ist die Person zu sehen, die am 15. April Geburtstag hat?

    (A)  (B) (C) (D) (E) Keine der Antworten ist richtig.

Testsimulation 48: Merkphase

ALLERGIEAUSWEIS

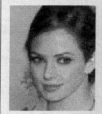

Name: VEZHUG
Geburtstag: 12. Oktober
Medikamenteneinnahme: nein
Blutgruppe: B
Bekannte Allergien: Amoxicillin
Ausweisnummer: 05058
Ausstellungsland: Gambia

ALLERGIEAUSWEIS

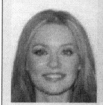

Name: VOTHIV
Geburtstag: 18. Juni
Medikamenteneinnahme: ja
Blutgruppe: A
Bekannte Allergien: Pappel, Hagebutte
Ausweisnummer: 99261
Ausstellungsland: Vereinigte Arabische Emirate

ALLERGIEAUSWEIS

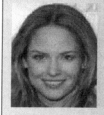

Name: TIMSOZ
Geburtstag: 9. September
Medikamenteneinnahme: nein
Blutgruppe: A
Bekannte Allergien: Litschi
Ausweisnummer: 89121
Ausstellungsland: Peru

ALLERGIEAUSWEIS

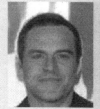

Name: MEKRAR
Geburtstag: 8. Februar
Medikamenteneinnahme: ja
Blutgruppe: 0
Bekannte Allergien: Vanille, Pappel, Hagebutte
Ausweisnummer: 95840
Ausstellungsland: Bulgarien

ALLERGIEAUSWEIS

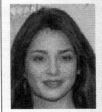

Name: PUGMIG
Geburtstag: 8. September
Medikamenteneinnahme: ja
Blutgruppe: 0
Bekannte Allergien: Jod, Hagebutte
Ausweisnummer: 89416
Ausstellungsland: Papua-Neuguinea

ALLERGIEAUSWEIS

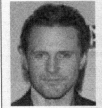

Name: NUBTAJ
Geburtstag: 6. Juni
Medikamenteneinnahme: nein
Blutgruppe: 0
Bekannte Allergien: Scholle, Litschi, Jod
Ausweisnummer: 37584
Ausstellungsland: Luxemburg

ALLERGIEAUSWEIS

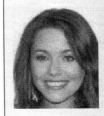

Name: VATZAH
Geburtstag: 29. November
Medikamenteneinnahme: nein
Blutgruppe: A
Bekannte Allergien: Litschi, Pappel
Ausweisnummer: 04320
Ausstellungsland: Eritrea

ALLERGIEAUSWEIS

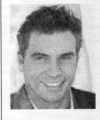

Name: WAFSOJ
Geburtstag: 9. Februar
Medikamenteneinnahme: nein
Blutgruppe: A
Bekannte Allergien: Jod, Litschi, Vanille
Ausweisnummer: 51821
Ausstellungsland: Oman

Testsimulation 48: Abrufphase

1. Auf welchem Bild ist die Person mit dem Namen NUBTAJ zu sehen?

   (A) (B) (C) (D) (E) Keine der Antworten ist richtig.

   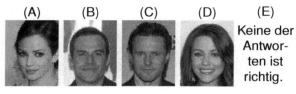

2. Wann hat die Person mit dem Namen TIMSOZ Geburtstag?
   (A) 9. Februar
   (B) 9. September
   (C) 6. Juni
   (D) 29. November
   (E) Keine der Antworten ist richtig.

3. Wann hat die Person, die auf Vanille und Pappel allergisch reagiert, Geburtstag?
   (A) 9. Februar
   (B) 6. Juni
   (C) 18. Juni
   (D) 8. Februar
   (E) Keine der Antworten ist richtig.

4. Wie heißt die Person mit Blutgruppe A, die auf Hagebutte und Pappel allergisch reagiert?
   (A) VATZAH
   (B) VOTHIV
   (C) NUBTAJ
   (D) TIMSOZ
   (E) Keine der Antworten ist richtig.

5. Wie heißen die Personen, die auf Jod allergisch reagieren?
   (A) PUGMIG, VOTHIV
   (B) MEKRAR, VOTHIV
   (C) PUGMIG, NUBTAJ, WAFSOJ
   (D) NUBTAJ, PUGMIG, TIMSOZ, VATZAH
   (E) Keine der Antworten ist richtig.

6. Welche Ausweisnummer hat die Person, deren Ausweis im Land Vereinigte Arabische Emirate ausgestellt wurde?
   (A) 99261
   (B) 89121
   (C) 37584
   (D) 04320
   (E) Keine der Antworten ist richtig.

7. Wie viele Personen reagieren allergisch auf Litschi?
   (A) 4
   (B) 3
   (C) 2
   (D) 1
   (E) Keine der Antworten ist richtig.

8. Auf welchem Bild ist die Person zu sehen, deren Ausweis im Land Bulgarien ausgestellt wurde?

   (A) (B) (C) (D) (E) Keine der Antworten ist richtig.

   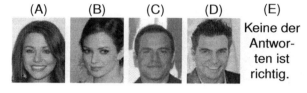

9. Wie lauten die Ausweisnummern der Personen mit Blutgruppe 0?
   (A) 51821, 05058
   (B) 37584, 95840, 89416
   (C) 05058, 37584, 89121
   (D) 37584, 95840, 99261
   (E) Keine der Antworten ist richtig.

10. In welchem Land wurde der Ausweis der Person, die am 8. Februar Geburtstag hat, ausgestellt?
    (A) Bulgarien
    (B) Peru
    (C) Eritrea
    (D) Luxemburg
    (E) Keine der Antworten ist richtig.

11. Wie heißt die Person mit Blutgruppe B?
    (A) VEZHUG
    (B) VATZAH
    (C) TIMSOZ
    (D) VOTHIV
    (E) Keine der Antworten ist richtig.

12. Wann haben die Personen mit der Ziffer 1 an letzter Stelle der Ausweisnummer Geburtstag?
    (A) 9. Februar, 9. September, 18. Juni
    (B) 6. Juni, 18. Juni
    (C) 9. Februar, 18. Juni, 8. September
    (D) 9. September, 8. September, 18. Juni
    (E) Keine der Antworten ist richtig.

13. Welche Allergien hat die Person, deren Ausweis im Land Peru ausgestellt wurde?
    (A) Pappel, Hagebutte
    (B) Jod, Litschi, Vanille
    (C) Hagebutte, Litschi, Vanille
    (D) Litschi
    (E) Keine der Antworten ist richtig.

14. Wann hat die Person mit dem Namen PUGMIG Geburtstag?
    (A) 8. September
    (B) 9. September
    (C) 8. Februar
    (D) 18. Juni
    (E) Keine der Antworten ist richtig.

15. Welche Ausweisnummer hat die Person, deren Ausweis im Land Eritrea ausgestellt wurde?
    (A) 04320
    (B) 89416
    (C) 99261
    (D) 05058
    (E) Keine der Antworten ist richtig.

16. Welche Blutgruppe hat die Person, die auf Amoxicillin allergisch reagiert?
    (A) A
    (B) B
    (C) AB
    (D) 0
    (E) Keine der Antworten ist richtig.

17. Wann hat die abgebildete Person Geburtstag?
    (A) 9. September
    (B) 29. November
    (C) 6. Juni
    (D) 9. Februar
    (E) Keine der Antworten ist richtig.

18. Wie heißt die Person, deren Ausweis im Land Oman ausgestellt wurde?
    (A) WAFSOJ
    (B) PUGMIG
    (C) TIMSOZ
    (D) NUBTAJ
    (E) Keine der Antworten ist richtig.

19. Welche Blutgruppe hat die Person, die am 6. Juni Geburtstag hat?
    (A) 0
    (B) AB
    (C) B
    (D) A
    (E) Keine der Antworten ist richtig.

20. Welche Ausweisnummer hat die Person, die keine Medikamente einnimmt und auf Pappel allergisch reagiert?
    (A) 37584
    (B) 51821
    (C) 04320
    (D) 89121
    (E) Keine der Antworten ist richtig.

21. Auf welchem Bild ist die Person mit dem Namen WAFSOJ zu sehen?

    (A)   (B)   (C)   (D)   (E) Keine der Antworten ist richtig.

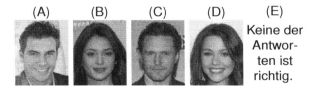

22. Welche Ausweisnummer hat die Person, die am 9. Februar Geburtstag hat?
    (A) 51821
    (B) 04320
    (C) 05058
    (D) 95840
    (E) Keine der Antworten ist richtig.

23. Wie viele Personen nehmen Medikamente ein?
    (A) 3
    (B) 4
    (C) 5
    (D) 6
    (E) Keine der Antworten ist richtig.

24. Welche Allergien hat die Person, deren Ausweis im Land Gambia ausgestellt wurde?
    (A) Litschi, Hagebutte
    (B) Amoxicillin
    (C) Vanille, Pappel, Hagebutte
    (D) Jod, Hagebutte
    (E) Keine der Antworten ist richtig.

25. Welche Ausweisnummer hat die abgebildete Person?
    (A) 04320
    (B) 89416
    (C) 05058
    (D) 99261
    (E) Keine der Antworten ist richtig.

Testsimulation 49: Merkphase

ALLERGIEAUSWEIS

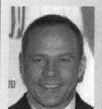

Name: JIMHIS
Geburtstag: 9. August
Medikamenteneinnahme: ja
Blutgruppe: 0
Bekannte Allergien: Fungizide, Latex
Ausweisnummer: 37976
Ausstellungsland: Belarus

ALLERGIEAUSWEIS

Name: CIMGEJ
Geburtstag: 14. Oktober
Medikamenteneinnahme: nein
Blutgruppe: A
Bekannte Allergien: Reis, Petersilie, Latex
Ausweisnummer: 72138
Ausstellungsland: Dschibuti

ALLERGIEAUSWEIS

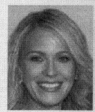

Name: TULSEV
Geburtstag: 22. April
Medikamenteneinnahme: ja
Blutgruppe: 0
Bekannte Allergien: Reis
Ausweisnummer: 97812
Ausstellungsland: Laos

ALLERGIEAUSWEIS

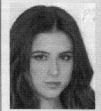

Name: SACZIN
Geburtstag: 27. April
Medikamenteneinnahme: nein
Blutgruppe: 0
Bekannte Allergien: Petersilie, Hasel, Eiche
Ausweisnummer: 85815
Ausstellungsland: Uruguay

ALLERGIEAUSWEIS

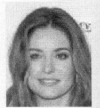

Name: JILFUV
Geburtstag: 20. Dezember
Medikamenteneinnahme: ja
Blutgruppe: B
Bekannte Allergien: Eiche, Fungizide
Ausweisnummer: 85326
Ausstellungsland: Türkei

ALLERGIEAUSWEIS

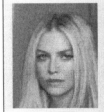

Name: CAZVUM
Geburtstag: 7. Dezember
Medikamenteneinnahme: nein
Blutgruppe: A
Bekannte Allergien: Rifamycine, Eiche, Latex
Ausweisnummer: 71828
Ausstellungsland: Rumänien

ALLERGIEAUSWEIS

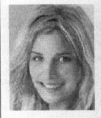

Name: DIGWOM
Geburtstag: 3. Mai
Medikamenteneinnahme: ja
Blutgruppe: A
Bekannte Allergien: Walnüsse
Ausweisnummer: 89533
Ausstellungsland: Taiwan

ALLERGIEAUSWEIS

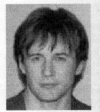

Name: LIJFUC
Geburtstag: 25. November
Medikamenteneinnahme: nein
Blutgruppe: 0
Bekannte Allergien: Weizen, Walnüsse
Ausweisnummer: 39874
Ausstellungsland: Elfenbeinküste

Testsimulation 49: Abrufphase

1. Wie viele Personen haben die Blutgruppe 0?
   - (A) 2
   - (B) 3
   - (C) 4
   - (D) 5
   - (E) Keine der Antworten ist richtig.

2. Wann hat die Person mit der Ziffer 3 an letzter Stelle der Ausweisnummer Geburtstag?
   - (A) 20. Dezember
   - (B) 7. Dezember
   - (C) 9. August
   - (D) 3. Mai
   - (E) Keine der Antworten ist richtig.

3. In welchem Land wurde der Ausweis der Person, die Medikamente einnimmt und auf Reis allergisch reagiert, ausgestellt?
   - (A) Laos
   - (B) Elfenbeinküste
   - (C) Taiwan
   - (D) Rumänien
   - (E) Keine der Antworten ist richtig.

4. Wann hat die Person mit dem Namen TULSEV Geburtstag?
   - (A) 20. Dezember
   - (B) 7. Dezember
   - (C) 22. April
   - (D) 3. Mai
   - (E) Keine der Antworten ist richtig.

5. Welche Blutgruppe hat die Person, deren Ausweis im Land Laos ausgestellt wurde?
   - (A) A
   - (B) B
   - (C) AB
   - (D) 0
   - (E) Keine der Antworten ist richtig.

6. Wie heißt die Person, die auf Rifamycine allergisch reagiert?
   - (A) CAZVUM
   - (B) TULSEV
   - (C) CIMGEJ
   - (D) JIMHIS
   - (E) Keine der Antworten ist richtig.

7. Welche Ausweisnummer hat die Person, deren Ausweis im Land Taiwan ausgestellt wurde?
   - (A) 89533
   - (B) 39874
   - (C) 85326
   - (D) 37976
   - (E) Keine der Antworten ist richtig.

8. Wann hat die abgebildete Person Geburtstag?
   - (A) 20. Dezember
   - (B) 25. November
   - (C) 9. August
   - (D) 7. Dezember
   - (E) Keine der Antworten ist richtig.

9. Wann hat die Person mit der Ziffer 2 an letzter Stelle der Ausweisnummer Geburtstag?
   - (A) 20. Dezember
   - (B) 14. Oktober
   - (C) 27. April
   - (D) 22. April
   - (E) Keine der Antworten ist richtig.

10. Welche Ausweisnummer hat die Person mit dem Namen JIMHIS?
    - (A) 37976
    - (B) 89533
    - (C) 39874
    - (D) 85815
    - (E) Keine der Antworten ist richtig.

11. Auf welchem Bild ist die Person zu sehen, die am 22. April Geburtstag hat?

    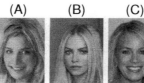

    (A) (B) (C) (D) (E) Keine der Antworten ist richtig.

12. Wie heißt die Person, die auf Fungizide und Eiche allergisch reagiert?
    - (A) JILFUV
    - (B) CAZVUM
    - (C) TULSEV
    - (D) JIMHIS
    - (E) Keine der Antworten ist richtig.

13. In welchem Land wurde der Ausweis der Person mit Blutgruppe B ausgestellt?
    - (A) Rumänien
    - (B) Dschibuti
    - (C) Türkei
    - (D) Belarus
    - (E) Keine der Antworten ist richtig.

14. Welche Allergien hat die Person, die am 7. Dezember Geburtstag hat?
    - (A) Fungizide, Petersilie, Latex
    - (B) Fungizide, Latex
    - (C) Rifamycine, Eiche, Latex
    - (D) Eiche, Latex
    - (E) Keine der Antworten ist richtig.

15. In welchem Land wurde der Ausweis der Person ausgestellt, die auf Fungizide allergisch reagiert und die Ziffer 3 an erster Stelle der Ausweisnummer hat?
    (A) Türkei
    (B) Belarus
    (C) Taiwan
    (D) Laos
    (E) Keine der Antworten ist richtig.

16. Wie heißt die abgebildete Person?
    (A) TULSEV
    (B) JIMHIS
    (C) CAZVUM
    (D) SACZIN
    (E) Keine der Antworten ist richtig.

17. Welche Ausweisnummer hat die Person, die am 20. Dezember Geburtstag hat?
    (A) 85326
    (B) 72138
    (C) 37976
    (D) 97812
    (E) Keine der Antworten ist richtig.

18. Wie viele Personen reagieren allergisch auf Latex?
    (A) 4
    (B) 3
    (C) 2
    (D) 1
    (E) Keine der Antworten ist richtig.

19. Welche Blutgruppe hat die abgebildete Person?
    (A) A
    (B) B
    (C) AB
    (D) 0
    (E) Keine der Antworten ist richtig.
    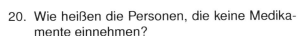

20. Wie heißen die Personen, die keine Medikamente einnehmen?
    (A) TULSEV, LIJFUC, SACZIN, JIMHIS
    (B) SACZIN, LIJFUC, CAZVUM, CIMGEJ
    (C) DIGWOM, JIMHIS, TULSEV
    (D) SACZIN, CIMGEJ, JILFUV
    (E) Keine der Antworten ist richtig.

21. In welchen Ländern wurden die Ausweise der Personen, die auf Walnüsse allergisch reagieren, ausgestellt?
    (A) Laos, Dschibuti
    (B) Elfenbeinküste, Taiwan
    (C) Laos, Uruguay, Dschibuti
    (D) Uruguay, Laos, Türkei
    (E) Keine der Antworten ist richtig.

22. Wann hat die Person mit dem Namen DIGWOM Geburtstag?
    (A) 25. November
    (B) 3. Mai
    (C) 20. Dezember
    (D) 14. Oktober
    (E) Keine der Antworten ist richtig.

23. In welchen Ländern wurden die Ausweise der Personen mit Blutgruppe A ausgestellt?
    (A) Dschibuti, Elfenbeinküste, Rumänien
    (B) Rumänien, Taiwan, Dschibuti
    (C) Dschibuti, Uruguay
    (D) Dschibuti, Uruguay, Laos
    (E) Keine der Antworten ist richtig.

24. Wie heißt die Person, deren Ausweis im Land Elfenbeinküste ausgestellt wurde?
    (A) CAZVUM
    (B) LIJFUC
    (C) SACZIN
    (D) JIMHIS
    (E) Keine der Antworten ist richtig.

25. Welche Allergien hat die abgebildete Person?
    (A) Eiche
    (B) Reis, Petersilie, Latex
    (C) Petersilie, Hasel, Eiche
    (D) Walnüsse
    (E) Keine der Antworten ist richtig.

Testsimulation 50: Merkphase

ALLERGIEAUSWEIS

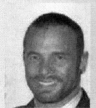

Name: JAFDUB
Geburtstag: 15. November
Medikamenteneinnahme: ja
Blutgruppe: 0
Bekannte Allergien: Mango, Weizen
Ausweisnummer: 44022
Ausstellungsland: Australien

ALLERGIEAUSWEIS

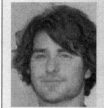

Name: HINVUF
Geburtstag: 2. Dezember
Medikamenteneinnahme: ja
Blutgruppe: 0
Bekannte Allergien: Linsen, Krustentiere
Ausweisnummer: 12620
Ausstellungsland: Indonesien

ALLERGIEAUSWEIS

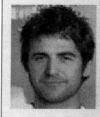

Name: PIBPUW
Geburtstag: 5. Juni
Medikamenteneinnahme: nein
Blutgruppe: AB
Bekannte Allergien: Lactoglobulin
Ausweisnummer: 41402
Ausstellungsland: Montenegro

ALLERGIEAUSWEIS

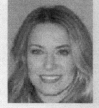

Name: BISTAC
Geburtstag: 11. März
Medikamenteneinnahme: nein
Blutgruppe: AB
Bekannte Allergien: Schimmel, Roggen
Ausweisnummer: 70482
Ausstellungsland: Dominikanische Republik

ALLERGIEAUSWEIS

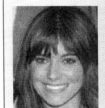
Name: JABRUK
Geburtstag: 20. Juli
Medikamenteneinnahme: ja
Blutgruppe: 0
Bekannte Allergien: Krustentiere
Ausweisnummer: 18692
Ausstellungsland: Südkorea

ALLERGIEAUSWEIS

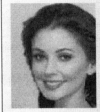
Name: FAMPIB
Geburtstag: 7. November
Medikamenteneinnahme: ja
Blutgruppe: A
Bekannte Allergien: Pinienkerne, Mango, Roggen
Ausweisnummer: 72589
Ausstellungsland: Portugal

ALLERGIEAUSWEIS

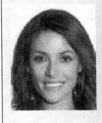
Name: ZEWBUH
Geburtstag: 11. August
Medikamenteneinnahme: ja
Blutgruppe: AB
Bekannte Allergien: Mango, Schimmel, Roggen
Ausweisnummer: 37907
Ausstellungsland: Algerien

ALLERGIEAUSWEIS

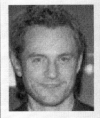
Name: JUFTOM
Geburtstag: 12. März
Medikamenteneinnahme: ja
Blutgruppe: B
Bekannte Allergien: Mango, Weizen, Roggen
Ausweisnummer: 21644
Ausstellungsland: Nicaragua

Testsimulation 50: Abrufphase

1. Wann hat die Person, deren Ausweis im Land Algerien ausgestellt wurde, Geburtstag?
   (A) 15. November
   (B) 20. Juli
   (C) 11. August
   (D) 11. März
   (E) Keine der Antworten ist richtig.

2. Welche Ausweisnummer hat die Person mit dem Namen JUFTOM?
   (A) 41402
   (B) 21644
   (C) 70482
   (D) 12620
   (E) Keine der Antworten ist richtig.

3. Welche Allergien hat die Person, die am 12. März Geburtstag hat?
   (A) Schimmel, Roggen
   (B) Mango, Weizen
   (C) Mango, Schimmel, Roggen
   (D) Mango, Weizen, Roggen
   (E) Keine der Antworten ist richtig.

4. Welche Blutgruppe hat die Person mit der Ziffer 2 an erster Stelle der Ausweisnummer?
   (A) A
   (B) B
   (C) AB
   (D) 0
   (E) Keine der Antworten ist richtig.

5. In welchem Land wurde der Ausweis der Person, die am 15. November Geburtstag hat, ausgestellt?
   (A) Algerien
   (B) Indonesien
   (C) Portugal
   (D) Australien
   (E) Keine der Antworten ist richtig.

6. Wie heißt die Person, die keine Medikamente einnimmt und auf Roggen allergisch reagiert?
   (A) FAMPIB
   (B) BISTAC
   (C) ZEWBUH
   (D) HINVUF
   (E) Keine der Antworten ist richtig.

7. Wann hat die Person, die auf Linsen und Krustentiere allergisch reagiert, Geburtstag?
   (A) 2. Dezember
   (B) 20. Juli
   (C) 11. August
   (D) 12. März
   (E) Keine der Antworten ist richtig.

8. Wie heißt die abgebildete Person?
   (A) ZEWBUH
   (B) JABRUK
   (C) JAFDUB
   (D) FAMPIB
   (E) Keine der Antworten ist richtig.

9. Wie lauten die Ausweisnummern der Personen mit Blutgruppe AB?
   (A) 41402, 12620
   (B) 18692, 70482, 44022, 12620
   (C) 12620, 41402, 18692
   (D) 70482, 41402, 37907
   (E) Keine der Antworten ist richtig.

10. Auf welchem Bild ist die Person zu sehen, die am 11. August Geburtstag hat?

    (A)   (B)   (C)   (D)   (E) Keine der Antworten ist richtig.

    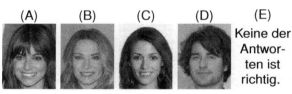

11. Wie heißt die Person mit Blutgruppe 0, die auf Weizen allergisch reagiert?
    (A) PIBPUW
    (B) JABRUK
    (C) JAFDUB
    (D) ZEWBUH
    (E) Keine der Antworten ist richtig.

12. Wie heißt die Person, deren Ausweis im Land Portugal ausgestellt wurde?
    (A) JUFTOM
    (B) ZEWBUH
    (C) FAMPIB
    (D) HINVUF
    (E) Keine der Antworten ist richtig.

13. Auf welchem Bild ist die Person mit Blutgruppe A zu sehen?

    (A)   (B)   (C)   (D)   (E) Keine der Antworten ist richtig.

    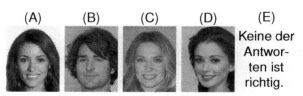

14. In welchem Land wurde der Ausweis der Person, die am 2. Dezember Geburtstag hat, ausgestellt?
    (A) Indonesien
    (B) Montenegro
    (C) Algerien
    (D) Nicaragua
    (E) Keine der Antworten ist richtig.

15. In welchen Ländern wurden die Ausweise der Personen, die zugleich auf Roggen und Mango allergisch reagieren, ausgestellt?

    (A) Portugal, Nicaragua, Algerien
    (B) Montenegro, Nicaragua
    (C) Dominikanische Republik, Portugal
    (D) Algerien, Nicaragua
    (E) Keine der Antworten ist richtig.

16. Welche Allergien hat die Person mit dem Namen PIBPUW?

    (A) Lactoglobulin, Roggen
    (B) Lactoglobulin
    (C) Linsen, Krustentiere
    (D) Mango, Schimmel, Roggen
    (E) Keine der Antworten ist richtig.

17. Wann hat die Person, deren Ausweis im Land Nicaragua ausgestellt wurde, Geburtstag?

    (A) 12. März
    (B) 11. März
    (C) 5. Juni
    (D) 7. November
    (E) Keine der Antworten ist richtig.

18. Welche Blutgruppe hat die Person mit dem Namen BISTAC?

    (A) A
    (B) B
    (C) AB
    (D) 0
    (E) Keine der Antworten ist richtig.

19. Wie viele Personen nehmen Medikamente ein?

    (A) 4
    (B) 3
    (C) 2
    (D) 1
    (E) Keine der Antworten ist richtig.

20. Auf welchem Bild ist die Person zu sehen, deren Ausweis im Land Dominikanische Republik ausgestellt wurde?

    (A) (B) (C) (D) (E) Keine der Antworten ist richtig.

21. Wie viele Personen reagieren allergisch auf Mango?

    (A) 4
    (B) 3
    (C) 2
    (D) 1
    (E) Keine der Antworten ist richtig.

22. Wann hat die Person, deren Ausweis im Land Südkorea ausgestellt wurde, Geburtstag?

    (A) 15. November
    (B) 2. Dezember
    (C) 11. März
    (D) 20. Juli
    (E) Keine der Antworten ist richtig.

23. Welche Allergien hat die Person mit der Ziffer 3 an erster Stelle der Ausweisnummer?

    (A) Linsen, Weizen, Roggen
    (B) Mango
    (C) Mango, Schimmel, Roggen
    (D) Krustentiere
    (E) Keine der Antworten ist richtig.

24. Auf welchem Bild ist die Person mit dem Namen FAMPIB zu sehen?

    (A) (B) (C) (D) (E) Keine der Antworten ist richtig.

    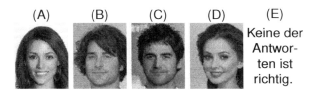

25. Welche Ausweisnummer hat die Person mit Blutgruppe B?

    (A) 70482
    (B) 21644
    (C) 18692
    (D) 41402
    (E) Keine der Antworten ist richtig.

Testsimulation 51: Merkphase

ALLERGIEAUSWEIS

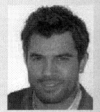
Name: WEZJUH
Geburtstag: 14. Juli
Medikamenteneinnahme: nein
Blutgruppe: A
Bekannte Allergien: Gerste
Ausweisnummer: 19373
Ausstellungsland: Botswana

ALLERGIEAUSWEIS

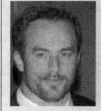
Name: MEPSIZ
Geburtstag: 24. November
Medikamenteneinnahme: ja
Blutgruppe: AB
Bekannte Allergien: Buche, Guave
Ausweisnummer: 95832
Ausstellungsland: Argentinien

ALLERGIEAUSWEIS

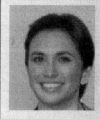
Name: SAMTAC
Geburtstag: 22. Oktober
Medikamenteneinnahme: ja
Blutgruppe: A
Bekannte Allergien: Knoblauch, Gerste, Buche
Ausweisnummer: 65132
Ausstellungsland: Sierra Leone

ALLERGIEAUSWEIS

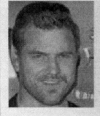
Name: FURZAS
Geburtstag: 10. März
Medikamenteneinnahme: ja
Blutgruppe: B
Bekannte Allergien: Knoblauch
Ausweisnummer: 12708
Ausstellungsland: Nepal

ALLERGIEAUSWEIS

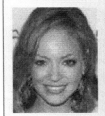
Name: RORTEJ
Geburtstag: 11. Februar
Medikamenteneinnahme: nein
Blutgruppe: A
Bekannte Allergien: Palladium, Kontrastmittel
Ausweisnummer: 99887
Ausstellungsland: Deutschland

ALLERGIEAUSWEIS

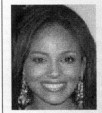
Name: NARGUV
Geburtstag: 8. September
Medikamenteneinnahme: ja
Blutgruppe: 0
Bekannte Allergien: Birke, Guave, Weichtiere
Ausweisnummer: 28617
Ausstellungsland: Belarus

ALLERGIEAUSWEIS

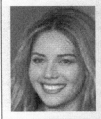
Name: RIZNIM
Geburtstag: 31. Jänner
Medikamenteneinnahme: ja
Blutgruppe: A
Bekannte Allergien: Kontrastmittel, Birke
Ausweisnummer: 55170
Ausstellungsland: Gambia

ALLERGIEAUSWEIS

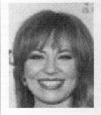
Name: DONWOL
Geburtstag: 6. März
Medikamenteneinnahme: nein
Blutgruppe: 0
Bekannte Allergien: Buche, Spinat, Birke
Ausweisnummer: 08729
Ausstellungsland: Georgien

Testsimulation 51: Abrufphase

1. Wann hat die Person, deren Ausweis im Land Nepal ausgestellt wurde, Geburtstag?
   - (A) 14. Juli
   - (B) 11. Februar
   - (C) 22. Oktober
   - (D) 10. März
   - (E) Keine der Antworten ist richtig.

2. Wie heißt die Person, die am 31. Jänner Geburtstag hat?
   - (A) RIZNIM
   - (B) SAMTAC
   - (C) WEZJUH
   - (D) MEPSIZ
   - (E) Keine der Antworten ist richtig.

3. Welche Ausweisnummer hat die Person mit Blutgruppe A, die auf Birke allergisch reagiert?
   - (A) 99887
   - (B) 19373
   - (C) 95832
   - (D) 55170
   - (E) Keine der Antworten ist richtig.

4. Welche Ausweisnummer hat die Person, die am 14. Juli Geburtstag hat?
   - (A) 19373
   - (B) 28617
   - (C) 55170
   - (D) 08729
   - (E) Keine der Antworten ist richtig.

5. In welchem Land wurde der Ausweis der Person, die auf Palladium und Kontrastmittel allergisch reagiert, ausgestellt?
   - (A) Nepal
   - (B) Sierra Leone
   - (C) Deutschland
   - (D) Argentinien
   - (E) Keine der Antworten ist richtig.

6. Wie heißt die abgebildete Person?
   - (A) MEPSIZ
   - (B) NARGUV
   - (C) WEZJUH
   - (D) DONWOL
   - (E) Keine der Antworten ist richtig.

7. Wie viele Personen reagieren allergisch auf Weichtiere?
   - (A) 4
   - (B) 3
   - (C) 2
   - (D) 1
   - (E) Keine der Antworten ist richtig.

8. Wie heißt die Person, deren Ausweis im Land Deutschland ausgestellt wurde?
   - (A) SAMTAC
   - (B) FURZAS
   - (C) RORTEJ
   - (D) NARGUV
   - (E) Keine der Antworten ist richtig.

9. Welche Allergien hat die abgebildete Person?
   - (A) Palladium, Kontrastmittel
   - (B) Buche, Guave
   - (C) Knoblauch
   - (D) Buche, Guave, Weichtiere
   - (E) Keine der Antworten ist richtig.

10. In welchen Ländern wurden die Ausweise der Personen mit Blutgruppe 0 ausgestellt?
    - (A) Sierra Leone, Gambia, Belarus
    - (B) Belarus, Georgien
    - (C) Nepal, Argentinien, Botswana
    - (D) Nepal, Argentinien, Georgien
    - (E) Keine der Antworten ist richtig.

11. Wie heißt die Person, deren Ausweis im Land Gambia ausgestellt wurde?
    - (A) NARGUV
    - (B) MEPSIZ
    - (C) RIZNIM
    - (D) SAMTAC
    - (E) Keine der Antworten ist richtig.

12. Wann hat die Person mit Blutgruppe B Geburtstag?
    - (A) 11. Februar
    - (B) 22. Oktober
    - (C) 10. März
    - (D) 8. September
    - (E) Keine der Antworten ist richtig.

13. In welchen Ländern wurden die Ausweise der Personen, die keine Medikamente einnehmen, ausgestellt?
    - (A) Sierra Leone, Belarus, Botswana
    - (B) Belarus, Sierra Leone
    - (C) Georgien, Argentinien, Belarus
    - (D) Georgien, Botswana, Deutschland
    - (E) Keine der Antworten ist richtig.

14. Wann hat die Person, die auf Buche und Guave allergisch reagiert, Geburtstag?
    - (A) 10. März
    - (B) 24. November
    - (C) 8. September
    - (D) 6. März
    - (E) Keine der Antworten ist richtig.

15. Auf welchem Bild ist die Person mit dem Namen WEZJUH zu sehen?

(A) (B) (C) (D) (E) Keine der Antworten ist richtig.

16. Wie viele Personen reagieren allergisch auf Buche?
    (A) 3
    (B) 4
    (C) 5
    (D) 6
    (E) Keine der Antworten ist richtig.

17. In welchem Land wurde der Ausweis der Person mit Blutgruppe AB ausgestellt?
    (A) Deutschland
    (B) Botswana
    (C) Argentinien
    (D) Nepal
    (E) Keine der Antworten ist richtig.

18. Welche Ausweisnummer hat die Person, die am 11. Februar Geburtstag hat?
    (A) 99887
    (B) 65132
    (C) 19373
    (D) 55170
    (E) Keine der Antworten ist richtig.

19. Wie heißen die Personen, die auf Gerste allergisch reagieren?
    (A) RIZNIM, RORTEJ, FURZAS
    (B) SAMTAC, NARGUV
    (C) DONWOL, RORTEJ, FURZAS
    (D) WEZJUH, SAMTAC
    (E) Keine der Antworten ist richtig.

20. Wann hat die abgebildete Person Geburtstag?
    (A) 6. März
    (B) 14. Juli
    (C) 24. November
    (D) 11. Februar
    (E) Keine der Antworten ist richtig.

21. In welchem Land wurde der Ausweis der Person mit der Ausweisnummer 65132 ausgestellt?
    (A) Gambia
    (B) Sierra Leone
    (C) Botswana
    (D) Deutschland
    (E) Keine der Antworten ist richtig.

22. Welche Ausweisnummer hat die abgebildete Person?
    (A) 28617
    (B) 08729
    (C) 65132
    (D) 95832
    (E) Keine der Antworten ist richtig.

23. Welche Allergien hat die Person mit dem Namen DONWOL?
    (A) Palladium, Kontrastmittel
    (B) Birke, Guave, Weichtiere
    (C) Buche, Guave
    (D) Buche, Spinat, Birke
    (E) Keine der Antworten ist richtig.

24. Wann hat die Person mit der Ausweisnummer 12708 Geburtstag?
    (A) 14. Juli
    (B) 10. März
    (C) 31. Jänner
    (D) 8. September
    (E) Keine der Antworten ist richtig.

25. Welche Blutgruppe hat die Person mit dem Namen MEPSIZ?
    (A) A
    (B) B
    (C) AB
    (D) 0
    (E) Keine der Antworten ist richtig.

Testsimulation 52: Merkphase

ALLERGIEAUSWEIS

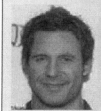

Name: KOVCES
Geburtstag: 28. November
Medikamenteneinnahme: ja
Blutgruppe: 0
Bekannte Allergien: Hausstaub, Majoran, Wespen
Ausweisnummer: 00810
Ausstellungsland: China

ALLERGIEAUSWEIS

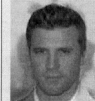

Name: BUTNUF
Geburtstag: 17. Juni
Medikamenteneinnahme: nein
Blutgruppe: A
Bekannte Allergien: Schimmel, Majoran
Ausweisnummer: 28530
Ausstellungsland: Irland

ALLERGIEAUSWEIS

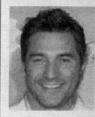

Name: VIJPUZ
Geburtstag: 29. September
Medikamenteneinnahme: ja
Blutgruppe: AB
Bekannte Allergien: Ahorn, Hausstaub
Ausweisnummer: 71939
Ausstellungsland: Uruguay

ALLERGIEAUSWEIS

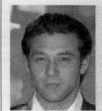

Name: DOWKAF
Geburtstag: 21. November
Medikamenteneinnahme: nein
Blutgruppe: 0
Bekannte Allergien: Wespen, Krustentiere, Mango
Ausweisnummer: 92580
Ausstellungsland: Luxemburg

ALLERGIEAUSWEIS

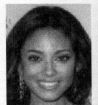
Name: FOSKOR
Geburtstag: 21. April
Medikamenteneinnahme: nein
Blutgruppe: B
Bekannte Allergien: Schimmel
Ausweisnummer: 56458
Ausstellungsland: Georgien

ALLERGIEAUSWEIS

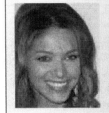
Name: TUPHUS
Geburtstag: 2. März
Medikamenteneinnahme: nein
Blutgruppe: 0
Bekannte Allergien: Ahorn
Ausweisnummer: 25213
Ausstellungsland: Sri Lanka

ALLERGIEAUSWEIS

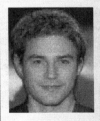
Name: SEZSUV
Geburtstag: 20. Dezember
Medikamenteneinnahme: ja
Blutgruppe: 0
Bekannte Allergien: Mango, Ahorn, Krustentiere
Ausweisnummer: 81408
Ausstellungsland: Kambodscha

ALLERGIEAUSWEIS

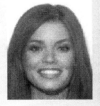
Name: RUTBAH
Geburtstag: 1. Juli
Medikamenteneinnahme: nein
Blutgruppe: B
Bekannte Allergien: Gelatine, Amaranth
Ausweisnummer: 72168
Ausstellungsland: Grönland

Testsimulation 52: Abrufphase

1. In welchem Land wurde der Ausweis der Person mit Blutgruppe B, die auf Schimmel allergisch reagiert, ausgestellt?
   - (A) Kambodscha
   - (B) Irland
   - (C) Sri Lanka
   - (D) Georgien
   - (E) Keine der Antworten ist richtig.

2. Wie heißt die abgebildete Person?
   - (A) BUTNUF
   - (B) VIJPUZ
   - (C) FOSKOR
   - (D) DOWKAF
   - (E) Keine der Antworten ist richtig.

3. Wann hat die Person mit Blutgruppe AB Geburtstag?
   - (A) 21. November
   - (B) 2. März
   - (C) 29. September
   - (D) 20. Dezember
   - (E) Keine der Antworten ist richtig.

4. In welchem Land wurde der Ausweis der Person mit der Ziffer 9 an letzter Stelle der Ausweisnummer ausgestellt?
   - (A) Irland
   - (B) Luxemburg
   - (C) Uruguay
   - (D) Kambodscha
   - (E) Keine der Antworten ist richtig.

5. Wie viele Personen reagieren allergisch auf Gelatine?
   - (A) 4
   - (B) 3
   - (C) 2
   - (D) 1
   - (E) Keine der Antworten ist richtig.

6. Wann hat die Person mit dem Namen FOSKOR Geburtstag?
   - (A) 28. November
   - (B) 17. Juni
   - (C) 21. November
   - (D) 21. April
   - (E) Keine der Antworten ist richtig.

7. Welche Ausweisnummer hat die Person, die keine Medikamente einnimmt und auf Ahorn allergisch reagiert?
   - (A) 81408
   - (B) 25213
   - (C) 28530
   - (D) 71939
   - (E) Keine der Antworten ist richtig.

8. Wie viele Personen haben die Blutgruppe 0?
   - (A) 6
   - (B) 5
   - (C) 4
   - (D) 3
   - (E) Keine der Antworten ist richtig.

9. Welche Allergien hat die Person, die am 21. April Geburtstag hat?
   - (A) Amaranth, Hausstaub
   - (B) Schimmel
   - (C) Wespen, Krustentiere, Mango
   - (D) Majoran
   - (E) Keine der Antworten ist richtig.

10. Wie heißt die Person, deren Ausweis im Land Georgien ausgestellt wurde?
    - (A) FOSKOR
    - (B) VIJPUZ
    - (C) DOWKAF
    - (D) BUTNUF
    - (E) Keine der Antworten ist richtig.

11. Auf welchem Bild ist die Person zu sehen, deren Ausweis im Land Uruguay ausgestellt wurde?

    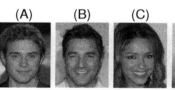

    (A) (B) (C) (D) (E) Keine der Antworten ist richtig.

12. Wie heißt die Person, die am 29. September Geburtstag hat?
    - (A) BUTNUF
    - (B) TUPHUS
    - (C) DOWKAF
    - (D) RUTBAH
    - (E) Keine der Antworten ist richtig.

13. Welche Ausweisnummer hat die Person, deren Ausweis im Land Sri Lanka ausgestellt wurde?
    - (A) 25213
    - (B) 00810
    - (C) 28530
    - (D) 56458
    - (E) Keine der Antworten ist richtig.

14. Welche Blutgruppe hat die Person mit dem Namen DOWKAF?
    - (A) A
    - (B) B
    - (C) AB
    - (D) 0
    - (E) Keine der Antworten ist richtig.

15. In welchen Ländern wurden die Ausweise der Personen, die Medikamente einnehmen, ausgestellt?
    (A) Uruguay, Irland
    (B) Uruguay, Sri Lanka, Georgien
    (C) Kambodscha, China, Uruguay
    (D) Luxemburg, Kambodscha, Uruguay
    (E) Keine der Antworten ist richtig.

16. Wie heißt die Person mit der Ausweisnummer 25213?
    (A) KOVCES
    (B) TUPHUS
    (C) FOSKOR
    (D) SEZSUV
    (E) Keine der Antworten ist richtig.

17. Auf welchem Bild ist die Person zu sehen, die am 2. März Geburtstag hat?

    (A) (B) (C) (D) (E) Keine der Antworten ist richtig.

    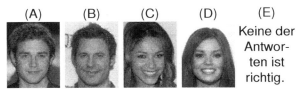

18. Welche Allergien hat die abgebildete Person?
    (A) Majoran, Krustentiere, Mango
    (B) Schimmel
    (C) Ahorn
    (D) Schimmel, Majoran
    (E) Keine der Antworten ist richtig.

19. Welche Allergien hat die Person mit dem Namen SEZSUV?
    (A) Schimmel, Amaranth
    (B) Hausstaub, Majoran, Wespen
    (C) Schimmel, Majoran
    (D) Mango, Ahorn, Krustentiere
    (E) Keine der Antworten ist richtig.

20. Wie heißt die Person, deren Ausweis im Land Irland ausgestellt wurde?
    (A) BUTNUF
    (B) KOVCES
    (C) SEZSUV
    (D) DOWKAF
    (E) Keine der Antworten ist richtig.

21. Wann haben die Personen mit der Ziffer 8 an letzter Stelle der Ausweisnummer Geburtstag?
    (A) 2. März, 28. November
    (B) 21. November, 28. November, 1. Juli
    (C) 21. April, 21. November, 17. Juni
    (D) 20. Dezember, 21. April, 1. Juli
    (E) Keine der Antworten ist richtig.

22. Welche Allergien hat die Person, deren Ausweis im Land Kambodscha ausgestellt wurde?
    (A) Schimmel
    (B) Schimmel, Majoran
    (C) Gelatine, Amaranth
    (D) Majoran
    (E) Keine der Antworten ist richtig.

23. Welche Blutgruppe hat die Person, die am 21. November Geburtstag hat?
    (A) 0
    (B) AB
    (C) B
    (D) A
    (E) Keine der Antworten ist richtig.

24. Auf welchem Bild ist die Person zu sehen, die auf Amaranth und Gelatine allergisch reagiert?

    (A) (B) (C) (D) (E) Keine der Antworten ist richtig.

    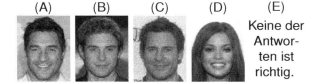

25. Wann hat die Person mit Blutgruppe A Geburtstag?
    (A) 21. November
    (B) 17. Juni
    (C) 20. Dezember
    (D) 2. März
    (E) Keine der Antworten ist richtig.

Testsimulation 53: Merkphase

ALLERGIEAUSWEIS

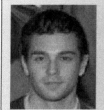
Name: TIGFIH
Geburtstag: 10. Oktober
Medikamenteneinnahme: nein
Blutgruppe: A
Bekannte Allergien: Hasel, Krustentiere, Roggen
Ausweisnummer: 23378
Ausstellungsland: Jordanien

ALLERGIEAUSWEIS

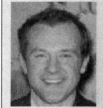
Name: SIFNUK
Geburtstag: 11. Dezember
Medikamenteneinnahme: ja
Blutgruppe: 0
Bekannte Allergien: Zeder
Ausweisnummer: 75558
Ausstellungsland: Japan

ALLERGIEAUSWEIS

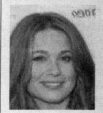
Name: MOBVEM
Geburtstag: 10. September
Medikamenteneinnahme: nein
Blutgruppe: B
Bekannte Allergien: Krustentiere, Chrom
Ausweisnummer: 18493
Ausstellungsland: Tschechische Republik

ALLERGIEAUSWEIS

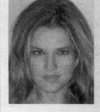
Name: VUHRIZ
Geburtstag: 26. September
Medikamenteneinnahme: nein
Blutgruppe: 0
Bekannte Allergien: Chrom, Holunder, Pollen
Ausweisnummer: 88703
Ausstellungsland: Estland

ALLERGIEAUSWEIS

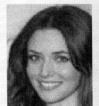
Name: ROBGER
Geburtstag: 17. Mai
Medikamenteneinnahme: nein
Blutgruppe: AB
Bekannte Allergien: Holunder, Krustentiere
Ausweisnummer: 39899
Ausstellungsland: Niederlande

ALLERGIEAUSWEIS

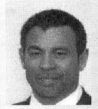
Name: GADMET
Geburtstag: 25. März
Medikamenteneinnahme: ja
Blutgruppe: A
Bekannte Allergien: Pollen
Ausweisnummer: 24702
Ausstellungsland: Polen

ALLERGIEAUSWEIS

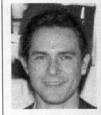
Name: BIFSUG
Geburtstag: 21. Dezember
Medikamenteneinnahme: ja
Blutgruppe: B
Bekannte Allergien: Lachs, Hasel
Ausweisnummer: 18633
Ausstellungsland: Thailand

ALLERGIEAUSWEIS

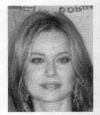
Name: VENHUK
Geburtstag: 14. Dezember
Medikamenteneinnahme: nein
Blutgruppe: A
Bekannte Allergien: Roggen, Cobalt, Guave
Ausweisnummer: 51555
Ausstellungsland: Rumänien

Testsimulation 53: Abrufphase

1. Wie heißt die Person, die am 17. Mai Geburtstag hat?
   - (A) BIFSUG
   - (B) MOBVEM
   - (C) SIFNUK
   - (D) ROBGER
   - (E) Keine der Antworten ist richtig.

2. In welchem Land wurde der Ausweis der Person, die auf Cobalt und Guave allergisch reagiert, ausgestellt?
   - (A) Japan
   - (B) Rumänien
   - (C) Estland
   - (D) Jordanien
   - (E) Keine der Antworten ist richtig.

3. Wie heißt die Person, die keine Medikamente einnimmt und auf Pollen allergisch reagiert?
   - (A) ROBGER
   - (B) VENHUK
   - (C) SIFNUK
   - (D) VUHRIZ
   - (E) Keine der Antworten ist richtig.

4. Wann hat die abgebildete Person Geburtstag?
   - (A) 10. Oktober
   - (B) 11. Dezember
   - (C) 26. September
   - (D) 14. Dezember
   - (E) Keine der Antworten ist richtig.

5. Wie heißt die Person, deren Ausweis im Land Rumänien ausgestellt wurde?
   - (A) VUHRIZ
   - (B) BIFSUG
   - (C) VENHUK
   - (D) MOBVEM
   - (E) Keine der Antworten ist richtig.

6. Welche Allergien hat die abgebildete Person?
   - (A) Roggen, Cobalt, Guave
   - (B) Krustentiere, Chrom
   - (C) Hasel, Holunder, Pollen
   - (D) Hasel, Krustentiere, Roggen
   - (E) Keine der Antworten ist richtig.

7. Welche Ausweisnummer hat die Person, die am 10. September Geburtstag hat?
   - (A) 18633
   - (B) 18493
   - (C) 75558
   - (D) 88703
   - (E) Keine der Antworten ist richtig.

8. Welche Allergien hat die Person, deren Ausweis im Land Niederlande ausgestellt wurde?
   - (A) Hasel, Krustentiere, Roggen
   - (B) Lachs, Hasel
   - (C) Chrom, Holunder, Pollen
   - (D) Zeder, Cobalt, Guave
   - (E) Keine der Antworten ist richtig.

9. Welche Ausweisnummer hat die abgebildete Person?
   - (A) 18633
   - (B) 23378
   - (C) 39899
   - (D) 24702
   - (E) Keine der Antworten ist richtig.

10. Welche Blutgruppe hat die Person mit dem Namen VUHRIZ?
    - (A) A
    - (B) B
    - (C) AB
    - (D) 0
    - (E) Keine der Antworten ist richtig.

11. Wie lauten die Ausweisnummern der Personen, die auf Krustentiere allergisch reagieren?
    - (A) 51555, 75558, 23378
    - (B) 51555, 75558, 24702
    - (C) 88703, 75558, 39899
    - (D) 18493, 23378, 39899
    - (E) Keine der Antworten ist richtig.

12. Wie heißt die Person, deren Ausweis im Land Jordanien ausgestellt wurde?
    - (A) TIGFIH
    - (B) VENHUK
    - (C) GADMET
    - (D) VUHRIZ
    - (E) Keine der Antworten ist richtig.

13. In welchem Land wurde der Ausweis der Person mit Blutgruppe AB ausgestellt?
    - (A) Niederlande
    - (B) Rumänien
    - (C) Tschechische Republik
    - (D) Polen
    - (E) Keine der Antworten ist richtig.

14. Wann haben die Personen mit Blutgruppe B Geburtstag?
    - (A) 10. September, 17. Mai, 14. Dezember
    - (B) 21. Dezember, 10. September
    - (C) 10. September, 10. Oktober
    - (D) 26. September, 25. März, 10. Oktober
    - (E) Keine der Antworten ist richtig.

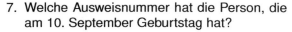

15. Wie heißt die Person, deren Ausweis im Land Estland ausgestellt wurde?

    (A) GADMET
    (B) VUHRIZ
    (C) MOBVEM
    (D) ROBGER
    (E) Keine der Antworten ist richtig.

16. Wie viele Personen haben die Blutgruppe A?

    (A) 1
    (B) 2
    (C) 3
    (D) 4
    (E) Keine der Antworten ist richtig.

17. Wie heißt die Person, die Medikamente einnimmt und auf Hasel allergisch reagiert?

    (A) VUHRIZ
    (B) TIGFIH
    (C) MOBVEM
    (D) BIFSUG
    (E) Keine der Antworten ist richtig.

18. Welche Ausweisnummer hat die Person, die am 25. März Geburtstag hat?

    (A) 18493
    (B) 18633
    (C) 24702
    (D) 51555
    (E) Keine der Antworten ist richtig.

19. In welchen Ländern wurden die Ausweise der Personen mit Blutgruppe 0 ausgestellt?

    (A) Tschechische Republik, Jordanien
    (B) Estland, Thailand, Niederlande
    (C) Japan, Estland
    (D) Polen, Japan, Jordanien
    (E) Keine der Antworten ist richtig.

20. Wann hat die Person mit der Ziffer 3 an vierter Stelle der Ausweisnummer Geburtstag?

    (A) 21. Dezember
    (B) 26. September
    (C) 17. Mai
    (D) 25. März
    (E) Keine der Antworten ist richtig.

21. Wie viele Personen reagieren allergisch auf Lachs?

    (A) 4
    (B) 3
    (C) 2
    (D) 1
    (E) Keine der Antworten ist richtig.

22. Auf welchem Bild ist die Person mit dem Namen SIFNUK zu sehen?

    (A) (B) (C) (D) (E) Keine der Antworten ist richtig.

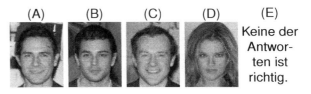

23. Wann hat die Person, die auf Zeder allergisch reagiert, Geburtstag?

    (A) 10. Oktober
    (B) 11. Dezember
    (C) 25. März
    (D) 10. September
    (E) Keine der Antworten ist richtig.

24. Welche Ausweisnummer hat die Person, deren Ausweis im Land Japan ausgestellt wurde?

    (A) 39899
    (B) 18493
    (C) 24702
    (D) 75558
    (E) Keine der Antworten ist richtig.

25. Welche Ausweisnummer hat die Person, die am 11. Dezember Geburtstag hat?

    (A) 75558
    (B) 18493
    (C) 18633
    (D) 39899
    (E) Keine der Antworten ist richtig.

Testsimulation 54: Merkphase

ALLERGIEAUSWEIS

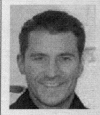

Name: COZKOW
Geburtstag: 25. August
Medikamenteneinnahme: ja
Blutgruppe: 0
Bekannte Allergien: Kupfer, Erdnüsse, Raps
Ausweisnummer: 07916
Ausstellungsland: Liechtenstein

ALLERGIEAUSWEIS

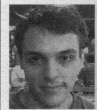

Name: SIWTAV
Geburtstag: 15. Juni
Medikamenteneinnahme: ja
Blutgruppe: 0
Bekannte Allergien: Weizen
Ausweisnummer: 73016
Ausstellungsland: Grönland

ALLERGIEAUSWEIS

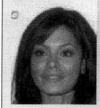

Name: JUKGOG
Geburtstag: 31. Mai
Medikamenteneinnahme: nein
Blutgruppe: 0
Bekannte Allergien: Knoblauch, Polyester
Ausweisnummer: 89216
Ausstellungsland: Indonesien

ALLERGIEAUSWEIS

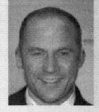

Name: MEGLUF
Geburtstag: 14. September
Medikamenteneinnahme: ja
Blutgruppe: 0
Bekannte Allergien: Tetracycline, Erdnüsse
Ausweisnummer: 20593
Ausstellungsland: Burkina Faso

ALLERGIEAUSWEIS

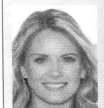
Name: DUPFIP
Geburtstag: 9. September
Medikamenteneinnahme: ja
Blutgruppe: B
Bekannte Allergien: Raps, Erdnüsse, Walnüsse
Ausweisnummer: 96923
Ausstellungsland: Libyen

ALLERGIEAUSWEIS

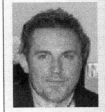
Name: CUMKUW
Geburtstag: 29. September
Medikamenteneinnahme: ja
Blutgruppe: A
Bekannte Allergien: Tetracycline
Ausweisnummer: 57230
Ausstellungsland: Türkei

ALLERGIEAUSWEIS

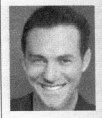
Name: RARJAT
Geburtstag: 20. Dezember
Medikamenteneinnahme: ja
Blutgruppe: AB
Bekannte Allergien: Knoblauch, Hagebutte
Ausweisnummer: 94830
Ausstellungsland: Gabun

ALLERGIEAUSWEIS

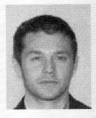
Name: BEPKIL
Geburtstag: 23. August
Medikamenteneinnahme: ja
Blutgruppe: AB
Bekannte Allergien: Kupfer, Raps, Walnüsse
Ausweisnummer: 83933
Ausstellungsland: Portugal

Testsimulation 54: Abrufphase

1. Welche Allergien hat die Person mit dem Namen BEPKIL?
   (A) Hagebutte, Polyester
   (B) Raps, Erdnüsse, Walnüsse
   (C) Tetracycline, Erdnüsse
   (D) Kupfer, Raps, Walnüsse
   (E) Keine der Antworten ist richtig.

2. Wann haben die Personen mit Blutgruppe AB Geburtstag?
   (A) 20. Dezember, 31. Mai
   (B) 14. September, 25. August
   (C) 23. August, 20. Dezember
   (D) 15. Juni, 9. September, 20. Dezember
   (E) Keine der Antworten ist richtig.

3. Auf welchem Bild ist die Person zu sehen, deren Ausweis im Land Grönland ausgestellt wurde?

   (A)   (B)   (C)   (D)   (E) Keine der Antworten ist richtig.

   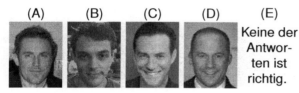

4. Wie viele Personen reagieren allergisch auf Erdnüsse?
   (A) 2
   (B) 3
   (C) 4
   (D) 5
   (E) Keine der Antworten ist richtig.

5. Auf welchem Bild ist die Person zu sehen, die am 23. August Geburtstag hat?

   (A)   (B)   (C)   (D)   (E) Keine der Antworten ist richtig.

   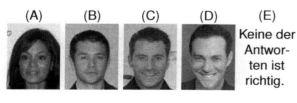

6. Wie lauten die Ausweisnummern der Personen, die auf Raps allergisch reagieren?
   (A) 73016, 96923, 94830
   (B) 94830, 57230, 89216
   (C) 96923, 20593
   (D) 07916, 96923, 83933
   (E) Keine der Antworten ist richtig.

7. Wann hat die Person mit dem Namen DUPFIP Geburtstag?
   (A) 29. September
   (B) 9. September
   (C) 31. Mai
   (D) 20. Dezember
   (E) Keine der Antworten ist richtig.

8. In welchem Land wurde der Ausweis der Person, die Medikamente einnimmt und auf Knoblauch allergisch reagiert, ausgestellt?
   (A) Portugal
   (B) Liechtenstein
   (C) Gabun
   (D) Burkina Faso
   (E) Keine der Antworten ist richtig.

9. Welche Ausweisnummer hat die Person, die am 25. August Geburtstag hat?
   (A) 20593
   (B) 96923
   (C) 94830
   (D) 07916
   (E) Keine der Antworten ist richtig.

10. Welche Blutgruppe hat die Person, deren Ausweis im Land Liechtenstein ausgestellt wurde?
    (A) A
    (B) B
    (C) AB
    (D) 0
    (E) Keine der Antworten ist richtig.

11. Wie viele Personen reagieren allergisch auf Polyester?
    (A) 1
    (B) 2
    (C) 3
    (D) 4
    (E) Keine der Antworten ist richtig.

12. Welche Ausweisnummer hat die Person, die auf Weizen allergisch reagiert?
    (A) 57230
    (B) 73016
    (C) 20593
    (D) 83933
    (E) Keine der Antworten ist richtig.

13. Wie lauten die Ausweisnummern der Personen mit Blutgruppe 0?
    (A) 73016, 20593, 96923
    (B) 73016, 83933, 20593
    (C) 07916, 89216, 73016, 20593
    (D) 57230, 89216, 83933, 94830
    (E) Keine der Antworten ist richtig.

14. In welchem Land wurde der Ausweis der Person mit dem Namen RARJAT ausgestellt?
    (A) Liechtenstein
    (B) Indonesien
    (C) Burkina Faso
    (D) Gabun
    (E) Keine der Antworten ist richtig.

15. Welche Allergien hat die Person, die keine Medikamente einnimmt?
    (A) Raps, Erdnüsse, Walnüsse
    (B) Weizen
    (C) Knoblauch, Polyester
    (D) Tetracycline
    (E) Keine der Antworten ist richtig.

16. In welchem Land wurde der Ausweis der Person mit Blutgruppe B ausgestellt?
    (A) Indonesien
    (B) Libyen
    (C) Grönland
    (D) Türkei
    (E) Keine der Antworten ist richtig.

17. Wie heißt die abgebildete Person?
    (A) SIWTAV
    (B) BEPKIL
    (C) RARJAT
    (D) JUKGOG
    (E) Keine der Antworten ist richtig.

18. Wann hat die Person mit der Ausweisnummer 20593 Geburtstag?
    (A) 14. September
    (B) 25. August
    (C) 23. August
    (D) 31. Mai
    (E) Keine der Antworten ist richtig.

19. In welchem Land wurde der Ausweis der Person mit Blutgruppe A ausgestellt?
    (A) Gabun
    (B) Türkei
    (C) Indonesien
    (D) Burkina Faso
    (E) Keine der Antworten ist richtig.

20. Auf welchem Bild ist die Person zu sehen, die auf Tetracycline allergisch reagiert und die Ziffer 7 an zweiter Stelle der Ausweisnummer hat?

    (A) (B) (C) (D) (E) Keine der Antworten ist richtig.
    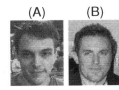

21. Wie heißt die Person, die am 20. Dezember Geburtstag hat?
    (A) COZKOW
    (B) RARJAT
    (C) DUPFIP
    (D) SIWTAV
    (E) Keine der Antworten ist richtig.

22. Welche Blutgruppe hat die abgebildete Person?
    (A) A
    (B) B
    (C) AB
    (D) 0
    (E) Keine der Antworten ist richtig.

23. In welchem Land wurde der Ausweis der Person mit dem Namen CUMKUW ausgestellt?
    (A) Türkei
    (B) Libyen
    (C) Grönland
    (D) Portugal
    (E) Keine der Antworten ist richtig.

24. In welchem Land wurde der Ausweis der Person, die am 14. September Geburtstag hat, ausgestellt?
    (A) Grönland
    (B) Liechtenstein
    (C) Portugal
    (D) Burkina Faso
    (E) Keine der Antworten ist richtig.

25. Wann hat die Person mit dem Namen MEGLUF Geburtstag?
    (A) 25. August
    (B) 29. September
    (C) 9. September
    (D) 15. Juni
    (E) Keine der Antworten ist richtig.

Testsimulation 55: Merkphase

ALLERGIEAUSWEIS

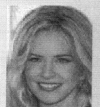

Name: LAWGUT
Geburtstag: 30. Mai
Medikamenteneinnahme: nein
Blutgruppe: 0
Bekannte Allergien: Estragon, Seide
Ausweisnummer: 59506
Ausstellungsland: Dominikanische Republik

ALLERGIEAUSWEIS

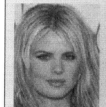

Name: ROKMEK
Geburtstag: 30. Dezember
Medikamenteneinnahme: nein
Blutgruppe: A
Bekannte Allergien: Leinsamen, Erdbeeren
Ausweisnummer: 37992
Ausstellungsland: Hongkong

ALLERGIEAUSWEIS

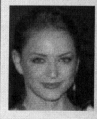

Name: MERLIS
Geburtstag: 14. März
Medikamenteneinnahme: ja
Blutgruppe: A
Bekannte Allergien: Reis, Walnüsse, Leinsamen
Ausweisnummer: 81741
Ausstellungsland: Ecuador

ALLERGIEAUSWEIS

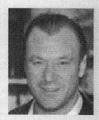

Name: KOFGAZ
Geburtstag: 13. August
Medikamenteneinnahme: ja
Blutgruppe: 0
Bekannte Allergien: Estragon
Ausweisnummer: 31975
Ausstellungsland: Dschibuti

ALLERGIEAUSWEIS

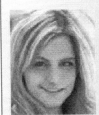

Name: BAFSOJ
Geburtstag: 11. Dezember
Medikamenteneinnahme: nein
Blutgruppe: A
Bekannte Allergien: Erdbeeren
Ausweisnummer: 52506
Ausstellungsland: Kenia

ALLERGIEAUSWEIS

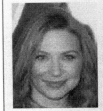

Name: BERVEF
Geburtstag: 31. Juli
Medikamenteneinnahme: nein
Blutgruppe: 0
Bekannte Allergien: Spinat, Estragon, Reis
Ausweisnummer: 10108
Ausstellungsland: Panama

ALLERGIEAUSWEIS

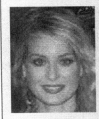

Name: NIKGAL
Geburtstag: 24. November
Medikamenteneinnahme: ja
Blutgruppe: B
Bekannte Allergien: Hainbuche, Erdbeeren
Ausweisnummer: 21202
Ausstellungsland: Botswana

ALLERGIEAUSWEIS

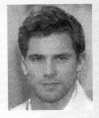

Name: HEJCEJ
Geburtstag: 21. November
Medikamenteneinnahme: ja
Blutgruppe: 0
Bekannte Allergien: Leinsamen, Reis, Spinat
Ausweisnummer: 64757
Ausstellungsland: Kuba

Testsimulation 55: Abrufphase

1. Wie lauten die Ausweisnummern der Personen, die keine Medikamente einnehmen?
   - (A) 64757, 52506, 59506, 37992
   - (B) 52506, 37992, 10108, 59506
   - (C) 37992, 31975, 81741
   - (D) 10108, 52506, 37992
   - (E) Keine der Antworten ist richtig.

2. Wie heißt die Person, die am 24. November Geburtstag hat?
   - (A) LAWGUT
   - (B) BAFSOJ
   - (C) NIKGAL
   - (D) HEJCEJ
   - (E) Keine der Antworten ist richtig.

3. In welchem Land wurde der Ausweis der Person mit der Ausweisnummer 10108 ausgestellt?
   - (A) Dominikanische Republik
   - (B) Botswana
   - (C) Hongkong
   - (D) Panama
   - (E) Keine der Antworten ist richtig.

4. Welche Allergien hat die Person, die am 11. Dezember Geburtstag hat?
   - (A) Erdbeeren
   - (B) Reis, Walnüsse, Leinsamen
   - (C) Reis, Erdbeeren
   - (D) Leinsamen, Reis, Spinat
   - (E) Keine der Antworten ist richtig.

5. Auf welchem Bild ist die Person mit der Ziffer 4 an zweiter Stelle der Ausweisnummer zu sehen?

   (A)  (B) (C) (D) (E) Keine der Antworten ist richtig.

6. Wie viele Personen reagieren allergisch auf Spinat?
   - (A) 4
   - (B) 3
   - (C) 2
   - (D) 1
   - (E) Keine der Antworten ist richtig.

7. In welchem Land wurde der Ausweis der Person mit der Ausweisnummer 37992 ausgestellt?
   - (A) Panama
   - (B) Kenia
   - (C) Dominikanische Republik
   - (D) Hongkong
   - (E) Keine der Antworten ist richtig.

8. Welche Allergien hat die Person mit dem Namen ROKMEK?
   - (A) Estragon
   - (B) Erdbeeren
   - (C) Leinsamen, Erdbeeren
   - (D) Spinat, Estragon, Reis
   - (E) Keine der Antworten ist richtig.

9. In welchem Land wurde der Ausweis der Person mit dem Namen BERVEF ausgestellt?
   - (A) Panama
   - (B) Kenia
   - (C) Hongkong
   - (D) Dschibuti
   - (E) Keine der Antworten ist richtig.

10. Wann hat die Person, die Medikamente einnimmt und auf Erdbeeren allergisch reagiert, Geburtstag?
    - (A) 31. Juli
    - (B) 24. November
    - (C) 30. Mai
    - (D) 13. August
    - (E) Keine der Antworten ist richtig.

11. Wann hat die Person, deren Ausweis im Land Hongkong ausgestellt wurde, Geburtstag?
    - (A) 31. Juli
    - (B) 30. Dezember
    - (C) 24. November
    - (D) 30. Mai
    - (E) Keine der Antworten ist richtig.

12. Auf welchem Bild ist die Person zu sehen, die am 30. Mai Geburtstag hat?

    (A) (B) (C) (D) (E)  Keine der Antworten ist richtig.

13. Welche Blutgruppe hat die Person mit dem Namen MERLIS?
    (A) A
    (B) B
    (C) AB
    (D) 0
    (E) Keine der Antworten ist richtig.

14. Welche Blutgruppe hat die Person, deren Ausweis im Land Panama ausgestellt wurde?
    (A) A
    (B) B
    (C) AB
    (D) 0
    (E) Keine der Antworten ist richtig.

15. Wie heißen die Personen, die auf Estragon allergisch reagieren?
    (A) BERVEF, BAFSOJ
    (B) HEJCEJ, KOFGAZ, ROKMEK
    (C) HEJCEJ, LAWGUT, BAFSOJ, MERLIS
    (D) KOFGAZ, BERVEF, LAWGUT
    (E) Keine der Antworten ist richtig.

16. Wann haben die Personen mit Blutgruppe A Geburtstag?
    (A) 11. Dezember, 30. Dezember
    (B) 30. Dezember, 14. März, 11. Dezember
    (C) 21. November, 31. Juli
    (D) 21. November, 14. März, 30. Mai
    (E) Keine der Antworten ist richtig.

17. In welchem Land wurde der Ausweis der Person mit dem Namen HEJCEJ ausgestellt?
    (A) Ecuador
    (B) Hongkong
    (C) Panama
    (D) Kuba
    (E) Keine der Antworten ist richtig.

18. Auf welchem Bild ist die Person zu sehen, die auf Leinsamen und Erdbeeren allergisch reagiert?
    (A) (B) (C) (D) (E) Keine der Antworten ist richtig.

    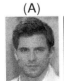

19. Wann hat die Person, deren Ausweis im Land Dominikanische Republik ausgestellt wurde, Geburtstag?
    (A) 13. August
    (B) 30. Mai
    (C) 11. Dezember
    (D) 14. März
    (E) Keine der Antworten ist richtig.

20. Wie viele Personen haben die Blutgruppe 0?
    (A) 5
    (B) 4
    (C) 3
    (D) 2
    (E) Keine der Antworten ist richtig.

21. Wie heißt die Person, die Medikamente einnimmt und auf Reis und Spinat allergisch reagiert?
    (A) ROKMEK
    (B) HEJCEJ
    (C) LAWGUT
    (D) BAFSOJ
    (E) Keine der Antworten ist richtig.

22. Wann hat die Person mit der Ausweisnummer 59506 Geburtstag?
    (A) 30. Mai
    (B) 13. August
    (C) 24. November
    (D) 21. November
    (E) Keine der Antworten ist richtig.

23. Auf welchem Bild ist die Person mit Blutgruppe B zu sehen?

    (A) (B) (C) (D) (E) Keine der Antworten ist richtig.

    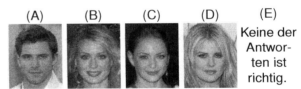

24. Welche Allergien hat die Person, deren Ausweis im Land Kenia ausgestellt wurde?
    (A) Erdbeeren
    (B) Leinsamen, Reis, Spinat
    (C) Reis, Walnüsse, Leinsamen
    (D) Spinat, Estragon, Reis
    (E) Keine der Antworten ist richtig.

25. Wie heißt die Person mit der Ausweisnummer 31975?
    (A) MERLIS
    (B) BERVEF
    (C) HEJCEJ
    (D) KOFGAZ
    (E) Keine der Antworten ist richtig.

Testsimulation 56: Merkphase

ALLERGIEAUSWEIS

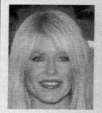
Name: ZOGBOZ
Geburtstag: 26. Juli
Medikamenteneinnahme: ja
Blutgruppe: 0
Bekannte Allergien: Seide
Ausweisnummer: 08157
Ausstellungsland: Zypern

ALLERGIEAUSWEIS

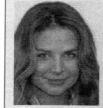
Name: MEWFAL
Geburtstag: 7. Mai
Medikamenteneinnahme: nein
Blutgruppe: AB
Bekannte Allergien: Barbiturate
Ausweisnummer: 72046
Ausstellungsland: Costa Rica

ALLERGIEAUSWEIS

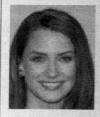
Name: FOPNUW
Geburtstag: 9. Juni
Medikamenteneinnahme: ja
Blutgruppe: B
Bekannte Allergien: Zuckerrübe, Bienen, Seide
Ausweisnummer: 43798
Ausstellungsland: Venezuela

ALLERGIEAUSWEIS

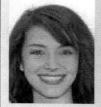
Name: CAMDAC
Geburtstag: 13. Jänner
Medikamenteneinnahme: nein
Blutgruppe: A
Bekannte Allergien: Seide, Walnüsse, Koriander
Ausweisnummer: 78363
Ausstellungsland: Ukraine

ALLERGIEAUSWEIS

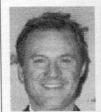
Name: GOZCEV
Geburtstag: 15. September
Medikamenteneinnahme: nein
Blutgruppe: 0
Bekannte Allergien: Phospholipase, Walnüsse
Ausweisnummer: 79952
Ausstellungsland: Angola

ALLERGIEAUSWEIS

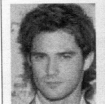
Name: NIRGUL
Geburtstag: 1. Juli
Medikamenteneinnahme: nein
Blutgruppe: AB
Bekannte Allergien: Sonnenblume, Bienen
Ausweisnummer: 10926
Ausstellungsland: Island

ALLERGIEAUSWEIS

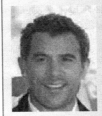
Name: CEZWAT
Geburtstag: 5. Juni
Medikamenteneinnahme: ja
Blutgruppe: B
Bekannte Allergien: Walnüsse, Bienen, Koriander
Ausweisnummer: 88399
Ausstellungsland: Botswana

ALLERGIEAUSWEIS

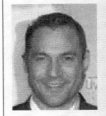
Name: LACBUW
Geburtstag: 19. Jänner
Medikamenteneinnahme: ja
Blutgruppe: B
Bekannte Allergien: Sonnenblume, Barbiturate
Ausweisnummer: 64702
Ausstellungsland: Bolivien

Testsimulation 56: Abrufphase

1. Auf welchem Bild ist die Person mit Blutgruppe A zu sehen?

   (A)   (B)   (C)   (D)   (E) Keine der Antworten ist richtig.

   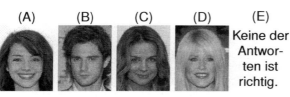

2. Auf welchem Bild ist die Person zu sehen, die auf Seide und Zuckerrübe allergisch reagiert?

   (A)   (B)   (C)   (D)   (E) Keine der Antworten ist richtig.

   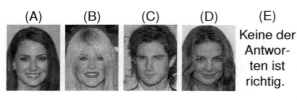

3. Wie viele Personen haben die Blutgruppe 0?
   - (A) 1
   - (B) 2
   - (C) 3
   - (D) 4
   - (E) Keine der Antworten ist richtig.

4. Wann hat die Person, deren Ausweis im Land Botswana ausgestellt wurde, Geburtstag?
   - (A) 26. Juli
   - (B) 5. Juni
   - (C) 9. Juni
   - (D) 19. Jänner
   - (E) Keine der Antworten ist richtig.

5. Welche Ausweisnummer hat die Person, die am 5. Juni Geburtstag hat?
   - (A) 08157
   - (B) 78363
   - (C) 88399
   - (D) 43798
   - (E) Keine der Antworten ist richtig.

6. Welche Ausweisnummer hat die Person mit dem Namen FOPNUW?
   - (A) 08157
   - (B) 79952
   - (C) 10926
   - (D) 43798
   - (E) Keine der Antworten ist richtig.

7. Wie viele Personen reagieren allergisch auf Seide?
   - (A) 6
   - (B) 5
   - (C) 4
   - (D) 3
   - (E) Keine der Antworten ist richtig.

8. Wann haben die Personen mit Blutgruppe B Geburtstag?
   - (A) 9. Juni, 5. Juni, 19. Jänner
   - (B) 9. Juni, 15. September
   - (C) 1. Juli, 13. Jänner, 15. September
   - (D) 26. Juli, 9. Juni, 5. Juni
   - (E) Keine der Antworten ist richtig.

9. Auf welchem Bild ist die Person zu sehen, deren Ausweis im Land Ukraine ausgestellt wurde?

   (A)   (B)   (C)   (D)   (E) Keine der Antworten ist richtig.

   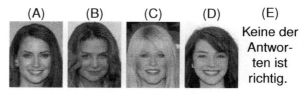

10. Wie heißen die Personen, die Medikamente einnehmen?
    - (A) LACBUW, FOPNUW, ZOGBOZ, CEZWAT
    - (B) MEWFAL, CEZWAT, LACBUW
    - (C) NIRGUL, CAMDAC, FOPNUW, LACBUW
    - (D) CEZWAT, FOPNUW, GOZCEV, CAMDAC
    - (E) Keine der Antworten ist richtig.

11. In welchem Land wurde der Ausweis der Person mit Blutgruppe AB, die auf Sonnenblume allergisch reagiert, ausgestellt?
    - (A) Costa Rica
    - (B) Bolivien
    - (C) Island
    - (D) Zypern
    - (E) Keine der Antworten ist richtig.

12. Welche Ausweisnummer hat die Person mit dem Namen ZOGBOZ?
    - (A) 43798
    - (B) 08157
    - (C) 79952
    - (D) 10926
    - (E) Keine der Antworten ist richtig.

13. Welche Blutgruppe hat die Person, deren Ausweis im Land Zypern ausgestellt wurde?
    - (A) A
    - (B) B
    - (C) AB
    - (D) 0
    - (E) Keine der Antworten ist richtig.

14. Welche Allergien hat die abgebildete Person?

    (A) Sonnenblume, Bienen
    (B) Phospholipase, Walnüsse
    (C) Phospholipase, Bienen, Korian
    (D) Zuckerrübe, Bienen, Seide
    (E) Keine der Antworten ist richtig.

    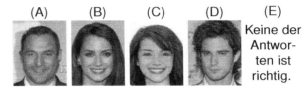

15. In welchem Land wurde der Ausweis der Person mit der Ausweisnummer 10926 ausgestellt?

    (A) Bolivien
    (B) Angola
    (C) Island
    (D) Ukraine
    (E) Keine der Antworten ist richtig.

16. Wann hat die Person mit dem Namen NIRGUL Geburtstag?

    (A) 15. September
    (B) 9. Juni
    (C) 19. Jänner
    (D) 1. Juli
    (E) Keine der Antworten ist richtig.

17. In welchem Land wurde der Ausweis der Person, die auf Walnüsse und Phospholipase allergisch reagiert, ausgestellt?

    (A) Ukraine
    (B) Bolivien
    (C) Angola
    (D) Botswana
    (E) Keine der Antworten ist richtig.

18. Wie heißt die Person, die am 19. Jänner Geburtstag hat?

    (A) MEWFAL
    (B) FOPNUW
    (C) NIRGUL
    (D) LACBUW
    (E) Keine der Antworten ist richtig.

19. Welche Ausweisnummer hat die Person mit Blutgruppe AB, die auf Barbiturate allergisch reagiert?

    (A) 72046
    (B) 43798
    (C) 10926
    (D) 79952
    (E) Keine der Antworten ist richtig.

20. Welche Allergien hat die Person, die am 26. Juli Geburtstag hat?

    (A) Walnüsse
    (B) Seide
    (C) Sonnenblume, Barbiturate
    (D) Phospholipase, Walnüsse
    (E) Keine der Antworten ist richtig.

21. Wie heißt die Person, deren Ausweis im Land Venezuela ausgestellt wurde?

    (A) ZOGBOZ
    (B) CEZWAT
    (C) NIRGUL
    (D) FOPNUW
    (E) Keine der Antworten ist richtig.

22. Auf welchem Bild ist die Person zu sehen, die am 1. Juli Geburtstag hat?

    (A) (B) (C) (D) (E) Keine der Antworten ist richtig.

23. Welche Allergien hat die Person, deren Ausweis im Land Bolivien ausgestellt wurde?

    (A) Sonnenblume, Bienen, Seide
    (B) Sonnenblume, Barbiturate
    (C) Seide
    (D) Barbiturate
    (E) Keine der Antworten ist richtig.

24. Welche Blutgruppe hat die Person mit der Ausweisnummer 64702?

    (A) 0
    (B) AB
    (C) B
    (D) A
    (E) Keine der Antworten ist richtig.

25. Wie heißt die Person, die am 15. September Geburtstag hat?

    (A) ZOGBOZ
    (B) CAMDAC
    (C) GOZCEV
    (D) CEZWAT
    (E) Keine der Antworten ist richtig.

Testsimulation 57: Merkphase

ALLERGIEAUSWEIS

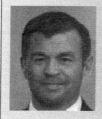

Name: VEGREG
Geburtstag: 25. Juli
Medikamenteneinnahme: ja
Blutgruppe: AB
Bekannte Allergien: Löwenzahn
Ausweisnummer: 96319
Ausstellungsland: Kambodscha

ALLERGIEAUSWEIS

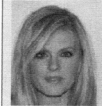

Name: PAMTEC
Geburtstag: 28. Oktober
Medikamenteneinnahme: ja
Blutgruppe: AB
Bekannte Allergien: Kohl, Rindfleisch, Kiefer
Ausweisnummer: 13097
Ausstellungsland: Lettland

ALLERGIEAUSWEIS

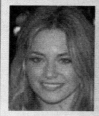

Name: ROSDIN
Geburtstag: 11. September
Medikamenteneinnahme: ja
Blutgruppe: 0
Bekannte Allergien: Nickel, Kohl, Rindfleisch
Ausweisnummer: 63953
Ausstellungsland: Sierra Leone

ALLERGIEAUSWEIS

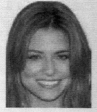

Name: RILPAB
Geburtstag: 19. Februar
Medikamenteneinnahme: ja
Blutgruppe: A
Bekannte Allergien: Palladium, Knoblauch
Ausweisnummer: 45211
Ausstellungsland: Madagaskar

ALLERGIEAUSWEIS

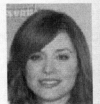

Name: KIVCAP
Geburtstag: 4. Dezember
Medikamenteneinnahme: nein
Blutgruppe: 0
Bekannte Allergien: Kohl, Basilikum, Nickel
Ausweisnummer: 95116
Ausstellungsland: Mazedonien

ALLERGIEAUSWEIS

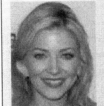

Name: NELWIH
Geburtstag: 3. Februar
Medikamenteneinnahme: nein
Blutgruppe: 0
Bekannte Allergien: Basilikum
Ausweisnummer: 11304
Ausstellungsland: Namibia

ALLERGIEAUSWEIS

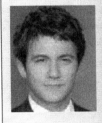

Name: CACPAB
Geburtstag: 9. August
Medikamenteneinnahme: ja
Blutgruppe: 0
Bekannte Allergien: Katzen, Knoblauch
Ausweisnummer: 35593
Ausstellungsland: Bangladesch

ALLERGIEAUSWEIS

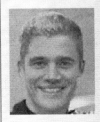

Name: TUJRON
Geburtstag: 25. Jänner
Medikamenteneinnahme: ja
Blutgruppe: 0
Bekannte Allergien: Katzen, Rindfleisch
Ausweisnummer: 44897
Ausstellungsland: Tschad

Testsimulation 57: Abrufphase

1. Wann hat die Person, die auf Knoblauch und Katzen allergisch reagiert, Geburtstag?
   - (A) 4. Dezember
   - (B) 25. Jänner
   - (C) 9. August
   - (D) 28. Oktober
   - (E) Keine der Antworten ist richtig.

2. Welche Blutgruppe hat die Person mit der Ziffer 4 an zweiter Stelle der Ausweisnummer?
   - (A) A
   - (B) B
   - (C) AB
   - (D) 0
   - (E) Keine der Antworten ist richtig.

3. Auf welchem Bild ist die Person zu sehen, die auf Löwenzahn allergisch reagiert?

   (A) (B) (C) (D) (E) Keine der Antworten ist richtig.

4. Wie heißt die Person, die am 3. Februar Geburtstag hat?
   - (A) KIVCAP
   - (B) RILPAB
   - (C) VEGREG
   - (D) NELWIH
   - (E) Keine der Antworten ist richtig.

5. Welche Allergien hat die Person mit Blutgruppe A?
   - (A) Palladium, Knoblauch
   - (B) Nickel, Rindfleisch, Kiefer
   - (C) Löwenzahn
   - (D) Knoblauch, Kohl, Rindfleisch
   - (E) Keine der Antworten ist richtig.

6. In welchem Land wurde der Ausweis der Person, die auf Palladium allergisch reagiert, ausgestellt?
   - (A) Namibia
   - (B) Bangladesch
   - (C) Madagaskar
   - (D) Sierra Leone
   - (E) Keine der Antworten ist richtig.

7. Wie viele Personen haben die Blutgruppe 0?
   - (A) 4
   - (B) 5
   - (C) 6
   - (D) 7
   - (E) Keine der Antworten ist richtig.

8. In welchen Ländern wurden die Ausweise der Personen mit der Ziffer 5 an zweiter Stelle der Ausweisnummer ausgestellt?
   - (A) Sierra Leone, Namibia, Kambodscha
   - (B) Madagaskar, Bangladesch, Mazedonien
   - (C) Mazedonien, Kambodscha, Namibia
   - (D) Madagaskar, Lettland, Bangladesch
   - (E) Keine der Antworten ist richtig.

9. Welche Ausweisnummer hat die abgebildete Person?

   - (A) 35593
   - (B) 95116
   - (C) 11304
   - (D) 44897
   - (E) Keine der Antworten ist richtig.

10. Wann hat die Person mit dem Namen VEGREG Geburtstag?
    - (A) 28. Oktober
    - (B) 9. August
    - (C) 25. Juli
    - (D) 4. Dezember
    - (E) Keine der Antworten ist richtig.

11. Welche Blutgruppe hat die Person, deren Ausweis im Land Bangladesch ausgestellt wurde?
    - (A) 0
    - (B) AB
    - (C) B
    - (D) A
    - (E) Keine der Antworten ist richtig.

12. Welche Allergien hat die Person, die am 11. September Geburtstag hat?
    - (A) Löwenzahn, Basilikum, Nickel
    - (B) Löwenzahn
    - (C) Nickel, Kohl, Rindfleisch
    - (D) Katzen, Knoblauch
    - (E) Keine der Antworten ist richtig.

13. Wie lauten die Ausweisnummern der Personen mit Blutgruppe AB?
    - (A) 96319, 45211
    - (B) 35593, 11304
    - (C) 13097, 96319
    - (D) 44897, 35593, 63953
    - (E) Keine der Antworten ist richtig.

14. Wann hat die Person, die keine Medikamente einnimmt und auf Kohl allergisch reagiert, Geburtstag?
    (A) 9. August
    (B) 28. Oktober
    (C) 11. September
    (D) 4. Dezember
    (E) Keine der Antworten ist richtig.

15. Wie heißt die Person mit der Ziffer 5 an vierter Stelle der Ausweisnummer?
    (A) KIVCAP
    (B) TUJRON
    (C) PAMTEC
    (D) ROSDIN
    (E) Keine der Antworten ist richtig.

16. In welchen Ländern wurden die Ausweise der Personen, die auf Rindfleisch allergisch reagieren, ausgestellt?
    (A) Lettland, Mazedonien
    (B) Kambodscha, Tschad
    (C) Lettland, Tschad, Sierra Leone
    (D) Sierra Leone, Kambodscha
    (E) Keine der Antworten ist richtig.

17. Wie heißt die Person, die auf Basilikum allergisch reagiert und die Ziffer 1 an erster Stelle der Ausweisnummer hat?
    (A) RILPAB
    (B) KIVCAP
    (C) ROSDIN
    (D) NELWIH
    (E) Keine der Antworten ist richtig.

18. Wie viele Personen nehmen Medikamente ein?
    (A) 8
    (B) 7
    (C) 6
    (D) 5
    (E) Keine der Antworten ist richtig.

19. Wie heißt die abgebildete Person?
    (A) RILPAB
    (B) NELWIH
    (C) CACPAB
    (D) VEGREG
    (E) Keine der Antworten ist richtig.

20. Wann hat die Person, deren Ausweis im Land Kambodscha ausgestellt wurde, Geburtstag?
    (A) 28. Oktober
    (B) 25. Juli
    (C) 19. Februar
    (D) 4. Dezember
    (E) Keine der Antworten ist richtig.

21. In welchem Land wurde der Ausweis der Person mit dem Namen ROSDIN ausgestellt?
    (A) Sierra Leone
    (B) Mazedonien
    (C) Tschad
    (D) Lettland
    (E) Keine der Antworten ist richtig.

22. Welche Ausweisnummer hat die Person, die am 9. August Geburtstag hat?
    (A) 45211
    (B) 35593
    (C) 13097
    (D) 63953
    (E) Keine der Antworten ist richtig.

23. Auf welchem Bild ist die Person zu sehen, deren Ausweis im Land Mazedonien ausgestellt wurde?

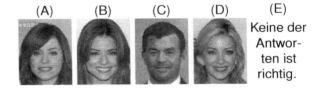

    (A) (B) (C) (D) (E) Keine der Antworten ist richtig.

24. Auf welchem Bild ist die Person mit dem Namen PAMTEC zu sehen?

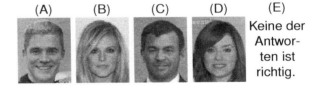

    (A) (B) (C) (D) (E) Keine der Antworten ist richtig.

25. Wann hat die Person, deren Ausweis im Land Lettland ausgestellt wurde, Geburtstag?
    (A) 25. Jänner
    (B) 4. Dezember
    (C) 28. Oktober
    (D) 3. Februar
    (E) Keine der Antworten ist richtig.

Testsimulation 58: Merkphase

ALLERGIEAUSWEIS

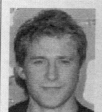

Name: RIMTUK
Geburtstag: 27. März
Medikamenteneinnahme: ja
Blutgruppe: B
Bekannte Allergien: Amaranth, Petersilie
Ausweisnummer: 34754
Ausstellungsland: Vereinigte Staaten von Amerika

ALLERGIEAUSWEIS

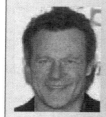

Name: CUJTIG
Geburtstag: 19. November
Medikamenteneinnahme: ja
Blutgruppe: B
Bekannte Allergien: Raps
Ausweisnummer: 63404
Ausstellungsland: Luxemburg

ALLERGIEAUSWEIS

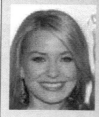

Name: ZASGOD
Geburtstag: 6. Mai
Medikamenteneinnahme: nein
Blutgruppe: B
Bekannte Allergien: Jod, Petersilie
Ausweisnummer: 65629
Ausstellungsland: Kroatien

ALLERGIEAUSWEIS

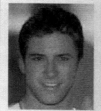

Name: JEMBUM
Geburtstag: 8. Februar
Medikamenteneinnahme: nein
Blutgruppe: 0
Bekannte Allergien: Tomaten, Mango
Ausweisnummer: 66653
Ausstellungsland: Venezuela

ALLERGIEAUSWEIS

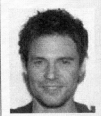

Name: PAKNOB
Geburtstag: 6. Februar
Medikamenteneinnahme: ja
Blutgruppe: A
Bekannte Allergien: Raps, Isocyanat, Palladium
Ausweisnummer: 80556
Ausstellungsland: Island

ALLERGIEAUSWEIS

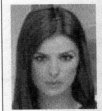

Name: TIGFIV
Geburtstag: 4. März
Medikamenteneinnahme: nein
Blutgruppe: AB
Bekannte Allergien: Raps, Phospholipase, Mango
Ausweisnummer: 84637
Ausstellungsland: Australien

ALLERGIEAUSWEIS

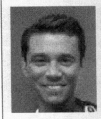

Name: RUHPIP
Geburtstag: 20. März
Medikamenteneinnahme: ja
Blutgruppe: AB
Bekannte Allergien: Tomaten, Erdbeeren, Jod
Ausweisnummer: 25427
Ausstellungsland: Portugal

ALLERGIEAUSWEIS

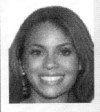

Name: RARFIN
Geburtstag: 26. Juni
Medikamenteneinnahme: ja
Blutgruppe: 0
Bekannte Allergien: Palladium
Ausweisnummer: 44277
Ausstellungsland: Katar

Testsimulation 58: Abrufphase

1. Wie heißt die Person, deren Ausweis im Land Katar ausgestellt wurde?
   - (A) ZASGOD
   - (B) CUJTIG
   - (C) RARFIN
   - (D) RUHPIP
   - (E) Keine der Antworten ist richtig.

2. Welche Blutgruppe hat die Person, die am 26. Juni Geburtstag hat?
   - (A) 0
   - (B) AB
   - (C) B
   - (D) A
   - (E) Keine der Antworten ist richtig.

3. In welchem Land wurde der Ausweis der Person mit dem Namen PAKNOB ausgestellt?
   - (A) Island
   - (B) Luxemburg
   - (C) Kroatien
   - (D) Venezuela
   - (E) Keine der Antworten ist richtig.

4. Wie heißt die Person, die auf Isocyanat allergisch reagiert?
   - (A) PAKNOB
   - (B) RIMTUK
   - (C) RUHPIP
   - (D) JEMBUM
   - (E) Keine der Antworten ist richtig.

5. Auf welchem Bild ist die Person zu sehen, deren Ausweis im Land Island ausgestellt wurde?

   (A) (B) (C) (D) (E) Keine der Antworten ist richtig.

   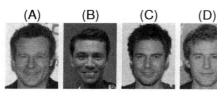

6. Wann hat die Person, die auf Mango und Raps allergisch reagiert, Geburtstag?
   - (A) 4. März
   - (B) 8. Februar
   - (C) 20. März
   - (D) 26. Juni
   - (E) Keine der Antworten ist richtig.

7. Wie viele Personen haben die Blutgruppe AB?
   - (A) 2
   - (B) 3
   - (C) 4
   - (D) 5
   - (E) Keine der Antworten ist richtig.

8. Welche Allergien hat die Person, die am 27. März Geburtstag hat?
   - (A) Tomaten, Erdbeeren, Jod
   - (B) Amaranth, Petersilie
   - (C) Palladium
   - (D) Tomaten, Isocyanat, Palladium
   - (E) Keine der Antworten ist richtig.

9. Wie heißt die Person, die auf Tomaten und Jod allergisch reagiert?
   - (A) RARFIN
   - (B) RUHPIP
   - (C) RIMTUK
   - (D) ZASGOD
   - (E) Keine der Antworten ist richtig.

10. Wann hat die Person mit der Ziffer 3 an zweiter Stelle der Ausweisnummer Geburtstag?
    - (A) 19. November
    - (B) 4. März
    - (C) 6. Mai
    - (D) 27. März
    - (E) Keine der Antworten ist richtig.

11. Wie heißt die Person, deren Ausweis im Land Vereinigte Staaten von Amerika ausgestellt wurde?
    - (A) RUHPIP
    - (B) RIMTUK
    - (C) RARFIN
    - (D) CUJTIG
    - (E) Keine der Antworten ist richtig.

12. Wann hat die abgebildete Person Geburtstag?
    - (A) 6. Mai
    - (B) 20. März
    - (C) 19. November
    - (D) 4. März
    - (E) Keine der Antworten ist richtig.

13. Wie lauten die Ausweisnummern der Personen mit Blutgruppe B?
    - (A) 80556, 84637, 65629, 66653
    - (B) 63404, 65629, 34754
    - (C) 65629, 25427, 66653, 34754
    - (D) 44277, 25427, 34754, 84637
    - (E) Keine der Antworten ist richtig.

14. In welchem Land wurde der Ausweis der Person mit der Ziffer 6 an zweiter Stelle der Ausweisnummer ausgestellt?
    (A) Katar
    (B) Australien
    (C) Luxemburg
    (D) Vereinigte Staaten von Amerika
    (E) Keine der Antworten ist richtig.

15. Wann hat die Person mit Blutgruppe A Geburtstag?
    (A) 20. März
    (B) 4. März
    (C) 6. Februar
    (D) 6. Mai
    (E) Keine der Antworten ist richtig.

16. Wann hat die Person, die keine Medikamente einnimmt und auf Tomaten allergisch reagiert, Geburtstag?
    (A) 6. Mai
    (B) 8. Februar
    (C) 19. November
    (D) 20. März
    (E) Keine der Antworten ist richtig.

17. Welche Allergien hat die Person mit dem Namen CUJTIG?
    (A) Raps
    (B) Raps, Isocyanat, Palladium
    (C) Amaranth, Petersilie
    (D) Tomaten, Erdbeeren, Jod
    (E) Keine der Antworten ist richtig.

18. Welche Ausweisnummer hat die Person, deren Ausweis im Land Kroatien ausgestellt wurde?
    (A) 66653
    (B) 25427
    (C) 63404
    (D) 65629
    (E) Keine der Antworten ist richtig.

19. Wie viele Personen nehmen Medikamente ein?
    (A) 6
    (B) 5
    (C) 4
    (D) 3
    (E) Keine der Antworten ist richtig.

20. Auf welchem Bild ist die Person mit der Ausweisnummer 34754 zu sehen?

    (A) (B) (C) (D) (E) Keine der Antworten ist richtig.

21. Wie heißen die Personen mit der Ziffer 7 an letzter Stelle der Ausweisnummer?
    (A) PAKNOB, RUHPIP, RIMTUK
    (B) RUHPIP, RARFIN
    (C) RUHPIP, TIGFIV, RARFIN
    (D) RARFIN, ZASGOD, JEMBUM
    (E) Keine der Antworten ist richtig.

22. Wann hat die Person, deren Ausweis im Land Luxemburg ausgestellt wurde, Geburtstag?
    (A) 6. Mai
    (B) 4. März
    (C) 26. Juni
    (D) 19. November
    (E) Keine der Antworten ist richtig.

23. Welche Allergien hat die Person mit dem Namen RIMTUK?
    (A) Amaranth, Petersilie
    (B) Raps
    (C) Erdbeeren, Phospholipase, Mango
    (D) Palladium
    (E) Keine der Antworten ist richtig.

24. In welchem Land wurde der Ausweis der Person mit der Ausweisnummer 80556 ausgestellt?
    (A) Island
    (B) Katar
    (C) Luxemburg
    (D) Kroatien
    (E) Keine der Antworten ist richtig.

25. Auf welchem Bild ist die Person zu sehen, die keine Medikamente einnimmt und auf Jod allergisch reagiert?

    (A) (B) (C) (D) (E) Keine der Antworten ist richtig.

Testsimulation 59: Merkphase

ALLERGIEAUSWEIS

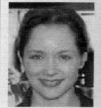

Name: TASVEP
Geburtstag: 14. Februar
Medikamenteneinnahme: ja
Blutgruppe: A
Bekannte Allergien: Zypresse, Pferde
Ausweisnummer: 26406
Ausstellungsland: Mosambik

ALLERGIEAUSWEIS

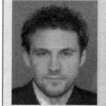

Name: HIRBIN
Geburtstag: 7. Juni
Medikamenteneinnahme: ja
Blutgruppe: A
Bekannte Allergien: Basilikum, Äpfel, Litschi
Ausweisnummer: 30153
Ausstellungsland: Thailand

ALLERGIEAUSWEIS

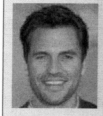

Name: BIMZIM
Geburtstag: 9. Februar
Medikamenteneinnahme: nein
Blutgruppe: B
Bekannte Allergien: Papain, Oliven
Ausweisnummer: 03666
Ausstellungsland: Irak

ALLERGIEAUSWEIS

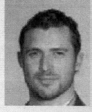

Name: FIJTEN
Geburtstag: 17. August
Medikamenteneinnahme: ja
Blutgruppe: 0
Bekannte Allergien: Litschi
Ausweisnummer: 85759
Ausstellungsland: Jemen

ALLERGIEAUSWEIS

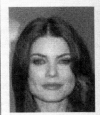

Name: PUFZAD
Geburtstag: 31. Jänner
Medikamenteneinnahme: ja
Blutgruppe: 0
Bekannte Allergien: Palladium, Äpfel, Papain
Ausweisnummer: 86419
Ausstellungsland: Malaysia

ALLERGIEAUSWEIS

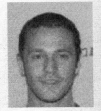

Name: GATSAP
Geburtstag: 14. Juni
Medikamenteneinnahme: ja
Blutgruppe: 0
Bekannte Allergien: Papain, Palladium, Erlen
Ausweisnummer: 68616
Ausstellungsland: Haiti

ALLERGIEAUSWEIS

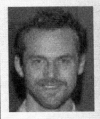

Name: WIFRED
Geburtstag: 11. Februar
Medikamenteneinnahme: nein
Blutgruppe: A
Bekannte Allergien: Oliven
Ausweisnummer: 49698
Ausstellungsland: Togo

ALLERGIEAUSWEIS

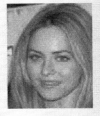

Name: WIFBOT
Geburtstag: 4. Februar
Medikamenteneinnahme: ja
Blutgruppe: 0
Bekannte Allergien: Erlen, Basilikum
Ausweisnummer: 83915
Ausstellungsland: Niederlande

Testsimulation 59: Abrufphase

1. In welchen Ländern wurden die Ausweise der Personen mit der Ziffer 1 an vierter Stelle der Ausweisnummer ausgestellt?
   (A) Irak, Haiti, Thailand
   (B) Malaysia, Niederlande
   (C) Niederlande, Haiti, Malaysia
   (D) Malaysia, Thailand, Irak, Togo
   (E) Keine der Antworten ist richtig.

2. Wie heißt die Person mit der Ausweisnummer 03666?
   (A) PUFZAD
   (B) BIMZIM
   (C) HIRBIN
   (D) GATSAP
   (E) Keine der Antworten ist richtig.

3. In welchen Ländern wurden die Ausweise der Personen, die auf Litschi allergisch reagieren, ausgestellt?
   (A) Irak, Niederlande, Jemen
   (B) Niederlande, Jemen
   (C) Haiti, Malaysia
   (D) Thailand, Jemen
   (E) Keine der Antworten ist richtig.

4. Welche Allergien hat die Person, die am 7. Juni Geburtstag hat?
   (A) Basilikum, Äpfel, Litschi
   (B) Erlen, Basilikum
   (C) Oliven
   (D) Zypresse, Pferde
   (E) Keine der Antworten ist richtig.

5. Wann haben die Personen mit Blutgruppe A Geburtstag?
   (A) 4. Februar, 14. Juni, 9. Februar
   (B) 7. Juni, 14. Februar, 17. August
   (C) 11. Februar, 17. August, 7. Juni
   (D) 7. Juni, 14. Februar, 11. Februar
   (E) Keine der Antworten ist richtig.

6. Wie heißt die Person mit der Ziffer 3 an letzter Stelle der Ausweisnummer?
   (A) FIJTEN
   (B) PUFZAD
   (C) HIRBIN
   (D) WIFBOT
   (E) Keine der Antworten ist richtig.

7. Wie viele Personen reagieren allergisch auf Zypresse?
   (A) 1
   (B) 2
   (C) 3
   (D) 4
   (E) Keine der Antworten ist richtig.

8. Auf welchem Bild ist die Person zu sehen, deren Ausweis im Land Mosambik ausgestellt wurde?

   (A) (B) (C) (D) (E) Keine der Antworten ist richtig.

   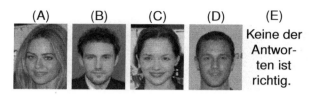

9. Wie heißt die Person mit Blutgruppe B?
   (A) FIJTEN
   (B) HIRBIN
   (C) TASVEP
   (D) BIMZIM
   (E) Keine der Antworten ist richtig.

10. Auf welchem Bild ist die Person mit der Ausweisnummer 49698 zu sehen?

    (A) (B) (C) (D) (E) Keine der Antworten ist richtig.

    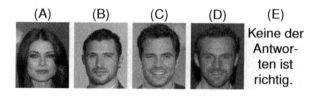

11. Welche Allergien hat die Person, deren Ausweis im Land Niederlande ausgestellt wurde?
    (A) Erlen, Basilikum
    (B) Basilikum, Äpfel, Papain
    (C) Erlen, Pferde
    (D) Basilikum
    (E) Keine der Antworten ist richtig.

12. Wie heißt die abgebildete Person?
    (A) BIMZIM
    (B) TASVEP
    (C) WIFBOT
    (D) WIFRED
    (E) Keine der Antworten ist richtig.

13. Wie viele Personen nehmen Medikamente ein?
    (A) 4
    (B) 5
    (C) 6
    (D) 7
    (E) Keine der Antworten ist richtig.

14. Welche Blutgruppe hat die Person, die am 14. Juni Geburtstag hat?
    (A) 0
    (B) AB
    (C) B
    (D) A
    (E) Keine der Antworten ist richtig.

15. Wie heißt die Person, die auf Erlen, Papain und Palladium allergisch reagiert?
    (A) HIRBIN
    (B) GATSAP
    (C) WIFBOT
    (D) TASVEP
    (E) Keine der Antworten ist richtig.

16. Welche Ausweisnummer hat die Person, deren Ausweis im Land Togo ausgestellt wurde?
    (A) 49698
    (B) 83915
    (C) 03666
    (D) 68616
    (E) Keine der Antworten ist richtig.

17. Welche Blutgruppe hat die Person, die keine Medikamente einnimmt und auf Papain allergisch reagiert?
    (A) A
    (B) B
    (C) AB
    (D) 0
    (E) Keine der Antworten ist richtig.

18. Wie heißt die Person, die am 31. Jänner Geburtstag hat?
    (A) PUFZAD
    (B) WIFRED
    (C) TASVEP
    (D) FIJTEN
    (E) Keine der Antworten ist richtig.

19. Wann hat die Person, die auf Pferde allergisch reagiert, Geburtstag?
    (A) 14. Februar
    (B) 17. August
    (C) 14. Juni
    (D) 11. Februar
    (E) Keine der Antworten ist richtig.

20. Wie lauten die Ausweisnummern der Personen mit Blutgruppe 0?
    (A) 30153, 49698, 26406, 68616
    (B) 83915, 85759, 03666, 49698
    (C) 68616, 83915, 85759, 86419
    (D) 49698, 86419, 68616, 26406
    (E) Keine der Antworten ist richtig.

21. Wie heißt die Person, deren Ausweis im Land Jemen ausgestellt wurde?
    (A) HIRBIN
    (B) PUFZAD
    (C) FIJTEN
    (D) WIFRED
    (E) Keine der Antworten ist richtig.

22. Auf welchem Bild ist die Person zu sehen, die am 11. Februar Geburtstag hat?

    (A) (B) (C) (D) (E) Keine der Antworten ist richtig.
    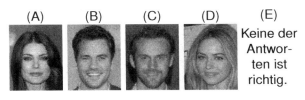

23. Welche Allergien hat die Person mit dem Namen TASVEP?
    (A) Palladium, Äpfel, Papain
    (B) Oliven
    (C) Zypresse, Pferde
    (D) Oliven, Basilikum
    (E) Keine der Antworten ist richtig.

24. Wann hat die Person, deren Ausweis im Land Malaysia ausgestellt wurde, Geburtstag?
    (A) 14. Juni
    (B) 4. Februar
    (C) 31. Jänner
    (D) 9. Februar
    (E) Keine der Antworten ist richtig.

25. Wann hat die abgebildete Person Geburtstag?
    (A) 9. Februar
    (B) 7. Juni
    (C) 11. Februar
    (D) 4. Februar
    (E) Keine der Antworten ist richtig.

Testsimulation 60: Merkphase

ALLERGIEAUSWEIS

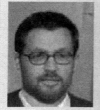

Name: BECZAV
Geburtstag: 22. Februar
Medikamenteneinnahme: ja
Blutgruppe: AB
Bekannte Allergien: Nickel, Feige, Pappel
Ausweisnummer: 59597
Ausstellungsland: Ruanda

ALLERGIEAUSWEIS

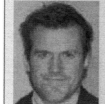

Name: ZUSVEL
Geburtstag: 10. Juni
Medikamenteneinnahme: ja
Blutgruppe: B
Bekannte Allergien: Hummeln
Ausweisnummer: 23554
Ausstellungsland: Vatikan

ALLERGIEAUSWEIS

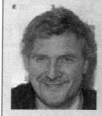

Name: FULDOZ
Geburtstag: 3. Juli
Medikamenteneinnahme: ja
Blutgruppe: B
Bekannte Allergien: Hummeln, Safran
Ausweisnummer: 64242
Ausstellungsland: Taiwan

ALLERGIEAUSWEIS

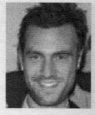

Name: PARWAG
Geburtstag: 22. Oktober
Medikamenteneinnahme: nein
Blutgruppe: A
Bekannte Allergien: Hummeln
Ausweisnummer: 56823
Ausstellungsland: El Salvador

ALLERGIEAUSWEIS

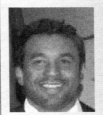

Name: ZAMFOW
Geburtstag: 25. September
Medikamenteneinnahme: ja
Blutgruppe: A
Bekannte Allergien: Paprika, Nickel, Gold
Ausweisnummer: 83141
Ausstellungsland: Brunei

ALLERGIEAUSWEIS

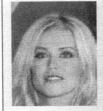

Name: SABSIW
Geburtstag: 12. Mai
Medikamenteneinnahme: ja
Blutgruppe: A
Bekannte Allergien: Kokosnuss, Paprika
Ausweisnummer: 07108
Ausstellungsland: Angola

ALLERGIEAUSWEIS

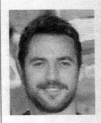

Name: TUSGAB
Geburtstag: 4. Juni
Medikamenteneinnahme: ja
Blutgruppe: 0
Bekannte Allergien: Nickel, Gold
Ausweisnummer: 96158
Ausstellungsland: Guatemala

ALLERGIEAUSWEIS

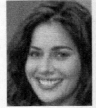

Name: VEJLEJ
Geburtstag: 9. Dezember
Medikamenteneinnahme: ja
Blutgruppe: A
Bekannte Allergien: Kokosnuss, Gerste, Feige
Ausweisnummer: 73091
Ausstellungsland: Kongo

Testsimulation 60: Abrufphase

1. In welchem Land wurde der Ausweis der abgebildeten Person ausgestellt?
   - (A) Taiwan
   - (B) Angola
   - (C) Vatikan
   - (D) Guatemala
   - (E) Keine der Antworten ist richtig.

2. Wann hat die Person, die auf Kokosnuss und Paprika allergisch reagiert, Geburtstag?
   - (A) 22. Februar
   - (B) 3. Juli
   - (C) 25. September
   - (D) 12. Mai
   - (E) Keine der Antworten ist richtig.

3. Wie heißt die Person, die am 3. Juli Geburtstag hat?
   - (A) VEJLEJ
   - (B) SABSIW
   - (C) FULDOZ
   - (D) ZAMFOW
   - (E) Keine der Antworten ist richtig.

4. Welche Ausweisnummer hat die Person, deren Ausweis im Land Vatikan ausgestellt wurde?
   - (A) 56823
   - (B) 64242
   - (C) 23554
   - (D) 73091
   - (E) Keine der Antworten ist richtig.

5. Welche Blutgruppe hat die Person mit dem Namen PARWAG?
   - (A) A
   - (B) B
   - (C) AB
   - (D) 0
   - (E) Keine der Antworten ist richtig.

6. Wann hat die Person mit Blutgruppe AB Geburtstag?
   - (A) 22. Februar
   - (B) 10. Juni
   - (C) 4. Juni
   - (D) 3. Juli
   - (E) Keine der Antworten ist richtig.

7. In welchem Land wurde der Ausweis der Person, die auf Safran und Hummeln allergisch reagiert, ausgestellt?
   - (A) Angola
   - (B) Taiwan
   - (C) Brunei
   - (D) Guatemala
   - (E) Keine der Antworten ist richtig.

8. Wie heißt die Person mit Blutgruppe 0?
   - (A) ZAMFOW
   - (B) SABSIW
   - (C) ZUSVEL
   - (D) TUSGAB
   - (E) Keine der Antworten ist richtig.

9. In welchem Land wurde der Ausweis der Person mit dem Namen FULDOZ ausgestellt?
   - (A) Vatikan
   - (B) Kongo
   - (C) Angola
   - (D) Ruanda
   - (E) Keine der Antworten ist richtig.

10. Wie viele Personen reagieren allergisch auf Kokosnuss?
    - (A) 1
    - (B) 2
    - (C) 3
    - (D) 4
    - (E) Keine der Antworten ist richtig.

11. Wie heißt die Person, deren Ausweis im Land El Salvador ausgestellt wurde?
    - (A) ZUSVEL
    - (B) ZAMFOW
    - (C) PARWAG
    - (D) FULDOZ
    - (E) Keine der Antworten ist richtig.

12. Wann haben die Personen mit Blutgruppe B Geburtstag?
    - (A) 10. Juni, 3. Juli, 22. Februar
    - (B) 3. Juli, 10. Juni
    - (C) 4. Juni, 3. Juli, 25. September
    - (D) 3. Juli, 12. Mai, 22. Februar
    - (E) Keine der Antworten ist richtig.

13. In welchen Ländern wurden die Ausweise der Personen mit der Ziffer 3 an zweiter Stelle der Ausweisnummer ausgestellt?
    - (A) Brunei, Ruanda
    - (B) El Salvador, Brunei, Angola
    - (C) Kongo, Vatikan, Brunei
    - (D) El Salvador, Guatemala, Brunei
    - (E) Keine der Antworten ist richtig.

14. Wann hat die Person, die auf Nickel, Pappel und Feige allergisch reagiert, Geburtstag?
    (A) 4. Juni
    (B) 9. Dezember
    (C) 10. Juni
    (D) 22. Februar
    (E) Keine der Antworten ist richtig.

15. Welche Ausweisnummer hat die abgebildete Person?
    (A) 07108
    (B) 96158
    (C) 64242
    (D) 23554
    (E) Keine der Antworten ist richtig.

16. In welchem Land wurde der Ausweis der Person mit Blutgruppe A, die auf Hummeln allergisch reagiert, ausgestellt?
    (A) El Salvador
    (B) Kongo
    (C) Taiwan
    (D) Angola
    (E) Keine der Antworten ist richtig.

17. Auf welchem Bild ist die Person zu sehen, die am 22. Februar Geburtstag hat?

    (A) (B) (C) (D) (E) Keine der Antworten ist richtig.

18. Wie viele Personen reagieren allergisch auf Gerste?
    (A) 1
    (B) 2
    (C) 3
    (D) 4
    (E) Keine der Antworten ist richtig.

19. Welche Ausweisnummer hat die Person, die keine Medikamente einnimmt?
    (A) 73091
    (B) 56823
    (C) 23554
    (D) 07108
    (E) Keine der Antworten ist richtig.

20. Welche Blutgruppe hat die abgebildete Person?
    (A) A
    (B) B
    (C) AB
    (D) 0
    (E) Keine der Antworten ist richtig.

21. Welche Ausweisnummer hat die Person mit dem Namen VEJLEJ?
    (A) 59597
    (B) 83141
    (C) 96158
    (D) 73091
    (E) Keine der Antworten ist richtig.

22. Wann hat die Person, deren Ausweis im Land Taiwan ausgestellt wurde, Geburtstag?
    (A) 4. Juni
    (B) 22. Oktober
    (C) 3. Juli
    (D) 10. Juni
    (E) Keine der Antworten ist richtig.

23. Welche Allergien hat die Person mit dem Namen BECZAV?
    (A) Pappel, Nickel, Gold
    (B) Kokosnuss, Gerste, Feige
    (C) Feige, Safran
    (D) Nickel, Feige, Pappel
    (E) Keine der Antworten ist richtig.

24. Wie heißt die Person mit der Ausweisnummer 64242?
    (A) BECZAV
    (B) SABSIW
    (C) FULDOZ
    (D) ZAMFOW
    (E) Keine der Antworten ist richtig.

25. Wann hat die Person mit Blutgruppe A, die auf Gold und Nickel allergisch reagiert, Geburtstag?
    (A) 25. September
    (B) 12. Mai
    (C) 4. Juni
    (D) 22. Februar
    (E) Keine der Antworten ist richtig.

Lösungen

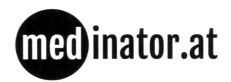

Simulation 1	Simulation 3	Simulation 5	Simulation 7	Simulation 9
1. B	1. B	1. B	1. C	1. A
2. C	2. A	2. D	2. D	2. D
3. A	3. D	3. C	3. A	3. B
4. B	4. C	4. D	4. A	4. A
5. B	5. B	5. C	5. A	5. B
6. B	6. B	6. A	6. D	6. A
7. B	7. D	7. C	7. A	7. A
8. D	8. A	8. A	8. A	8. A
9. C	9. C	9. B	9. B	9. C
10. B	10. C	10. B	10. B	10. B
11. C	11. B	11. D	11. C	11. A
12. D	12. D	12. E	12. D	12. B
13. D	13. D	13. D	13. B	13. D
14. E	14. C	14. B	14. A	14. C
15. E	15. D	15. B	15. C	15. B
16. C	16. C	16. A	16. C	16. B
17. D	17. C	17. B	17. C	17. B
18. A	18. D	18. B	18. D	18. A
19. C	19. A	19. C	19. B	19. A
20. C	20. C	20. A	20. B	20. D
21. A	21. A	21. B	21. C	21. A
22. D	22. B	22. B	22. D	22. D
23. B	23. B	23. B	23. D	23. D
24. D	24. A	24. D	24. A	24. B
25. C	25. E	25. A	25. A	25. D

Simulation 2	Simulation 4	Simulation 6	Simulation 8	Simulation 10
1. C	1. B	1. C	1. A	1. A
2. C	2. A	2. D	2. B	2. B
3. C	3. B	3. A	3. C	3. B
4. D	4. D	4. B	4. D	4. B
5. A	5. A	5. A	5. B	5. B
6. D	6. C	6. B	6. C	6. D
7. D	7. A	7. D	7. C	7. D
8. A	8. B	8. D	8. C	8. D
9. D	9. A	9. B	9. D	9. D
10. A	10. C	10. A	10. D	10. D
11. B	11. A	11. B	11. B	11. B
12. C	12. B	12. B	12. C	12. D
13. B	13. C	13. C	13. D	13. A
14. B	14. C	14. C	14. B	14. C
15. B	15. E	15. C	15. A	15. B
16. A	16. D	16. A	16. A	16. D
17. B	17. B	17. A	17. C	17. C
18. D	18. B	18. D	18. B	18. D
19. D	19. D	19. D	19. C	19. B
20. B	20. E	20. B	20. C	20. D
21. C	21. C	21. A	21. A	21. B
22. B	22. A	22. B	22. D	22. C
23. C	23. C	23. A	23. C	23. A
24. A	24. B	24. B	24. C	24. B
25. A	25. B	25. D	25. C	25. A

10 Lösungen

Simulation 11
1. A
2. A
3. B
4. D
5. B
6. C
7. D
8. A
9. A
10. B
11. B
12. A
13. C
14. C
15. B
16. B
17. B
18. A
19. D
20. E
21. B
22. A
23. D
24. C
25. C

Simulation 13
1. A
2. B
3. C
4. A
5. B
6. A
7. C
8. B
9. B
10. A
11. B
12. A
13. D
14. B
15. A
16. B
17. B
18. E
19. D
20. B
21. C
22. B
23. C
24. B
25. B

Simulation 15
1. A
2. D
3. B
4. B
5. D
6. C
7. A
8. B
9. A
10. A
11. A
12. A
13. A
14. D
15. A
16. A
17. D
18. B
19. C
20. C
21. A
22. C
23. B
24. D
25. C

Simulation 17
1. D
2. B
3. D
4. A
5. B
6. A
7. B
8. A
9. C
10. C
11. C
12. D
13. A
14. A
15. B
16. D
17. D
18. C
19. A
20. B
21. A
22. C
23. A
24. B
25. B

Simulation 19
1. C
2. C
3. C
4. A
5. D
6. A
7. A
8. C
9. D
10. A
11. C
12. A
13. A
14. B
15. C
16. D
17. C
18. C
19. A
20. D
21. B
22. A
23. A
24. A
25. C

Simulation 12
1. D
2. A
3. C
4. E
5. C
6. D
7. C
8. D
9. D
10. A
11. D
12. A
13. A
14. C
15. E
16. A
17. B
18. D
19. A
20. A
21. D
22. C
23. D
24. B
25. B

Simulation 14
1. A
2. D
3. D
4. D
5. C
6. C
7. D
8. D
9. C
10. D
11. B
12. B
13. D
14. D
15. D
16. C
17. C
18. B
19. A
20. B
21. B
22. D
23. D
24. C
25. A

Simulation 16
1. B
2. B
3. D
4. D
5. C
6. A
7. A
8. C
9. D
10. B
11. C
12. D
13. A
14. E
15. A
16. D
17. C
18. D
19. C
20. A
21. A
22. D
23. D
24. B
25. C

Simulation 18
1. D
2. A
3. C
4. B
5. C
6. C
7. B
8. B
9. D
10. A
11. B
12. B
13. C
14. A
15. B
16. C
17. B
18. D
19. E
20. A
21. C
22. B
23. D
24. C
25. A

Simulation 20
1. B
2. D
3. C
4. A
5. B
6. D
7. C
8. D
9. E
10. A
11. A
12. D
13. B
14. A
15. A
16. C
17. D
18. B
19. A
20. C
21. C
22. A
23. B
24. C
25. A

Simulation 21
1. C
2. D
3. D
4. D
5. D
6. C
7. B
8. A
9. B
10. B
11. C
12. C
13. A
14. B
15. D
16. D
17. A
18. A
19. D
20. A
21. C
22. B
23. D
24. A
25. A

Simulation 23
1. A
2. B
3. C
4. C
5. C
6. C
7. C
8. D
9. A
10. E
11. A
12. D
13. D
14. A
15. A
16. C
17. B
18. C
19. B
20. C
21. C
22. B
23. C
24. B
25. D

Simulation 25
1. D
2. B
3. C
4. A
5. B
6. D
7. D
8. A
9. A
10. E
11. C
12. A
13. B
14. A
15. C
16. B
17. B
18. C
19. B
20. D
21. D
22. D
23. A
24. B
25. C

Simulation 27
1. A
2. B
3. A
4. A
5. C
6. A
7. B
8. B
9. C
10. C
11. B
12. D
13. D
14. B
15. D
16. B
17. B
18. B
19. A
20. B
21. B
22. B
23. D
24. B
25. D

Simulation 29
1. D
2. C
3. B
4. B
5. C
6. A
7. A
8. D
9. D
10. B
11. C
12. D
13. C
14. A
15. D
16. B
17. D
18. C
19. D
20. D
21. B
22. D
23. D
24. D
25. A

Simulation 22
1. C
2. A
3. D
4. B
5. A
6. B
7. A
8. A
9. A
10. D
11. C
12. D
13. A
14. C
15. C
16. C
17. C
18. B
19. A
20. A
21. B
22. D
23. C
24. D
25. A

Simulation 24
1. B
2. B
3. B
4. D
5. D
6. D
7. C
8. A
9. D
10. C
11. D
12. C
13. D
14. D
15. C
16. A
17. E
18. D
19. D
20. A
21. B
22. E
23. B
24. C
25. D

Simulation 26
1. C
2. A
3. C
4. B
5. C
6. C
7. D
8. B
9. D
10. B
11. C
12. D
13. C
14. B
15. B
16. A
17. D
18. B
19. A
20. A
21. B
22. B
23. C
24. A
25. C

Simulation 28
1. E
2. B
3. D
4. C
5. B
6. B
7. D
8. D
9. C
10. E
11. A
12. B
13. B
14. D
15. C
16. D
17. B
18. C
19. A
20. A
21. B
22. C
23. D
24. C
25. C

Simulation 30
1. B
2. B
3. D
4. A
5. A
6. B
7. E
8. A
9. B
10. A
11. D
12. D
13. B
14. B
15. C
16. B
17. D
18. C
19. B
20. D
21. A
22. B
23. C
24. C
25. A

Simulation 31
1. C
2. B
3. C
4. D
5. B
6. B
7. C
8. D
9. A
10. E
11. C
12. D
13. D
14. C
15. A
16. C
17. A
18. D
19. C
20. A
21. C
22. A
23. A
24. B
25. B

Simulation 32
1. C
2. B
3. D
4. A
5. D
6. A
7. C
8. B
9. A
10. A
11. B
12. C
13. D
14. B
15. C
16. D
17. D
18. B
19. B
20. A
21. C
22. A
23. D
24. D
25. C

Simulation 33
1. C
2. B
3. C
4. A
5. A
6. D
7. B
8. D
9. A
10. D
11. D
12. D
13. C
14. B
15. B
16. A
17. B
18. B
19. C
20. B
21. B
22. B
23. D
24. D
25. C

Simulation 34
1. C
2. C
3. B
4. A
5. D
6. B
7. A
8. A
9. D
10. D
11. B
12. C
13. D
14. D
15. B
16. D
17. B
18. B
19. C
20. A
21. C
22. A
23. D
24. B
25. B

Simulation 35
1. D
2. A
3. D
4. B
5. C
6. A
7. C
8. C
9. C
10. D
11. A
12. B
13. D
14. B
15. A
16. B
17. B
18. B
19. B
20. D
21. B
22. C
23. D
24. D
25. B

Simulation 36
1. B
2. A
3. D
4. D
5. A
6. C
7. C
8. C
9. A
10. C
11. B
12. C
13. C
14. B
15. A
16. A
17. B
18. C
19. B
20. A
21. A
22. B
23. C
24. B
25. B

Simulation 37
1. A
2. C
3. D
4. D
5. D
6. B
7. C
8. D
9. D
10. B
11. E
12. B
13. C
14. D
15. B
16. B
17. C
18. B
19. A
20. C
21. D
22. B
23. C
24. D
25. B

Simulation 38
1. B
2. A
3. C
4. B
5. B
6. A
7. C
8. C
9. B
10. D
11. C
12. D
13. B
14. B
15. C
16. C
17. A
18. B
19. B
20. C
21. B
22. B
23. B
24. D
25. D

Simulation 39
1. A
2. D
3. C
4. B
5. D
6. B
7. A
8. A
9. B
10. D
11. D
12. C
13. B
14. D
15. A
16. D
17. A
18. D
19. A
20. D
21. A
22. D
23. E
24. D
25. D

Simulation 40
1. A
2. B
3. B
4. A
5. B
6. C
7. C
8. C
9. A
10. A
11. A
12. E
13. C
14. D
15. C
16. B
17. C
18. C
19. C
20. D
21. C
22. C
23. B
24. A
25. B

Simulation 41

1. D
2. E
3. B
4. B
5. A
6. B
7. C
8. C
9. D
10. B
11. A
12. D
13. B
14. C
15. C
16. B
17. D
18. C
19. C
20. B
21. B
22. C
23. C
24. B
25. A

Simulation 43

1. C
2. E
3. D
4. B
5. A
6. D
7. A
8. A
9. C
10. D
11. B
12. C
13. D
14. D
15. A
16. C
17. D
18. B
19. E
20. D
21. A
22. C
23. A
24. B
25. B

Simulation 45

1. C
2. C
3. C
4. A
5. C
6. B
7. A
8. A
9. A
10. D
11. A
12. A
13. A
14. E
15. B
16. D
17. C
18. B
19. B
20. B
21. A
22. C
23. C
24. B
25. C

Simulation 47

1. C
2. A
3. D
4. D
5. B
6. A
7. D
8. A
9. A
10. C
11. A
12. C
13. D
14. B
15. A
16. D
17. C
18. A
19. C
20. A
21. A
22. C
23. D
24. D
25. C

Simulation 49

1. C
2. D
3. A
4. C
5. D
6. A
7. A
8. C
9. D
10. A
11. C
12. A
13. C
14. C
15. B
16. C
17. A
18. B
19. D
20. B
21. B
22. B
23. B
24. B
25. C

Simulation 42

1. D
2. A
3. C
4. C
5. A
6. C
7. B
8. B
9. C
10. C
11. B
12. A
13. A
14. B
15. D
16. C
17. B
18. C
19. A
20. D
21. A
22. B
23. B
24. A
25. B

Simulation 44

1. B
2. A
3. E
4. A
5. D
6. D
7. B
8. C
9. C
10. B
11. C
12. B
13. C
14. B
15. A
16. C
17. A
18. A
19. B
20. D
21. A
22. E
23. C
24. B
25. C

Simulation 46

1. C
2. D
3. D
4. B
5. B
6. D
7. B
8. C
9. C
10. B
11. C
12. C
13. B
14. D
15. D
16. C
17. D
18. D
19. C
20. B
21. A
22. C
23. B
24. C
25. D

Simulation 48

1. C
2. B
3. D
4. B
5. C
6. A
7. A
8. C
9. B
10. A
11. A
12. A
13. D
14. A
15. A
16. B
17. B
18. A
19. A
20. C
21. A
22. A
23. A
24. B
25. C

Simulation 50

1. C
2. B
3. D
4. B
5. D
6. B
7. A
8. B
9. D
10. C
11. C
12. C
13. D
14. A
15. A
16. B
17. A
18. C
19. E
20. C
21. A
22. D
23. C
24. D
25. B

Simulation 51

1. D
2. A
3. D
4. A
5. C
6. D
7. D
8. C
9. B
10. B
11. C
12. C
13. D
14. B
15. A
16. A
17. C
18. A
19. D
20. B
21. B
22. E
23. D
24. B
25. C

Simulation 52

1. D
2. D
3. C
4. C
5. D
6. D
7. B
8. C
9. B
10. A
11. B
12. E
13. A
14. D
15. C
16. B
17. C
18. C
19. D
20. A
21. D
22. E
23. A
24. D
25. B

Simulation 53

1. D
2. B
3. D
4. B
5. C
6. B
7. B
8. E
9. B
10. D
11. D
12. A
13. A
14. B
15. B
16. C
17. D
18. C
19. C
20. A
21. D
22. C
23. B
24. D
25. A

Simulation 54

1. D
2. C
3. B
4. B
5. B
6. D
7. B
8. C
9. D
10. D
11. A
12. B
13. C
14. D
15. C
16. B
17. C
18. A
19. B
20. B
21. B
22. B
23. A
24. D
25. E

Simulation 55

1. B
2. C
3. D
4. A
5. C
6. C
7. D
8. C
9. A
10. B
11. B
12. C
13. A
14. D
15. D
16. B
17. D
18. C
19. B
20. B
21. B
22. A
23. B
24. A
25. D

Simulation 56

1. A
2. A
3. B
4. B
5. C
6. D
7. D
8. A
9. D
10. A
11. C
12. B
13. D
14. A
15. C
16. D
17. C
18. D
19. A
20. B
21. D
22. D
23. B
24. C
25. C

Simulation 57

1. C
2. D
3. D
4. D
5. A
6. C
7. B
8. B
9. D
10. C
11. A
12. C
13. C
14. D
15. D
16. C
17. D
18. C
19. C
20. B
21. A
22. B
23. A
24. B
25. C

Simulation 58

1. C
2. A
3. A
4. A
5. C
6. A
7. A
8. B
9. B
10. A
11. B
12. C
13. B
14. E
15. C
16. B
17. A
18. D
19. B
20. C
21. C
22. D
23. A
24. A
25. B

Simulation 59

1. C
2. B
3. D
4. A
5. D
6. C
7. A
8. C
9. D
10. D
11. A
12. D
13. C
14. A
15. B
16. A
17. B
18. A
19. A
20. C
21. C
22. C
23. C
24. C
25. B

Simulation 60

1. C
2. D
3. C
4. C
5. A
6. A
7. B
8. D
9. E
10. B
11. C
12. B
13. C
14. D
15. B
16. A
17. D
18. A
19. B
20. A
21. D
22. C
23. D
24. C
25. A

Printed in Poland
by Amazon Fulfillment
Poland Sp. z o.o., Wrocław